KARIN KÖSTER

Du hast noch gar nicht richtig gelebt

Buch

„Du hast noch gar nicht richtig gelebt", hallte es in meinem Kopf, als mir das Schicksal den Boden unter den Füßen wegriss. Wessen Stimme war das? Und warum musste sie mir das ausgerechnet jetzt sagen, wo ich dem Tod geradewegs ins Auge blickte? Es erschien mir wie ein Hohn, schließlich suchte ich doch schon seit Jahren erfolglos nach meinem Lebensglück.

Angetrieben von meiner inneren Stimme lehnte ich die Behandlungspläne der Ärzte ab und brach auf ins Ungewisse. Auf meinem Weg zur Heilung begegnete ich Ängsten, Schuld und der Suche nach Liebe – aber auch der Freiheit, loszulassen und zu vergeben.

Dies ist kein gewöhnlicher Ratgeber, sondern eine ehrliche Erzählung über die Suche nach Lebensfreude und die Entdeckung des eigenen Selbst. Lass dich inspirieren von einer Geschichte über Hoffnung, Heilung und die Kraft des Herzens. Finde auch du den Mut, deinen eigenen Weg zu gehen!

Autorin

Karin Köster ist freie Journalistin und Buchautorin. In Norddeutschland geboren, liebt sie die zurückhaltende Schönheit einer rauen, klaren und unverfälschten Natur, die viel Raum für Stille und Weite lässt.

An einem dunklen Novembertag beendete ein Schicksalsschlag vorläufig ihre Karriere, stürzte sie ins Chaos - und entpuppte sich schließlich als großes Geschenk. Entgegen allen Widerständen folgte sie ihrer inneren Stimme und machte erstaunliche Erfahrungen, die ihr Leben für immer veränderten.

Schnörkellos ehrlich und authentisch zugleich nimmt die Autorin ihre Leserinnen und Leser mit auf eine turbulente und herzerwärmende Reise zu Heilung, Selbsterkenntnis und Lebensfreude.

Karin Köster

Du hast noch gar nicht richtig gelebt

Eine wahre Geschichte

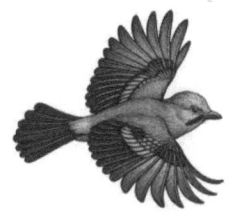

Impressum

Copyright © 2025 Karin Köster

www.karin-koester.de

www.diagnose-leben.de

Mail: diagnose-leben@web.de

© Cover und Umschlaggestaltung

Constanze Kramer

www.coverboutique.de

© Foto: Karin Köster

Verlag: BoD · Books on Demand GmbH,

Überseering 33, 22297 Hamburg

bod@bod.de

Druck: Libri Plureos GmbH,

Friedensallee 273, 22763 Hamburg

ISBN: 978-3-8192-4563-3

Bibliografische Information der Deutschen Nationalbibliothek: Die Deutsche Nationalbibliothek verzeichnet diese Publikation in der Deutschen Nationalbibliografie; detaillierte bibliografische Daten sind im Internet über dnb.dnb.de

Die automatisierte Analyse des Werkes, um daraus Informationen insbesondere über Muster, Trends und Korrelationen gemäß §44b UrhG („Text und Data Mining") zu gewinnen, ist untersagt. Nachdruck und Verwendung, auch auszugsweise, nur mit schriftlicher Genehmigung der Autorin.

Für meine Kinder
in Liebe

Inhalt

Du hast noch gar nicht richtig gelebt	11
Nein, Herr Doktor!	19
Geduld	27
Reise	35
Am Fließband	42
Abschied vom Schlaraffenland	49
Trennung	54
Recherche	59
Auszeit	64
Im falschen Film	68
Verboten	75
An die Wand gestellt	81
Richtungswechsel	86
Wunder	94
Zuversicht	100
Es geht auch anders	108
Kopf aus, Seele an	114
Schwere Entscheidung	120
Vertrauen	126
Von Herzen	136
Gleichgewicht	142
Kahlschlag	150
Auf neuen Wegen	155
Absage	159

Am Ufer	166
Platzmangel	170
Guter Rat	174
Leben und Tod	180
Erkenntnis	187
Coaching	193
Treffen am Kanal	201
Eine neue Gemeinschaft	205
Erfahrungen	219
In die Ferne	225
Lichtblick	234
Eine wunderbare Entdeckung	238
Träume	243
Der Schlüssel zum Glück	245
Angst	260
Wut	269
Danke	279
Perfekt	282
Vergebung	290
Beziehung	297
Loslassen	301
Maren	306
Tina	310
Ein schlauer Vogel	315
Es werde Licht	321
Epilog	326

Liebe Leserin, lieber Leser,

wie schön, dass du mich durch meine turbulente Geschichte begleitest!
Ich hoffe, es ist okay, dass ich „Du" sage. Dies ist ein sehr persönliches Buch und da wäre „Sie" fehl am Platze.
„Du hast noch gar nicht richtig gelebt" ist eine ehrliche und wahre Geschichte. Ich erzähle sie dir genau so, wie sie sich zugetragen hat. Sie führt über steinige Pfade und durch dunkle Täler zu Erkenntnissen, die mein Leben auf geradezu erstaunliche Weise verwandelten.
In meiner Geschichte geht es um meine persönlichen Erfahrungen, nicht um allgemeingültige Wahrheiten. Ich gebe auch keine Heilungsversprechen. Vielmehr gehe ich davon aus, dass jeder Mensch bei körperlichen oder psychischen Herausforderungen eigenverantwortlich medizinische Hilfe in Anspruch nimmt.
Ich habe das Buch nach bestem Wissen und Gewissen geschrieben, die Namen der beteiligten Personen habe ich jedoch größtenteils geändert. Vereinzelt folgen Ereignisse nicht der Chronologie. Zur besseren Lesbarkeit habe ich auf eine gendergerechte Sprache verzichtet. Die verwendeten Begriffe beziehen sich selbstverständlich auf Menschen aller Geschlechter.

Ich wünsche dir inspirierende Lesestunden und viel Freude!

Von Herzen,
Karin

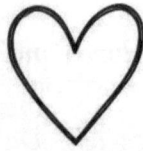

Dieses Buch ist eine Einladung, die eigene Wahrheit zu finden und den Mut zu haben, den eigenen Weg zu gehen.

Lass dich inspirieren von einer Geschichte über Hoffnung, Heilung und die Kraft des Herzens.

Du hast noch gar nicht richtig gelebt

Wir müssen bereit sein, uns von dem Leben zu lösen,
das wir geplant haben,
damit wir das Leben finden, das auf uns wartet.
(Oscar Wilde)

Das Telefon klingelte. Zu früh für den Arzt - gegen 14 Uhr hatte er gesagt. Noch über drei Stunden bis der Alptraum endlich vorbei war und ich mir keine Sorgen mehr machen musste.

Seufzend löste ich mich von der PC-Tastatur. Mein neuer lustiger Liebesroman wollte mir einfach nicht aus den Fingern laufen, laut Plan müsste ich schon viel weiter sein. Die Sätze klangen furchtbar hölzern, meine fröhliche Leichtigkeit war verschwunden. Das war wohl kein Wunder nach dem Spuk der letzten Tage.

Mühsam schälte ich mich aus der Wolldecke, in die ich wie eine Mumie eingewickelt war. Die Heizung lief auf volle Pulle, meine Füße steckten in dicken Socken, und trotzdem war mir eiskalt. Ich angelte nach dem tragbaren Hörer des Festnetztelefons und erblickte eine lange Nummer mit der Vorwahl meiner Stadt. Wer hatte so eine lange Telefonnummer? Eine Behörde, ein großes Unternehmen - oder das Radiologische Zentrum?

Nein, das konnte nicht sein, es war doch noch nicht mal 11 Uhr. Dennoch schnürte sich meine Kehle zu. „Köster...", krächzte ich.

Eine männliche Stimme. Kurz, sachlich, eilig. Der blondgelockte Biopsie-Arzt. Plötzlich lag ich wieder auf der mit Kunststoff bezogenen Liege in dem fensterlosen Zimmer. Kaltweißes Licht an der Decke, Apparate und Instrumente aus blitzendem Metall rund um mich herum. Der Arzt stürmte herein; dann der Schock, als er die stählerne Stanze in meine Brust rammte, wieder und wieder. Seitdem war ich nicht mehr dieselbe. Mir schien, als wäre etwas in mir gestorben.

Meine Hand umklammerte den Hörer. Die Zeit stand still und hielt den Atem an. Ich sah mich selbst wie aus weiter Ferne und konnte mich nicht daran erinnern, dass ich mich wieder hingesetzt hatte.

„Ich habe schlechte Nachrichten", bellte der Biopsie-Arzt.

Wie bitte? Schlechte Nachrichten? Was redete der da? Das musste ein Missverständnis sein. War da Bedauern in seiner Stimme oder Mitgefühl? Nein, nichts dergleichen. Also waren das keine wirklich schlechten Nachrichten. Wahrscheinlich wollte er mich darauf hinweisen, dass ich meine Unterlagen an der Anmeldung vergessen hatte. Danke, das war mir inzwischen auch schon aufgefallen.

„Die Untersuchung der Gewebeproben hat meinen Verdacht bestätigt. Sie haben einen bösartigen Tumor."

Ich erstarrte. „Nein!", keuchte ich. In blankem Entsetzen schloss ich die Augen und versuchte irgendeinen klaren Gedanken zu fassen. Todesangst schoss in meine Adern und fraß sich durch meine Eingeweide.

„Am besten vereinbaren Sie so schnell wie möglich einen Termin mit Ihrer Gynäkologin. Sie wird Ihnen genau erklären, welche Schritte jetzt unternommen werden müssen."

Die Szene zog an mir vorbei wie ein Spielfilm. Ich schaute unbeteiligt aus der Ferne zu, doch gleichzeitig steckte ich mittendrin, denn die Stimme an meinem Ohr klang verdammt real. Mit leeren Augen sah ich meine fröhlichen Liebesromane in den Regalen zu einem Kaleidoskop aus viel zu vielen bunten Farben verschwimmen. Die Welt um mich herum drehte sich und versank im Nichts.

Ich musste den Arzt wohl gefragt haben, was für *Schritte* er meinte, denn ich hörte die Worte Operation, Chemotherapie, Antikörpertherapie und Bestrahlung.

„Ihr Krebs ist sehr aggressiv und er ist hormonunabhängig", sagte er so hastig, als würde ihm die Zeit wegrennen und als müsste er sich sputen, um sie einzuholen.

Wie? Es gab verschiedene Arten? Das kapierte ich nicht. Brustkrebs war doch Brustkrebs, oder nicht? Und was hatte das Ganze überhaupt mit mir zu tun?

„In Ihrem Fall wird eine adjuvante Therapie gemacht. Das ist Chemotherapie vor der Operation", stieß er hervor und verwies mich für weitere Erklärungen an meine Gynäkologin. „Sie müssen noch Ihre Unterlagen bei uns abholen, die werden von den behandelnden Ärzten im Krankenhaus gebraucht", sagte er, verabschiedete sich und legte auf.

Ich spürte nichts, gar nichts. Ich war leer, wie tot, und doch war ich so wach und präsent wie niemals zuvor. *Krankenhaus*, hallte es dumpf in meinen Ohren. *Krankenhaus*.

Moment mal! Irgendwas stimmte hier nicht. Niemand kriegte mal eben so zackzack am Telefon gesagt, dass er Krebs hat. Bei tausend wichtigen und unwichtigen Dingen musste man persönlich aufkreuzen. Bei Behörden zum Beispiel, da lief gar nichts, wenn man nicht persönlich antanzte. Nein, ganz sicher würde kein Arzt der Welt seiner Patientin mal eben am Telefon eröffnen, dass sie eine tödliche Krankheit hat. Er würde die Patientin zum persönlichen Gespräch bitten, ihr schonend beibringen, dass sie Krebs hat und ihr dann mitfühlend und beratend zur Seite stehen. Also war irgendwas oberfaul an diesem Telefonat. Ich hatte gar keinen Brustkrebs.

Vielleicht war das ein Scherz-Anruf vom Radio. Spaßtelefon. Eine ziemlich makabre Art, Scherze zu machen.

Bösartiger Tumor.

Holen Sie Ihre Unterlagen bei uns ab.

Krankenhaus.

Plötzlich, mit einem Schlag, wusste ich: Der Anruf war kein Scherz. Der Arzt hatte das wirklich ernst gemeint.

Ich konnte es nicht fassen.

Ich saß wie betäubt da, den Hörer fest umklammert. Ich konnte nicht mehr denken. Das Blut rauschte in meinen Ohren, von irgendwoher erklang ein gleichförmiges Piep-Piep-Piep. Eine eiserne Kralle griff nach meinem Herzen. Kalter Schweiß schoss aus meinen Poren, ich zitterte am ganzen Leib.

Brustkrebs.

Aber doch nicht *ich*!

Es riss mir den Boden unter den Füßen weg, ein dunkler Krater tat sich auf. Ich stürzte ab, im freien Fall ins Nichts. Ich wusste nicht mehr, wo oben oder unten war. Nirgendwo fand ich einen Anhaltspunkt, nirgends eine helfende Hand, nichts bremste meinen Fall. Ich fiel und fiel, ich konnte nichts dagegen tun.

Tod.

Ich hatte gerade mein Todesurteil bekommen. Verdammt, ich wollte vom Tod nichts wissen. Ich hatte eine Scheiß-Angst vorm Sterben und vorm Totsein.

Dabei hatte ich mich schon oft in meinen wiederkehrenden depressiven Phasen nach dem Tod gesehnt. Hatte mir gewünscht, dass mein Leiden endlich zu Ende wäre. Wenn ich tot wäre, so hatte ich gedacht, dann wäre alles leicht. Doch obwohl ich oft lieber tot gewesen wäre, hätte ich niemals Selbstmord begangen. Ich hätte es nicht mal versucht. Meine Kinder waren zwar längst erwachsen und führten ihr eigenes Leben, aber ich war ihre Mutter. Ich hätte ihnen das nicht antun können und dem Rest meiner Familie auch nicht. Und außerdem wäre ich wahrscheinlich gar nicht mutig genug, um mich vor einen Zug zu werfen oder von einer Brücke zu springen.

Jetzt hatte ich keine Wahl mehr. Jetzt hatte eine andere Instanz über Leben und Tod entschieden: Gott, das Universum, das Schicksal oder wer auch immer. Es war verrückt. Da bekam ich den lang ersehnten Tod frei Haus geliefert und auf einmal wollte ich nicht mehr tot sein. Ich wollte leben. Unbedingt.

Was sollte ich mit der restlichen Zeit anfangen? Die Fotos in den Schuhkartons sortieren und endlich in ein Album einkleben? Meine Papiere in Ordnung bringen? Was machte das für einen Sinn?

Da, plötzlich, hörte ich eine Stimme in meinem Innern. Eine *Stimme*? Wie war das möglich? Es war verrückt, aber da war etwas in mir, das mit mir sprach. Die Stimme war sanft und ermutigend und absolut klar.

DU HAST NOCH GAR NICHT RICHTIG GELEBT.

Hä? Was sollte das denn bedeuten?

Das war kein Selbstgespräch, nein, das kam nicht aus meinem Kopf. War das meine Seele, die da sprach? Eine Eingebung? Ich hatte keinen blassen Schimmer. Aber die Worte ließen mich nicht los, sie hallten wie ein Echo in mir wider.

Du hast noch gar nicht richtig gelebt.

Die Stimme sagte das so, als wäre es eine Tatsache. Dabei stimmte das überhaupt nicht. Ich hatte nämlich in meinem Leben schon so einiges auf die Beine gestellt: Drei Kinder bekommen, einen Pferdehof bewirtschaftet, Häuser gebaut und saniert, Bücher geschrieben, Lesungen veranstaltet. Wer wollte da behaupten, dass ich noch nicht richtig gelebt hatte? Das ergab absolut keinen Sinn. Und doch wusste ich irgendwo tief in irgendeinem verborgenen Winkel meines Seins, dass die Stimme Recht hatte.

Tränen schossen mir in die Augen und liefen mir übers Gesicht. Ich weinte, weil ich glaubte, ja, weil ich *wusste*, dass ich etwas sehr Wichtiges in meinem Leben versäumt hatte. Das Tragische war, dass ich keine Ahnung hatte, was das war. Und noch viel tragischer war, dass ich schon seit Jahrzehnten danach suchte. Ich wusste nur, dass ich endlich die Leere und Einsamkeit in mir besiegen wollte.

Wenn ich wüsste, was es bedeutet, richtig zu leben, dann wüsste ich auch, wonach ich mich so sehr sehnte. Rastlos wie eine

Getriebene hatte ich nach Erfüllung und innerem Frieden gesucht. Nach Nähe, Liebe und Geborgenheit. Mich quälte die Frage, warum ich hier war, was meine Berufung war, wie ich erfolgreicher scin könnte und vor allem suchte ich nach dem Sinn meines Lebens. Was war das nur, was mir zum *richtigen* Leben fehlte? Sollte ich glücklicher sein? Vielleicht. Obwohl es durchaus Momente in meinem Leben gegeben hatte, in denen ich glücklich gewesen war.

Jedes Mal, wenn ich ein Ziel erreicht hatte, dann dachte ich: „Jetzt hast du's, jetzt bist du glücklich!". Aber schon bald machte sich wieder die Einsamkeit in meinem Herzen breit, die nichts und niemand wirklich füllen konnte. Dieses grenzenlose Verlorensein, das mich auch im Zusammensein mit meinem Freund Darius oder inmitten einer fröhlichen Menschengruppe erfassen konnte.

Bei jedem neuen Lebenshilfe-Buch, das ich las, bei jedem Heiler und spirituellem Lehrer, den ich aufsuchte, und jedem Seminar, an dem ich teilnahm, war ich total euphorisch und richtig high von den wunderbaren Zukunftsaussichten. Hoffnungsvoll schwebte ich auf Wolke sieben, die ganze Welt war ein wunderbarer Ort. Aber kaum hatte ich das Buch durchgelesen oder war vom Seminar zurück, war diese Leere wieder da und mir war noch elender zumute als vorher. In gewisser Weise war ich wie ein Junkie. Es war zum Verrücktwerden. Ich wollte glücklich und erfüllt sein und inneren Frieden haben und litt stattdessen unter Depressionen, Schlafstörungen und Panikattacken.

Und nun, wo meine Lebenszeit bald abgelaufen war, sagte mir diese Stimme in meinem Innern, dass ich noch gar nicht richtig gelebt habe. Das war doch wohl ein schlechter Witz! Ziemlich unwahrscheinlich, dass ich mein Seelenheil noch auf der Zielgeraden fand - und selbst wenn, war es zu spät, um irgendwas nachzuholen. Das Leben war verdammt ungerecht.

Mein Blick streifte die Uhr, zehn vor zwölf. Ich musste was unternehmen. Die Gynäkologin anrufen und den Gesprächstermin für morgen vereinbaren. Am liebsten würde ich noch heute mit ihr

16

sprechen, dann hätte ich mehr Klarheit und wäre vielleicht etwas ruhiger. Aber es war Mittwoch, da waren die Arztpraxen nachmittags zu.

Rasch wischte ich mir über die Augen, putzte meine Nase und schrieb den Namen der Gynäkologin in die Computertastatur. Google wusste Bescheid, die Kontaktdaten erschienen auf dem Bildschirm. Mit zitternden Fingern tippte ich die Nummer in den Hörer.

Eine Sprechstundenhilfe ging dran. Stammelnd versuchte ich ihr zu erklären, was bei der Biopsie herausgekommen war und fing mitten im Satz an zu weinen. „Ich brauche ganz dringend einen Termin in der Praxis", schluchzte ich, „am besten gleich morgen früh."

„Tut mir leid. Wir haben morgen keinen Termin mehr frei", antwortete sie.

Wie bitte? Aber ich *musste* unbedingt morgen mit der Ärztin sprechen! Es war schon schlimm genug, dass ich bis dahin warten musste, aber noch länger ging auf gar keinen Fall! Ich bettelte und flehte, aber sie ließ sich nicht darauf ein.

Wenn sie keinen Termin frei hatten, dann hatten sie keinen. Daran ließ sich nichts ändern. Obwohl ich fand, dass eine Krebsdiagnose einen gewissen Vorrang haben sollte. Aber es nützte nichts, ich musste mich damit abfinden. „Dann eben übermorgen, am Freitag", murmelte ich resigniert.

„Übermorgen haben wir auch nichts frei."

Was? Das kann nicht wahr sein! Fassungslos schnappte ich nach Luft.

Hallo, ich habe *Krebs*, bei mir geht es um Leben und Tod!, wollte ich schreien, kriegte aber keinen Piep raus. Furchtbare Angst lähmte mich. Mein Magen krampfte sich zusammen, mir war speiübel. Die konnten mich doch mit so einer Diagnose nicht einfach alleine lassen!

„Ich werde Frau Doktor Bescheid geben, sie ruft Sie heute Nachmittag an", versprach die Angestellte und verabschiedete sich.

Wiederum sollte ich auf einen Anruf warten - diesmal allerdings unter anderen Vorzeichen. Das Ergebnis der Biopsie wusste ich ja schon. Die Gynäkologin würde mich anrufen und mir Mut zusprechen und mir sagen, was nun zu tun war. Genaueres würde sie mir bald persönlich in ihrer Praxis erklären, bestimmt gab sie mir ganz schnell einen Termin. Nett von ihr, dass sie mich noch heute an ihrem freien Nachmittag anrief. Ich beruhigte mich ein bisschen.

Wiederum sollte ich auf einen Anruf warten - diesmal allerdings unter anderen Vorzeichen. Das Ergebnis der Biopsie wusste ich ja schon. Die Gynäkologin würde mich anrufen und mir Mut zusprechen und mir sagen, was nun zu tun war. Genaueres würde sie mir bald persönlich in ihrer Praxis erklären, bestimmt gab sie mir ganz schnell einen Termin. Nett von ihr, dass sie mich noch heute an ihrem freien Nachmittag anrief. Ich beruhigte mich ein bisschen.

Mein Blick fiel auf den Bildschirm, Google blinkte mich an. Ich holte tief Luft, gab *Brustkrebs* ein und bekam mehr als drei Millionen Ergebnisse.

Nein, Herr Doktor!

An den Scheidewegen des Lebens stehen keine Wegweiser.
(Charlie Chaplin)

Es war später Nachmittag an diesem Mittwoch, wir saßen im Wohnzimmer. Mein Bruder Bernd und meine beiden Freundinnen Michaela und Patricia waren da. Sie wollten mir zur Seite stehen, damit ich nicht alleine war. Das rührte mich und ich war ihnen dankbar, aber in dieser neuen Rolle als Krebskranke kam ich mir schrecklich bedauernswert vor. Bislang hatte ich mich immer für selbständig und stark gehalten.

Der Uhrzeiger wanderte auf halb sechs. Die Gynäkologin hatte immer noch nicht angerufen und würde es heute auch sicher nicht mehr tun. Ihre Praxis war seit Mittag geschlossen, sie hatte mich vergessen und längst Feierabend gemacht. Also blieb mir nichts anderes übrig, als morgen früh nochmal anzurufen und um einen Gesprächstermin zu bitten.

Um mich wieder vertrösten zu lassen?

Nein. Ich würde nicht nochmal anrufen, sondern Punkt acht in der Praxis auf der Matte stehen. Ich wollte die Ärztin sprechen und würde mich nicht abwimmeln lassen. Zur Not würde ich einen Sitzstreik machen. Ja, das war ein Plan! Jetzt fühlte ich mich nicht mehr ganz so hilflos.

Ich rappelte mich vom Sofa hoch, kochte Kaffee und trug Geschirr ins Wohnzimmer. Mit halbem Ohr hörte ich meinen beiden Freundinnen und meinem Bruder zu, wie sie versuchten, aus den bisherigen Informationen und ihren medizinischen Kenntnissen das weitere Vorgehen zu erahnen. Sie spekulierten, mutmaßten und stellten mir tausend Fragen, von denen ich keine einzige beantworten konnte.

Patricia hatte ein paar Semester Medizin studiert und war mit einem Arzt verheiratet gewesen. Michaela arbeitete in einer Apotheke. Beide hatten viel mehr Ahnung von Krankheiten als ich. Und ja, sie meinten es gut. Aber sie redeten die ganze Zeit über Brustkrebs, über nichts anderes als Brustkrebs und dabei guckten sie mich so forschend und mitleidig an, dass ich am liebsten schreiend weggelaufen wäre.

Aber das tat ich natürlich nicht. Ich hockte mich wieder hin, ließ sie reden und wünschte mich weit weg. Patricia berichtete von einer krebskranken Bekannten, die die Chemotherapie überstanden hatte und bei der es nun allmählich bergauf ging. Meine Nackenhaare stellten sich auf, ich fing an zu zittern. Mir war hundeelend zumute. Ich spürte, dass mir schon wieder die Tränen kamen, und kämpfte verbissen dagegen an.

Plötzlich war da wieder diese Stimme in meinem Inneren, dieselbe wie vorhin. Ich hörte und fühlte sie, es war, als würde sie mich innerlich ausfüllen - bedingungslos und unmissverständlich.

Die Stimme hatte noch eine Botschaft für mich. Ich war wie vom Donner gerührt, völlig perplex. Doch gleichzeitig stieg glasklare Gewissheit in mir auf. Wieder *wusste* ich, dass die Stimme Recht hatte. Und *wie* Recht sie hatte! Nun wusste ich genau, was ich tun würde, oder besser gesagt, was ich *nicht* tun würde.

Meine Freundinnen und mein Bruder bemerkten nicht, dass gerade etwas Ungeheuerliches in mir vorging. Sie drehten und wendeten die Aussagen des Biopsie-Arztes hin und her. Welche Behandlungen waren angedacht? Erst Chemotherapie, dann Operation, dann wieder Chemotherapie, Antikörperbehandlung, Bestrahlung. Wann wohl das Vorgespräch im Krankenhaus sein würde? Alle drei waren sich einig, dass man keine Zeit verlieren und schnell mit der Behandlung beginnen sollte.

Die Stimme in meinem Herzen hatte Recht. Ich hatte nicht den geringsten Zweifel. Ich *wusste* es einfach. Meine Entscheidung stand fest und war durch nichts und niemanden zu erschüttern.

„Ich werde das nicht machen", sagte ich.

Die drei wendeten ihre Köpfe in meine Richtung und guckten mich fragend an. „Was meinst du?", hakte Patricia in sanftem Ton nach.

„Ich werde keine Chemotherapie und keine Bestrahlung machen."

„Wie bitte?", riefen meine beiden Freundinnen im Chor. Sie waren fassungslos.

„Vielleicht lasse ich mich operieren, aber alles andere kommt nicht in Frage."

Die drei schwiegen betreten. Vermutlich zweifelten sie an meiner geistigen Verfassung und hielten mich für unzurechnungsfähig. In ihren Augen und Mienen spiegelte sich die Besorgnis, dass ich einen Riesenfehler machen würde, wenn ich mich nicht an die Therapiepläne der Ärzte hielt.

Chemotherapie würde mich umbringen. Ich *wusste* es, selbst wenn der Rest der Welt das Gegenteil behaupten sollte.

Unangenehme Stille breitete sich aus. Mein Bruder und meine beiden Freundinnen wechselten vielsagende Blicke. *Das ist bestimmt der Schock, sie meint das nicht ernst, sie braucht wahrscheinlich nur ein bisschen Zeit und wird sicher bald zur Besinnung kommen.*

Die drei lagen vollkommen richtig. Seit der Biopsie und der schockierenden Diagnose war ich hoffnungslos durcheinander. Vielleicht war ich momentan wirklich nicht zurechnungsfähig. Doch das änderte nichts an meinem Entschluss.

Patricia hob eine Augenbraue. Sie vertraute einzig und allein der konventionellen Medizin. „Und *warum* willst du das nicht?", fragte sie streng. Ihr Ton sagte mir: „Du musst da durch, du hast keine Wahl." Sie selbst litt seit Jahren an multipler Sklerose und musste viele Schmerzen aushalten.

Vor meinem geistigen Auge sah ich mich allein in meinem Haus auf Knien vor der Toilettenschüssel, mir die Seele aus dem Leib kotzend. Auf einmal sackte ich wie ein Haufen Elend zusammen und fing an zu weinen. „Weil das ein schreckliches Leiden ist!", schluchzte ich. „Das würde ich nicht überleben."

Patricia berichtete wieder von ihrer Bekannten. Die hatte eine harte Zeit durchgemacht, ihr ging es sehr schlecht und natürlich waren ihr die Haare ausgefallen und so weiter. „Aber immerhin lebt sie noch!" Patricia blickte mich durchdringend an. Sie nahm mich in die Zange, zumindest fühlte es sich so an. Sie wollte meine Entscheidung nicht akzeptieren und mich unbedingt vom Gegenteil überzeugen.

Am liebsten hätte ich mir die Ohren zugehalten. „Es bleibt dabei", sagte ich.

„Warte doch erstmal ab, bis du weitere Informationen hast", wandte sich mein Bruder an mich, vermutlich, um die Situation zu entschärfen.

Um mich herum war wabernder Nebel. Alles erschien mir irgendwie diffus. Wahrscheinlich stand ich noch immer unter Schock.

Nebenan im Büro klingelte das Telefon. Bestimmt Andre, mein Großcousin. Ich hatte ihm vorhin eine Nachricht geschrieben und nun wollte er sich erkundigen, wie es mir geht. Andre wollte immer alles ganz genau wissen, wer wann was gesagt hat und was das zu bedeuten hat. Nein, ich konnte jetzt nicht mit ihm telefonieren und ihm alles haarklein erklären. Ausgeschlossen. Es tat mir leid, aber dazu war ich nicht imstande. Ich war mit meinen Nerven am Ende. Das Telefon klingelte und klingelte. Eine Sing-Sang-Melodie in Dauerschleife. Drei Augenpaare schauten mich erwartungsvoll an.

„Da geh ich jetzt nicht dran", murmelte ich.

„Und wenn das die Ärztin ist?", sagte Patricia, und die anderen stimmten ihr zu.

„Die *Ärztin*?" Daran hatte ich überhaupt nicht mehr gedacht. Ich sprang auf, stolperte ins Nebenzimmer und riss den Hörer aus der Ladestation. Mein Herzschlag donnerte mir in den Ohren.

Es war die Gynäkologin. Sie war es tatsächlich. Dem Himmel sei Dank!

Ich atmete erleichtert auf. Hastig wollte ich ihr erklären, was passiert war, aber das war nicht nötig. Sie hatte das Biopsie-Ergebnis vor der Nase.

„Ich hatte es schon befürchtet", sagte sie. „Ach, Frau Köster, das tut mir leid für Sie!"

Ich schluckte hart. Schon wieder schossen mir die Tränen aus den Augen. Würde ich jetzt immer anfangen zu weinen, sobald mich jemand bedauerte? Na hoffentlich nicht.

„Ihr Brustkrebs spricht nicht auf Hormone an", kam sie auf den Befund zu sprechen.

„Und was bedeutet das?"

„Eine Hormontherapie wäre in Ihrem Fall wirkungslos. Ihre Behandlung wird aus Operation, Chemotherapie, Bestrahlung und Antikörpertherapie bestehen", erklärte sie. „Heutzutage wird brusterhaltend operiert, man entfernt üblicherweise nicht die ganze Brust, sondern nur den Tumor, das angrenzende Gewebe und einen Lymphknoten, den sogenannten Wächterlymphknoten. Noch während der Operation wird ein Schnelltest gemacht und entschieden, ob weitere Lymphknoten entfernt werden müssen."

Ich hörte ihre Stimme wie aus weiter Ferne. Ein Feuersturm fegte durch meine Eingeweide und legte mein Inneres in Schutt und Asche. Tausend Fragen schossen durch mein Hirn, aber ich konnte keine einzige greifen.

„Wir werden einen Vorstellungstermin in einer Klinik vereinbaren", fuhr die Gynäkologin fort. „Das sollte eine Klinik mit angeschlossenem Brustzentrum sein, weil man dort auf Brustkrebs spezialisiert ist. Es gibt zwei Brustzentren in der Region, Sie müssten da recht schnell einen Termin bekommen. Je nach Auslastung der Klinik sollten Sie nicht länger als eine oder zwei Wochen auf Ihren Termin warten."

Sobald ich meinen Fuß in so ein Brustzentrum setzte, wäre ich geliefert. Dann würde man mich durch diese schreckliche Mühle aus Chemotherapie, Bestrahlung und was weiß ich noch alles drehen.

„Ihr Brustkrebs ist hochaggressiv und wird hoffentlich auf Antikörper ansprechen. Deshalb wird etwa ein halbes Jahr lang vor der Operation Chemotherapie verabreicht. Danach wird der Tumor operiert. Diese sogenannte adjuvante Chemotherapie ist noch relativ neu, aber sehr erfolgversprechend. Die Wissenschaft entwickelt sich ja immer weiter."

Jetzt war es also amtlich: Ich war so gut wie tot. Hochaggressiver Krebs - und ich wollte keine Chemotherapie machen. Das war's dann also. Kalter Schweiß brach mir aus den Poren und lief meinen Rücken runter. Ich zitterte.

„Nach der Operation bekommen Sie dann etwa ein Jahr lang Chemotherapie, außerdem Antikörperbehandlung und dann etwa ein halbes Jahr lang Bestrahlung. Haben Sie noch Fragen?"

Das volle Brett. Chemotherapie, Operation, Bestrahlung, Chemotherapie und Antikörpertherapie oder war es andersrum? Keine Ahnung. Diese Tortur mochte bei manch anderen Frauen funktionieren, aber ich würde daran kaputtgehen. Das befürchtete ich nicht nur, das wusste ich.

Ich stammelte eine oder zwei Fragen und wiederholte damit eigentlich nur, was die Ärztin eben schon gesagt hatte. In meinem Gehirn tobte das Chaos. Ich brauchte ein bisschen Zeit und Ruhe, um das Ganze sacken zu lassen, also bat ich um einen baldigen Termin für das persönliche Gespräch in ihrer Praxis.

„Das hier *ist* das Gespräch", entgegnete sie.

Wie bitte? Das glaub ich jetzt nicht!

Bei Schnupfen geht man zum Arzt und bei hochaggressivem Krebs wird man mal eben am Telefon abgefertigt?

Ich wollte meiner Ärztin gegenübersitzen, wenn ich ihr meine Fragen stellte und ihr meine Ängste anvertraute. Ich wollte ihre

24

tröstende Hand auf meiner Schulter spüren oder wenigstens ein paar aufmunternde Worte hören. Stattdessen sollte ich nun eine oder zwei Wochen auf einen Termin im Krankenhaus warten und mich Ärzten anvertrauen, die ich zuvor noch nie gesehen hatte.

Das war unmenschlich. Ich war empört, fassungslos und noch mehr durcheinander als sowieso schon. Ich konnte einfach nicht glauben, dass Ärzte so mit ihren Patienten umgingen.

Weder der Biopsie-Arzt noch meine Gynäkologin hatten irgendwas gesagt oder getan, was mir ein bisschen Mut gemacht hätte. Im Gegenteil: Beide hatten betont, wie aggressiv die Krebszellen in meinem Körper waren und welche medizinischen Geschütze dagegen aufgefahren werden mussten. Wenn ich nicht die deutliche Stimme in meinem Innern gehabt hätte, dann hätte ich mich sicher allein aus lauter Angst an den Behandlungsplan der Ärzte geklammert.

Machten die sich eigentlich überhaupt keine Gedanken, was in einem vorgeht, wenn man gerade eine solche Diagnose bekommen hat? Offenbar nicht. Ärzte wollen ihren Patienten helfen, zumindest war ich bisher immer davon ausgegangen. Doch damit lag ich wohl falsch. Ging es nur noch um Zeit und Geld? Durch die Gesundheitsreform war es vermutlich auch für die Mediziner nicht besser geworden. Trotzdem: Wie viele Gespräche dieser Art führte eine Ärztin oder ein Arzt pro Woche? Doch keine 50! Hektik oder Überlastung war keine Entschuldigung, denn diese Zeit *mussten* sie sich einfach nehmen, wenn sie ihren Job vernünftig machen wollten.

Eigentlich sollte meine Gynäkologin wissen, dass ich enttäuscht von ihr war, aber es hatte mir komplett die Sprache verschlagen. Ich legte auf. Sie würde mich nie wiedersehen.

Das Tuten drang aus dem Hörer in mein Ohr, permanent, endlos. Ich fühlte mich klein und hilflos und meinem verdammten Schicksal ausgeliefert. Ein dicker Kloß steckte in meinem Hals, schreckliche Angst lähmte mich. Irgendwann in den nächsten zwei

Wochen würde mich irgendwer aus irgendeiner Klinik aus der Warteschleife erlösen und ein persönliches Gespräch mit mir führen. Und diesem Jemand sollte ich dann mein Leben anvertrauen. Wenn ich schon von meiner Gynäkologin so abgefertigt wurde, wie sollte es dann erst im Krankenhaus werden? Da war ich doch nur irgendeine Nummer. Patientin fünfhundertsiebenunddreißig, zweite Schubladen-Reihe von rechts, drittes Fach von oben.

Mir war so speiübel, dass ich mich auf der Stelle übergeben könnte. Auf wackligen Beinen stakste ich zurück ins Wohnzimmer, wo meine Freundinnen und mein Bruder schon ganz gespannt auf mich warteten. Was hatte die Ärztin gesagt? Vorstellungstermin in einer Klinik in ein bis zwei Wochen, bis dahin abwarten. Plötzlich brach es aus mir raus. Ich weinte und schluchzte und fühlte mich so einsam und elend wie noch niemals zuvor in meinem ganzen Leben.

Eine oder zwei Wochen lang voller Angst abwarten, dass man im Krankenhaus Zeit für mich hatte, während sich hochaggressive Krebszellen durch meine Eingeweide fressen? Tagein tagaus rumsitzen, weinen und über den Tod nachdenken? Das war ja Psychofolter!

Nein! Rumsitzen und Nichtstun kam nicht in Frage. Ich würde die Verantwortung für mein Leben nicht einfach an die nächstbesten Ärzte abgeben, sondern mein Schicksal selbst in die Hand nehmen. Meine Tränen versiegten und ich konnte wieder einigermaßen durchatmen.

Mit diesen Überlegungen brauchte ich meinen Freundinnen und meinem Bruder nicht zu kommen. So war ich fast ein bisschen erleichtert, als sie gegen Abend aufbrachen und ich wieder alleine war. Ich hockte mich aufs Sofa, wickelte mich in eine Wolldecke, schaltete den Laptop an und tauchte in das Meer von Informationen über Brustkrebs ein.

Gegen drei Uhr nachts tauchte ich wieder auf. Ich hatte einen Plan.

Geduld

Wer Geduld sagt, sagt Mut, Ausdauer, Kraft.
(Marie von Ebner-Eschenbach)

Ich schreckte aus einem kurzen, unruhigen Schlaf hoch. Mein Herz schlug mir bis zum Hals, mein Atem ging stoßweise, jeder Muskel war angespannt. Es war ein Gefühl wie nach einem Alptraum, nur dass das Aufwachen keine Erlösung mit sich brachte. Etwas Furchtbares war passiert, aber in diesem Moment zwischen Schlaf und Wachwerden wusste ich nicht, was das war.

Ich knipste das Licht an und blinzelte in Richtung Wecker. Fünf vor sechs. Schweiß klebte auf meiner Haut, meine Unterlippe stand kurz vorm Explodieren. Über Nacht war ein heftiger Herpes entstanden. Mit einem Schlag war ich hellwach.

Ich habe Brustkrebs.

Stöhnend fiel ich zurück aufs Kissen. Gestern um diese Zeit war meine Welt noch in Ordnung gewesen. Das war, bevor ein Hurrikan sie dem Erdboden gleichgemacht hatte.

Wenigstens hatte ich einen Plan. Schnell raus aus dem Bett! Ich hatte keine Zeit zum Trübsalblasen, ich musste heute eine Menge erledigen.

Schon saß ich wieder am PC und schaute mir ein weiteres Video der angesagten Heilpraktikerin Frau M. an, die ich gestern bei Youtube entdeckt hatte. „Krebspatienten sollten sich auf keinen Fall operieren lassen!", warnte sie. „Eine Operation bringt den Krebs zum Streuen. Man braucht keine OP, denn der Körper heilt sich selbst, wenn das Blut mit Sauerstoff versorgt wird und wieder optimal fließt." Das klang vielversprechend.

Biopsien hielt sie für überflüssig und äußerst bedenklich. Das brachiale Eindringen in das Tumorgewebe würde den Krebs erst recht anheizen, meinte sie. Mir wurde ganz schlecht. Wenn ich das bloß vorher gewusst hätte!

Frau M., die Heilpraktikerin, war auf Krebs spezialisiert und hatte offenbar schon viele Menschen mit ihrer Ozontherapie geheilt. In Interviews und Videos berichtete sie von Behandlungserfolgen bei tausenden von Schwerkranken - vor allem bei austherapierten Patienten und Krebs. Sie ließ in ihren Videos auch Geheilte zu Wort kommen, einst schwerkranke Menschen, die ihr auf ewig dankbar waren. Zehn Behandlungen, sagte Frau M., in Ausnahmefällen mal fünfzehn, dann waren ihre Patienten wieder gesund. Ohne Operation und ohne Chemotherapie & Co. Ihr Steckenpferd war die Dunkelfeldmikroskopie. Durch dieses Verfahren konnte sie in einem einzigen Blutstropfen den ganzen Körper mit all seinen Erkrankungen sehen und dementsprechend ihre Ozontherapie gestalten.

Frau M. war meine Rettung. Bei ihr war ich in den richtigen Händen. Mit ihren Behandlungen regte sie die Selbstheilungskräfte des Körpers an und stärkte den erkrankten Organismus, anstatt ihn mit Chemiebomben zu zerstören. Ich wollte so schnell wie möglich mit der Therapie anfangen. Himmel, ich konnte es kaum erwarten!

Endlich war es acht Uhr, ich konnte bei der Heilpraktikerin anrufen. Frau M. betrieb drei Naturheilpraxen, zwei in Norddeutschland und eine in Bayern. In den beiden norddeutschen Praxen war erst in ein paar Wochen wieder ein Termin frei. Also rief ich in Bayern an - und hatte Glück: Da hatte kurzfristig ein Patient abgesagt.

„Morgen früh um acht", sagte die Sprechstundenhilfe.

Morgen früh um acht 900 Kilometer entfernt am anderen Ende Deutschlands? Ich brauchte ein Zugticket und eine Unterkunft. Und Kofferpacken musste ich auch. Ich überlegte nur den Bruchteil einer Sekunde - und sagte Ja.

Oh, was hatte ich bloß für ein Glück! Der Schock saß mir noch in den Knochen, aber schon bald war alles wieder gut. Die

28

Heilpraktikerin würde mich im Handumdrehen wieder gesund machen - gleich morgen früh würde sie damit anfangen.

Leider musste ich die Behandlung aus eigener Tasche bezahlen. Die Krankenkasse übernahm keine Kosten für alternative Heilverfahren und eine Zusatzversicherung hatte ich nicht. Aber, hey, was waren ein paar tausend Euro, wenn es um Leben und Tod ging? Gar nichts! Ich hatte ein bisschen Geld für den Notfall gespart und wenn das nicht reichte, würde ich einen Kredit aufnehmen. Irgendwie würde ich meine Heilung schon finanzieren. Aber ich würde ganz bestimmt keine Chemotherapie machen, nur weil die kostenlos zu haben war.

Schon stürzte ich mich in die Reisevorbereitungen. Am Spätnachmittag würde ich mit dem Zug nach Hannover fahren und dann weiter mit dem Nachtzug nach Passau. Von Passau aus noch eine Dreiviertelstunde mit dem Bus, um dann pünktlich am Freitagmorgen in der Praxis zu sein.

Hach, es tat richtig gut, so viel um die Ohren zu haben! Viel besser als grübelnd und heulend rumzusitzen. Natürlich war ich von Angst getrieben und griff nach dem erstbesten Strohhalm, aber zumindest fühlte ich mich der Diagnose und den Ärzten nicht mehr hilflos ausgeliefert.

Die allermeisten Leute, die eine Krebsdiagnose bekommen, machen automatisch das, was die Ärzte ihnen sagen. Das kann ich gut verstehen. Die Ärzte können dir eine Menge Angst und Druck machen, außerdem sind sie ja die Götter in Weiß. Ärzte haben noch immer das höchste Ansehen in der Gesellschaft, ihr Wort gilt mehr als das eines Richters. Und so lassen die Patienten die schlimmsten Torturen über sich ergehen in der Hoffnung auf Heilung. Nach dem Motto: Mein Arzt wird es wissen, schließlich hat er studiert und kennt sich aus und hat den hippokratischen Eid geschworen.

Dabei hat doch inzwischen so ziemlich jeder Mensch mindestens eine Person im Bekanntenkreis, die Chemotherapie nicht überlebt hat. Die Schulmedizin hat seit Jahrzehnten kein

Heilmittel gegen Krebs gefunden. Und trotzdem begeben sich die meisten Patienten selbstverständlich in die Hände des nächstbesten Krebsarztes, ohne sich nach Alternativen umzuschauen. Es ist einfacher, die Verantwortung an die Mediziner abzugeben, als sie für sich selbst zu übernehmen. Aber es ist nicht Bequemlichkeit, die die Patienten unkritisch macht. Es ist die Angst.

In vielen Fällen gibt es mehrere Wege, nicht nur den einen. Ich wünschte, die Betroffenen würden sich informieren und sich bewusst entscheiden. Man geht ja schließlich auch nicht in den Laden und sagt: „Verkaufen Sie mir irgendwas."

Chemotherapie ist kein Allheilmittel. Sie funktioniert bei vielen Patienten, aber bei vielen eben auch nicht. Die konventionelle Medizin sieht den Menschen immer noch wie einen Baukasten aus Knochen, Gewebe, Blutbahnen, Organen und so weiter, und nicht als ganzheitliches Wesen. Ist ein Teil kaputt, wird versucht, es zu reparieren. Aber wir Menschen sind viel mehr als eine Ansammlung von Körperteilen. Wir sind fühlende Wesen. Inzwischen bin ich überzeugt, dass es immer auch eine psychische Ursache für eine Erkrankung gibt.

Natürlich will ich nicht alle Ärzte über einen Kamm scheren und ich möchte auch die konventionelle Medizin nicht verdammen. Bei einem Unfall, einem gebrochenen Bein, einer Blinddarmentzündung oder manch anderer Erkrankung sind Ärzte unverzichtbar.

Am späten Vormittag rief mich eine Mitarbeiterin aus einem Krankenhaus an, um einen Termin für das Aufnahmegespräch im Brustzentrum mit mir zu vereinbaren. Prompt drehte sich mir der Magen um. Hatte die Gynäkologin nicht von einem *Vorstellungstermin* im Brustzentrum gesprochen? *Aufnahmegespräch* klang, als wäre die Behandlung bereits beschlossene Sache. Ich hatte die - zugegeben - irrationale Angst, dass sie mich einkassierten, sobald ich im Krankenhaus auftauchte, und dass sie mir dann gleich schon mal die erste Ladung Chemotherapie verpassten. Kalte Schauer liefen mir über die Haut.

Mit zitternden Fingern blätterte ich meinen Kalender zwölf Tage weiter und notierte den Termin. Ich versuchte, trotz der Angst weiter zu atmen. Wahrscheinlich würde ich den blöden Aufnahmetermin sowieso absagen, denn in zwölf Tagen war ich sicher längst heil und gesund aus Bayern zurück. Grimmiger Triumph stieg in mir auf, doch gleichzeitig hatte ich ein ungutes Ziehen im Bauch. So als würde ich heimlich und wider besseren Wissens etwas Verbotenes tun. Was natürlich Unsinn war. Ich nahm mein Leben und meine Heilung selbst in die Hand, und das war jawohl nicht verboten!

Weil der Nachtzug nach Passau zur Österreichischen Bahn gehörte, war die Buchung nur persönlich im Servicecenter am Hauptbahnhof möglich. Da hatten wir's wieder: Für allen möglichen und unmöglichen Kram musste man persönlich antanzen. Aber eine tödliche Diagnose kriegte man am Telefon.

Ich zog mir eine dicke Jacke, Mütze und Handschuhe an, schwang mich aufs Fahrrad, sauste quer durch die Stadt zum Bahnhof und kaufte ein Ticket nach Hannover plus eines für den Nachtzug nach Passau für insgesamt hundertsiebzig Euro. Dann radelte ich weiter zur chirurgischen Ambulanz und holte den Biopsie-Bericht ab. Auf dem Rückweg besorgte ich Proviant für die Zugfahrt: Laugenbrötchen, Süßigkeiten, meine Lieblingskekse und Cola-light in handlichen 0,5-Liter Flaschen.

Wieder zu Hause räumte ich schnell auf, goss die Blumen, drehte die Heizkörper runter und erzählte nebenbei am Telefon meiner Familie und meinen Freunden von meiner Reise. Meinen Freund Darius rief ich allerdings nicht an. Warum war er nicht längst hergekommen?

Am Spätnachmittag schloss ich die Haustür ab und marschierte mit Koffer und Rucksack zur Bushaltestelle. Auf ins Abenteuer! Mein Herz klopfte heftig vor lauter Aufregung. Ich war guter Dinge und unendlich dankbar, dass sich für mich ab jetzt alles zum Guten wendete.

Am Bahnhof schlug mir eiskalter Wind ins Gesicht. Bibbernd zog ich den Reißverschluss meiner Jacke bis unters Kinn zu. Es waren nur wenige Leute auf dem Bahnsteig. Eine Frau blickte hoch zur Anzeigetafel, stieß einen Fluch aus, zog ihr Handy hervor und hackte darauf ein.

Automatisch guckte ich ebenfalls zur Anzeige, sah meine Zugverbindung nach Hannover - und darunter den Hinweis, dass der Zug ausfiel.

Nein, das glaub ich nicht! Das kann nicht wahr sein!

Fassungslos starrte ich auf die Anzeigetafel. Die Deutsche Bahn hatte den Zug ersatzlos gestrichen. Einfach so. Ich konnte es wirklich nicht glauben.

Die Lautsprecher knackten, eine blecherne Stimme schallte über den Bahnsteig. „Sehr geehrte Fahrgäste, der Zug nach Hannover um 16.50 Uhr auf Gleis drei fällt aus betrieblichen Gründen aus."

Aus betrieblichen Gründen? Was bitteschön waren *betriebliche* Gründe? Streikte der Lokführer? Hatte der Schaffner verschlafen? Oder wollten die Kollegen heute mal ganz gepflegt einen saufen gehen?

Mein Herz plumpste mir in die Hose und mit Karacho auf den Beton. Tränen der Verzweiflung schossen mir in die Augen. Ich musste unbedingt mit genau diesem Zug fahren! Morgen früh um acht war mein Termin, verdammt nochmal!

Der Zeiger der großen Bahnhofsuhr flog übers Ziffernblatt. In hektischer Verzweiflung versuchte ich alles Mögliche, um irgendwie schnell nach Hannover zu kommen. Per Telefon half mir mein Bruder, den Fahrplan der Bahn zu durchforsten. Fehlanzeige. Es gab keine Ersatzverbindung, mit der ich rechtzeitig in Hannover wäre, um den Nachtzug nach Passau zu erwischen.

Vielleicht, vielleicht, könnte ich es von Bremen aus schaffen. Das war meine einzige Chance. Wenn ich jetzt per Auto ganz schnell zum Bremer Hauptbahnhof käme, könnte es noch mit einem Zug nach Hannover klappen. Mit fliegenden Fingern rief ich meine Freundin Michaela an und bat sie, mich ganz schnell mit dem Auto nach Bremen zu bringen. Sie war einverstanden.

Nervös wartete ich am Straßenrand vorm Bahnhof, bereit, sofort auf den Beifahrersitz zu springen, sobald Michaelas kleiner roter Wagen um die Ecke bog. Unzählige Male blickte ich auf die Uhr am Gebäude. Der Zeiger bewegte sich viel zu schnell. Fünfundzwanzig Minuten waren seit meinem Anruf vergangen, Michaela war immer noch nicht da, dabei wohnte sie doch nur ein paar Straßen weiter. Irgendwann war klar, dass ich den Bremer Hauptbahnhof abhaken konnte.

Als Michaela schließlich eintrudelte, stellte sich heraus, dass sie nicht so richtig gecheckt hatte, *wie* eilig ich es hatte. So hatte sie in aller Ruhe noch ein paar Dinge erledigt, bevor sie losgefahren war. Nun war es zu spät, der Nachtzug nach Passau würde ohne mich fahren. Michaela brachte mich und mein Gepäck wieder nach Hause. Es war wie in einem schlechten Film. Ich fühlte mich furchtbar.

Ich drehte die Heizkörper wieder an und bemühte mich, die hoffnungsfrohe Euphorie wiederzufinden, mit der ich vorhin aufgebrochen war. Doch die war verschwunden, ich war traurig und so wütend auf die blöde Deutsche Bahn, dass ich die Wände hochgehen könnte. Als wäre ich mit dem Brustkrebs nicht schon genug gestraft!

Warum ist bloß dieser dämliche Zug ausgefallen?

Schon hörte und spürte ich die Antwort. Die Stimme in meinem Innern, sanft und klar.

ÜBE DICH IN GEDULD.

Wie bitte? Geduld? Wieso das denn?

Mit wem oder womit bitteschön sollte ich Geduld haben? Doch nicht etwa mit dem Brustkrebs? Verärgert schüttelte ich den Kopf. Der Tumor würde bald verschwunden sein, dafür brauchte ich nicht viel Geduld.

Geduld, gut und schön, überlegte ich ungeduldig. *Geduld* half mir bestimmt nicht dabei, gesund zu werden. Statt *geduld*ig und tatenlos rumzusitzen, musste ich was unternehmen! Ich musste aktiv werden, mein Schicksal in die Hand nehmen und mich um meine Heilung kümmern. Und zwar schleunigst, denn ich hatte einen hochaggressiven Krebs, der sich rasend schnell durch meinen Körper fraß. Geduld war ganz sicher keine gute Idee.

Von Angst getrieben hatte ich keine Ahnung, was ich mit dieser Botschaft anfangen sollte. Ich dachte noch eine kleine Weile darüber nach und kam zu dem Schluss, dass sie dummer Quatsch war. Vielleicht war sogar die ganze Sache mit der inneren Stimme dummer Quatsch. Vielleicht hatte ich mir das Ganze nur eingebildet. Ich war seit der Diagnose im Ausnahmezustand, da konnte die Wahrnehmung doch sicher mal durcheinandergeraten.

Ich musste schleunigst zu der Naturheilpraxis nach Bayern, dann war der Brustkrebs bald Geschichte. Hoffentlich kriegte ich da morgen am späten Nachmittag einen Ersatztermin. Mit ein bisschen Glück und wenn alle Züge planmäßig fuhren, war ich gegen siebzehn Uhr da. Also wirklich, Geduld konnte ich gerade überhaupt nicht gebrauchen.

Reise

Wenn alles gegen dich zu laufen scheint, erinnere dich
daran, dass das Flugzeug gegen den Wind abhebt,
nicht mit ihm.
(Henry Ford)

Früh am nächsten Morgen war ich wieder am Hauptbahnhof. Kaum war die Tür zur Schalterhalle aufgeschlossen, stand ich schon vorm Tresen und erklärte der Dame hinter der Scheibe mein Problem. Ich konnte gestern nicht fahren, weil der Zug einfach gestrichen worden war. Logischerweise hätte ich jetzt gerne mein Geld zurück, aber so einfach war das nicht, das musste ich erst schriftlich irgendwo beantragen. Na großartig! Mir blieb also nichts anderes übrig, als ein neues Ticket zu kaufen.

Dieser Zug nach Hannover fiel glücklicherweise nicht aus. Aufatmend lehnte ich mich ins Polster. Endlich ging die Reise los.

Irgendwo zwischen Bremen und Hannover war es acht Uhr, ich rief in der Naturheilpraxis an und erklärte der Mitarbeiterin, dass ich leider meinen Termin nicht wahrnehmen konnte, weil der Zug ausgefallen war. „Ich bin jetzt unterwegs und werde gegen 17 Uhr da sein. Könnten Sie mir dann bitte einen Termin geben?"

„Nein", schnappte sie. „Freitagnachmittags haben wir geschlossen."

Geschlossen?! Oh nein! Dann wurde ich heute nicht mehr untersucht und konnte demzufolge auch nicht mit der Behandlung anfangen. Am Wochenende war die Praxis natürlich auch zu. Das waren ja furchtbare Aussichten. Ich würde das gesamte Wochenende nichts anderes tun können als abzuwarten, bis ich endlich am Montag... Moment mal!

„Sie haben doch hoffentlich Montag einen Termin für mich frei?", fragte ich und wagte kaum zu atmen.

„Nein. Wir sind über Wochen ausgebucht. Ihr Termin wäre jetzt in diesem Moment gewesen."

Pech gehabt...

Tränen schossen mir in die Augen. „Ich kann doch nichts dafür, dass der Zug ausgefallen ist!", stammelte ich.

„Ich auch nicht", motzte sie.

„Aber ich bin doch jetzt unterwegs und ich habe die Unterkunft gebucht und..."

„Was glauben Sie eigentlich?", schnappte sie. „Dass die Patienten hier kommen und gehen können, wann sie wollen?"

Energisch kämpfte ich gegen die aufsteigende Mutlosigkeit an, die mich überkommen wollte. Ich durfte mich auf keinen Fall von der Sprechstundenhilfe abwimmeln lassen. Also bettelte ich, was das Zeug hielt, und ließ nicht locker, bis sie schließlich einlenkte.

„Kommen Sie Montag um neun. Aber ich kann nichts versprechen", knurrte sie.

„Danke", sagte ich und atmete auf. Wenn's sein musste, würde ich den gesamten Montag im Wartezimmer sitzen. Ich würde die Praxis erst verlassen, wenn die Heilpraktikerin mich untersucht hatte!

Am Spätnachmittag stieg ich in einem verschlafenen, bayerischen Nest aus dem Bus. Es war kalt hier, noch kälter als bei uns im Norden. Kleine, herrenlose Holzbuden auf dem Marktplatz kündigten den bevorstehenden Weihnachtsmarkt an.

In meiner Ferienwohnung war genug Platz für eine Großfamilie, aber an Einrichtungsgegenständen oder gar Deko hatte man gespart. Es gab nur das nötigste Mobiliar, grelle Beleuchtung, kahle weiße Wände, keine Teppiche, keine Tischdecke, keine Kissen. Jede Auktionshalle war gemütlicher als das hier. Aber, hey, was soll's? Ich hatte ein Dach überm Kopf, das war die Hauptsache, ich war hier schließlich nicht im Urlaub. In den Küchenschränken fand ich Geschirr und sauber war die Wohnung auch. Was wollte ich mehr?

Das Wochenende zog sich hin wie ein alter Kaugummi. Ich fühlte mich schrecklich einsam und war rastlos und nervös. Immer wieder überkamen mich die plötzlichen Angstzustände, die ich üblicherweise nur nachts hatte.

Ich hatte viel Zeit zum Grübeln, viel zu viel Zeit. *Warum habe ich Brustkrebs?* Das fragte ich mich immer wieder. Es musste einen Grund geben. Eine Krebserkrankung fällt schließlich nicht einfach so vom Himmel. Wenn ich gesund werden wollte, musste ich herausfinden, warum ich krank geworden war. Und so schaute ich mir zahllose Beiträge von spirituellen Lehrern und ganzheitlich orientierten Medizinern an.

Über mehrere Jahrhunderte wurde Krebs als systemische Krankheit des ganzen Menschen betrachtet, erfuhr ich, während die Mediziner heutzutage nur das Symptom, den Tumor, bekämpften. Man wolle die bösen Zellen töten, aber niemand kümmere sich um die Ursache, hieß es. Irgendein Experte meinte, dass es bei Krebs immer um Wachstum gehe - um seelisches Wachstum. Das rapide Wachstum der Krebszellen bedeute, dass die Seele große Entwicklungssprünge machen will. Nun, meinetwegen konnte meine Seele wachsen, wohin sie wollte, aber musste ich deswegen gleich Krebs kriegen?

Krankheiten können durch alles Mögliche entstehen, zum Beispiel durch negative Gedankenschleifen oder auch, weil man an einer ungesunden Beziehung festhält, las ich. Körper, Seele und Geist seien miteinander verbunden und bedingten sich gegenseitig. Okay, das war mir nicht neu. Der Hinweis auf die ungesunde Beziehung erinnerte mich allerdings schmerzhaft an Darius. Wir waren seit sieben Jahren zusammen. Sieben Jahre, in denen ich ihn umsorgt und mich für ihn aufgeopfert hatte. Er war meine große Liebe.

Die Recherche nach der Ursache für Brustkrebs war niederschmetternd. Zum einen, weil ich keine Antwort fand. Zum anderen, weil ich von schlechten Prognosen geradezu überrollt wurde. In meinem Fall sei die Heilung ohne Chemotherapie nicht möglich, las ich immer wieder. Wenn diese Fachleute Recht hatten, ja, selbst wenn nur ein Bruchteil von ihren Beiträgen stimmte, war ich geliefert.

Grimmig klickte ich weiter und landete in einem Forum für Brustkrebs-Patientinnen. Die betroffenen Frauen tauschten sich aus und machten sich gegenseitig Mut. Aber ach du Schreck, hier hatten sich offenbar alle mit Chemotherapie und Bestrahlungen abgefunden. Die Frauen stellten die Behandlungen kein bisschen in Frage, sondern gaben sich gegenseitig Tipps, wie die Nebenwirkungen gelindert werden konnten. In meinem Kopf tauchte der böse Gedanke auf, dass dieses Forum von der Pharmalobby betrieben wurde.

Ich klickte weiter und lernte von den Fachleuten im Netz, dass Brustkrebs mit den Themen Muttersein, Tochtersein, Partnerschaft oder Sexualität zu tun haben könne. Das Beste sei, so die Empfehlung, die Fehler der Vergangenheit zu erkennen und für die Zukunft daraus zu lernen. Dann würde sich das Warum aufheben und man könne wieder ganz gesund werden.

Welche Fehler hatte ich gemacht?

Schon kramte ich in alten Geschichten herum. Familie und Partnerschaft waren, was mich betraf, ziemlich problembeladen, da war eine Menge schiefgelaufen. Ich wusste, dass ich mir selbst und anderen vergeben musste und hatte das schon oft gemacht - allein, mit Anleitung und mit unterschiedlichen Techniken - aber irgendwie hatte das keine spürbare oder gar nachhaltige Veränderung gebracht. Seit Jahren quälte ich mich immer wieder mit heftigen Schuldgefühlen und Selbstvorwürfen herum. Und nun, im Angesicht des Brustkrebses, warf ich mir schon wieder vor, was ich alles vermasselt hatte. Ich hatte so vieles falsch gemacht und obendrein die Warnsignale meines Körpers ignoriert. Kein Wunder, dass ich jetzt die Quittung dafür bekam.

Puh, das war echt fies. Als hätte ich nicht sowieso schon dauernd Schuldgefühle, gab ich mir nun auch die Schuld für den Brustkrebs. Dabei ist doch niemand Schuld an seiner Krankheit! Doch ich war wie besessen von der Suche nach der Ursache und so hockte ich wütend, verbittert und mit einer Menge selbstzerstörerischer Gedanken in der kahlen, ungemütlichen Ferienwohnung.

Es war nicht zu glauben. Seit Jahren verschlang ich Lebensratgeber, besuchte Selbstfindungsseminare und Persönlichkeitstrainings, meditierte und beschäftigte mich mit meinem Innenleben. Ich kannte Leute, die sich überhaupt nicht für solche Dinge interessierten. Wieso bekam ich, ausgerechnet *ich*, Brustkrebs?

Ich schaltete den Laptop aus und musste daran denken, wie ich vorgestern beim Telefonat mit der Krankenhaus-Mitarbeiterin innerlich triumphiert hatte. Jetzt, mit all diesen niederschmetternden Gedanken, war ich Lichtjahre von irgendeinem Hochgefühl entfernt. Der Weg zur Heilung ohne Krankenhaus und Chemotherapie erschien mir plötzlich sehr fraglich.

Mein Körper zerstörte sich selbst und ich konnte ihn nicht daran hindern. Die Krebszellen hatten die Macht, ich war ihnen hilflos ausgeliefert. Ich hatte keine Kontrolle darüber.

Kontrolle. Kontrolle war von jeher ein Pfeiler meines Lebens. Ich wollte die Dinge unter Kontrolle haben, das gab mir das Gefühl von Sicherheit. Ich war in einem äußerst instabilen Umfeld aufgewachsen. Vertrauen fiel mir schwer, oder war mir überhaupt nicht möglich. Disziplin und Durchhalten wiederum war leicht, daran war ich gewöhnt. Letztlich verließ ich mich am liebsten auf mich selbst, und wenn ich genau darüber nachdachte, dann war mir nicht einmal das gelungen. Das Gefühl von Sicherheit war trügerisch. Denn Sicherheit, das wurde mir in diesem Moment mit aller Klarheit und Härte bewusst, war nur ein Konstrukt meines

Wunschdenkens. In Wirklichkeit gab es keine Sicherheit. Das hatte ich doch oft genug am eigenen Leib erfahren.

War nicht auch Kontrolle reines Wunschdenken? War sie nicht letztendlich nur eine Form der Selbsttäuschung? War Kontrolle nicht vielmehr die Illusion, etwas beherrschen zu können, was man gar nicht beherrschen kann? Bildete ich mir wirklich ein, dass ich jemals die *Kontrolle* über das gehabt hätte, was in meinem Körper passierte? Blutkreislauf, Herzschlag, Verdauung, Stoffwechsel - alles passierte von ganz alleine. Ich brauchte mich nicht mal ums Atmen zu kümmern. Sicher, mit Entspannungstechniken und gesunder Lebensweise konnte ich die Körperfunktionen beeinflussen. Aber *kontrollieren* konnte ich sie nicht.

Wenn nicht *ich* die Kontrolle über meinen Körper hatte, wer hatte sie dann? *Wer* steuerte die Organe? Bei wem liefen die Fäden zusammen? Wer bestimmte, wann und wie oft sich meine Körperzellen teilten?

Wer?

Mein Körper selbst? Das würde bedeuten, dass er ein eigenständiges System wäre, das autonom funktionierte. Aber war das wirklich so? Gab es eine Instanz innerhalb des Menschen, die die Körperfunktionen steuerte? Und wenn ja, wo war die Schaltzentrale? Aus welcher Quelle speiste sich die Lebensenergie? Existierte der Körper wirklich für sich allein, oder war er mit etwas Größerem verbunden? Dann wäre er viel mehr als seine Teile oder das Zusammenspiel seiner Funktionen.

Die moderne Wissenschaft half hier nicht weiter. So sehr sie auch forschte und nach Beweisen suchte: Sie konnte unsere Existenz nicht bis in letzte Detail erklären. Vielversprechend waren allein die neuen Erkenntnisse der Quantenphysik.

Mit dem Tod verlässt die Seele den Körper und existiert weiter, davon waren viele spirituelle Menschen überzeugt. War die Seele der Motor des Körpers? Für die Wissenschaft war sie ein Mysterium, das sich nicht beweisen ließ. Aber was bedeutete das schon? Die Wissenschaftler wussten immer genau dann nicht weiter, wenn es so richtig spannend wurde. Sie forschten und forschten, aber irgendwann mussten sie aufgeben. Stets blieb das letzte kleinste Teilchen unerforscht.

Bis zu diesem Moment hatte ich mir wenig Gedanken über meine Seele gemacht. Doch jetzt stieg eine vage Ahnung in mir auf.

Es gab so viel mehr als das, was ich mit meinem Verstand erfassen konnte. Der Körper war ein unglaubliches Wunderwerk, kein Mensch wäre in der Lage, sich ein solch ausgeklügeltes System auszudenken. Wer oder was auch immer meinen Herzschlag, meinen Stoffwechsel und meine Zellteilung bestimmte - *ich* hatte keine Kontrolle darüber.

Erkenntnisse sind Geschenke - das weiß ich heute. Sie sind der erste Schritt, der Veränderung überhaupt erst möglich macht. Diese Erkenntnis begann, mich Demut zu lehren. Demut dem Leben und der Schöpfung gegenüber.

Am Fließband

Die letzte aller menschlichen Freiheiten ist die,
seine Einstellung in jeder gegebenen Situation
selbst zu wählen.
(Viktor Frankl)

Am Sonntagnachmittag zog ich los, um auszukundschaften, wo die Naturheilpraxis war. Das Wetter lud nicht gerade zum Spazierengehen ein. Der Himmel war bleigrau, die Hügel und Hausdächer waren mit Schnee bedeckt. Nasse Kälte kroch durch die Nähte meiner Jacke und ließ mich frösteln.

Ich vergrub meine Hände tief in den Taschen, folgte der Dorfstraße, kam an den herrenlosen Buden am Marktplatz vorbei und ging ein paar hundert Meter weiter bergauf. Schließlich stand ich vor einem ehemals schicken, jedoch deutlich in die Jahre gekommenen Wellnesshotel. Sicherheitshalber überprüfte ich die Straße und die Hausnummer. Alles richtig. Zögernd ging ich hinein.

Vorm Empfangstresen tummelte sich eine Schar Leute in weißen Frotteebademänteln und Badelatschen. Ich kam mir vor wie auf einer Saunaparty und fühlte mich in meinen winterlichen Klamotten ziemlich fehl am Platze.

Endlich drang ich bis zur Dame am Tresen vor und erfuhr, dass sich die Naturheilpraxis im Untergeschoss befand. Da hätten sie ja wenigstens mal ein Hinweisschild aufstellen können. Oder sollte keiner wissen, dass es die Praxis gab? Das wäre ja mal ein originelles Marketingkonzept.

Ich fand keine Treppe, nahm den Fahrstuhl und gelangte auf einen menschenleeren Flur mit dunkelorangefarbenem 1970er-Jahre-Teppich. Nach einigen Metern entdeckte ich eine geschliffene Glastür, die einen Beautysalon vermuten ließ. Neben der Tür ein

Aufsteller mit „Special-Angeboten", damit sollten wohl die Hotelgäste angelockt werden. Ich wusste nicht warum, aber ich war enttäuscht. Ein dummes, unangebrachtes Gefühl. Wäre mir eine Holztür etwa lieber gewesen? Ich sollte mich nicht von äußeren Dingen und meinen dummen Gefühlen beeinflussen lassen!

Am Ende des Flurs führte eine Tür nach draußen, so musste ich nicht nochmal an den Bademänteln vorbei.

Den Abend vertrieb ich mir vor der Glotze, das erste Mal seit Jahren, denn ich hatte daheim schon lange keinen Fernseher mehr. Unruhig zappte ich durch die Programme und strandete in einer Hochzeitssendung. Was für ein gequirlter Blödsinn.

Im Bett wälzte ich mich von einer Seite auf die andere. Es war stockdunkel. Zu dunkel. Ich knipste das Licht an. Besser.

Nach der ruhelosen Nacht kam irgendwann endlich der Montagmorgen. Ich konnte es kaum erwarten und kam überpünktlich im Untergeschoss des Wellnesshotels an. Mein Herz klopfte heftig vor banger Aufregung. Ich erreichte die geschliffene Glastür, drückte dagegen und erblickte einen hohen Empfangstresen mit zwei Köpfen. Ein skurriles Bild, dieser hohe Holzkasten mit den beiden Köpfen obendrauf.

Betont fröhlich wünschte ich einen guten Morgen, erntete jedoch keine Reaktion. Die beiden Frauen, denen die Köpfe gehörten, tauschten in breitem Bayrisch ihre Wochenenderlebnisse aus. Ich stand da wie bestellt und nicht abgeholt und kam mir ziemlich verloren vor.

Endlich hatten sie das Wochenende durchgekakelt und wechselten in den Arbeitsmodus. Als wäre ein Schalter umgelegt worden, war die eine Mitarbeiterin plötzlich sehr gestresst, deswegen wandte ich mich an die andere. Ich wiederholte mein heiteres „Guten Morgen!", und bekam ein flüchtiges „Grüß Gott" zur Antwort. Freundlich nannte ich meinen Namen und warum ich hier war, und schickte ein Stoßgebet zum Himmel. Alles hing davon ab, dass ich einen Termin bekam. Und wenn sie partout nichts frei hatten? Was dann? Eine oder sogar zwei Wochen warten? Ich spürte Tränen in mir aufsteigen. Mannomann, ich war zur Zeit so empfindlich, dass mich der kleinste Windstoß umpustete!

Mit ausdrucksloser Miene drückte mir die Mitarbeiterin ein Klemmbrett mit einem Stapel Papier in die Hand und sagte, dass ich mich hinsetzen solle.

Mir fiel ein Stein vom Herzen. Ich hatte einen Fragebogen, also kriegte ich auch eine Behandlung. Flink setzte ich mich auf einen der beiden Stühle im Eingangsbereich, machte mich über den Papierstapel her - und wunderte mich sehr. Da waren unzählige Fragen zu beantworten. Dabei betonte Frau M., die Heilpraktikerin, doch stets in ihren Videos, dass sie gar nichts über frühere oder aktuelle Erkrankungen wissen wolle. Das sei ihr ganz wichtig, weil sie sich lieber unvoreingenommen ihr eigenes Bild mache. Und nun hielt ich einen Fragebogen auf dem Schoß, mit dem auf etlichen Seiten sämtliche Erkrankungen, Diagnosen und Operationen vom Tag meiner Geburt bis zum heutigen Tag abgefragt wurden.

Das war wirklich seltsam, aber ich würde mich davon nicht verunsichern lassen. Ich hatte mich für diesen Weg entschieden, ich war jetzt hier und ich würde das jetzt durchziehen. Um mich selbst zu bestärken, rief ich mir in Erinnerung, dass ich die Heilpraktikerin nicht nur in ihren eigenen Videos, sondern auch in Fernsehinterviews gesehen hatte. Ich dachte an die glücklichen Gesichter ihrer Patienten, einst schwerkranke Menschen, die durch Frau M. wieder ganz gesund geworden waren. Diese Heilpraktikerin hatte tausende Krebskranke auf natürlichem Wege geheilt. Also würde sie auch mich heilen.

Ich legte das Klemmbrett mit den ausgefüllten Papieren auf den Tresen und weil ich nicht ausdrücklich ins Wartezimmer geschickt wurde, setzte ich mich wieder auf den Stuhl in Sichtweite des Empfangstresens. So konnten mich die beiden Mitarbeiterinnen nicht aus Versehen vergessen.

44

Auf dem Beistelltisch lag Werbung für die Naturheilpraxis und ein Buch mit einem Lesezeichen. Ich schlug das Buch an der Stelle auf und entdeckte ein Porträtfoto der Heilpraktikerin Frau M.. In dem dazugehörigen Text erklärte sie, wie sie per mikroskopischer Dunkelfeldanalyse mit einem einzigen Blutstropfen den ganzen Organismus abbildete und dabei jede kleinste Störung sehen konnte - sogar schon bevor diese sich als Krankheit zeigte.

Immer wieder kamen Leute in die Praxis, und weil ich nur drei Meter vom Tresen entfernt saß, bekam ich natürlich automatisch mit, was gesprochen wurde.

Ein grauhaariger Mann hatte seinen ersten Termin und wollte von Frau M. untersucht werden.

„Das ist leider nicht möglich", schnarrte eine der beiden Grazien hinterm Tresen. „Frau M. ist zwar die Inhaberin, aber sie praktiziert nicht hier. Sie hat zwei Heilpraktikerinnen angestellt." Sie spulte die Sätze runter, als hätte sie sie schon eine Million Mal gesagt.

Och, da war ich aber enttäuscht. War ich doch fest davon ausgegangen, dass ich von Frau M. persönlich behandelt wurde. Eine andere Möglichkeit war mir gar nicht in den Sinn gekommen. Nun blieb mir nichts anderes übrig, als mich mit dem Gedanken zu beruhigen, dass die Chefin ihre beiden angestellten Heil-praktikerinnen sicherlich sorgfältig ausgewählt und aufs Beste geschult hatte.

Irgendwann wurde ich von einer schlanken, dunkelhaarigen Frau mit osteuropäischem Akzent aufgerufen. Ihre Stimme klang monoton, ihr Gesicht war eine Maske, nicht die Spur eines Lächelns. Sie marschierte los, im Stechschritt eines Brigadeoffiziers, die Aufschläge ihres weißen Kittels wehten hinter ihr her. Ich folgte in ihrem Windschatten in ein Sprechzimmer. Sie wies auf einen Stuhl und schloss die Tür.

An der Stirnseite ihres riesigen Schreibtisches entdeckte ich ein Mikroskop und daneben einen großen Computerbildschirm.

„Was führt Sie hierher?", fragte sie, als sie hinter dem Bollwerk Platz genommen hatte.

„Brustkrebs", antwortete ich und erklärte, dass ich wegen der vielversprechenden Youtube-Videos in diese Praxis gekommen war.

Ich hätte mich jetzt über ein paar freundliche Worte und ein verständnisvolles Nicken gefreut. Aber sie sagte keinen Ton. Mit unbewegter Miene blätterte sie die Seiten des Fragebogens durch und kritzelte ein paar Notizen auf einen Zettel.

Dann nahm sie einen Tropfen Blut aus meinem Zeigefinger, gab ihn auf ein Glasplättchen und schob es unters Dunkelfeld-Mikroskop. Kurz darauf erschien auf dem Bildschirm ein seltsames Durcheinander.

Mit knappen Worten erklärte die Heilpraktikerin, was da zu sehen war: Verklebte Blutzellen, die Geldrollen genannt wurden, mehrere Entzündungsherde und weiße Blutkörperchen, die sich an den Entzündungen zu schaffen machten. Sie verstummte und scrollte mit der Maus hin und her, ohne noch irgendwas zu sagen. Verkrampft saß ich da und mochte kaum Luft holen.

Himmel, wenn sie mich doch bloß aufgemuntert und mir das Gefühl gegeben hätte, in kompetenten Händen zu sein! *„Gut, dass Sie hierhergekommen sind! Machen Sie sich keine Gedanken, Sie werden wieder vollkommen gesund. Krankheitsbilder wie Ihres haben wir hier sehr oft. Ich erkläre Ihnen nun, wie wir vorgehen werden ..."* Das Ganze begleitet von einem warmen Lächeln, das hätte ich jetzt gut gebrauchen können.

Stattdessen leierte sie die geplante Behandlung runter wie jemand, der jeden Tag dasselbe erzählen muss und keine Lust mehr dazu hat. Ozon-Therapie, um das Blut mit Sauerstoff anzureichern, damit sich die Verklebungen lösten und das Blut wieder fließen konnte. Außerdem Injektionen zur Steigerung der Immunabwehr und zur Entgiftung des Organismus. Insgesamt zehn Behandlungen - wenn ich sie gut vertrug zwei pro Tag, jeweils morgens und nachmittags, andernfalls nur eine. Noch während sie sprach, stellte sie ein Rezept aus: Medikamente, die ich aus der Apotheke holen sollte, um die Entgiftung zu fördern und die Immunabwehr zu aktivieren.

„Wir sehen uns zur Kontrolle wieder", sagte sie und marschierte los, zurück zum Empfangsraum.

Eine Viertelstunde später rief mich eine junge Frau in eines der winzigen Zimmer, die dem Warteraum gegenüberlagen. Es war wie am Fließband. Rein, rauf, runter, raus, der Nächste bitte. Aber egal, ich war heilfroh, dass die Therapie nun losging. Ab jetzt wurde mein Körper dazu gebracht, sich selbst zu heilen.

An den nächsten beiden Tagen ging ich morgens und nachmittags zur Behandlung in die Praxis. Ich bekam Spritzen zur Entgiftung und zur Stärkung der Immunabwehr, und dazu die Ozontherapie abwechselnd als Einlauf über den Darm und als Injektion.

Jedes Mal wurde ich in einem der kleinen Behandlungszimmer von einer anderen Mitarbeiterin behandelt. Sie kamen mir vor wie Maschinen, die stumm und dumpf ihre Arbeit verrichteten. Das Betriebsklima in diesem Laden musste grottig sein. Warum sonst waren die hier alle so mies drauf? Alle, bis auf eine Ausnahme. Diese eine Mitarbeiterin war freundlich und zugewandt und wechselte sogar ein paar nette Worte mit mir. In ihrem Behandlungszimmer hingen zwei Aquarelle, auf der Fensterbank stand eine Blume und an einer Wand hing ein Holzkreuz.

Davon abgesehen war Wohlfühlatmosphäre ein Fremdwort in dieser Praxis. Ich ließ mich nicht beirren. Alles was zählte, war, dass ich nach zehn Behandlungen gesund nach Hause fahren würde.

Mit den täglichen Injektionen und den Nahrungsergänzungen aus der Apotheke sollte die Entgiftung angeregt werden. Mein Urin und mein Schweiß rochen stechend. Das war bestimmt ein gutes Zeichen. Die Selbstheilungskräfte meines Körpers waren in vollem Gange.

Ab Mitte der Woche bekam ich jedoch nur noch eine Behandlung pro Tag, weil ich zeitweise heftige Kopfschmerzen hatte. Ich protestierte, aber die Heilpraktikerin hatte das so angeordnet und es blieb dabei. „Ihr Organismus braucht Zeit", meinte die einzige freundliche Mitarbeiterin.

Ich hätte trotz der Kopfschmerzen lieber weiterhin zwei Behandlungen täglich bekommen, um schneller Erfolg zu haben. Aber so funktionierte der Körper leider nicht. Ich musste mich wohl oder übel in Geduld üben ...

Mir blieb nichts anderes übrig, als den Vermieter der Ferienwohnung anzurufen und die Buchung zu verlängern.

Abschied vom Schlaraffenland

Essen und Trinken hält Leib und Seele zusammen.
(Sokrates)

Beim Durchforsten des Internets las ich immer wieder, wie wichtig gesunde Ernährung sei. Nun, das war nichts Neues, das wusste doch jeder. Ich wusste das natürlich auch, aber ich hatte mich bisher nicht darum geschert. Ich liebte Hamburger, Pizza und Baguette, Kuchen, Kekse, Süßigkeiten und Cola-light. Ich aß, was mir schmeckte und worauf ich Lust und Appetit hatte. Ich genoss leckeres Essen mit allen Sinnen, ja, ich konnte meine Mahlzeiten regelrecht feiern.

Leider wurde ich nun dauernd mit der Nase auf dieses leidige Thema gestoßen. Das nervte. Gesunde Ernährung war was für Leute, die keinen Spaß am Essen hatten, oder nicht? Und für diese Freaks, die Ernährung zu einer neuen Religion erhoben hatten. Die konnten meinetwegen gerne in die Bioläden stürmen und sich supergesunden Körnerkram kaufen. Ich ganz sicher nicht.

Aber nun las und hörte ich vom Zusammenhang zwischen Krebs und Ernährung. Ich erfuhr, dass Krebszellen sich von Zucker ernähren. Krebszellen brauchen Zucker, um zu leben, zu wachsen und um sich zu vermehren; Zucker fördert Krebs, hieß es. So ein Mist! Ich liebte Süßes. Ich *brauchte* Süßes. Ich konnte doch nicht plötzlich auf Zucker verzichten! Das ging nicht, das konnte ich nicht.

Welche Freuden hat der Mensch denn noch, wenn er nicht mehr nach Herzenslust schlemmen darf? Alles in mir wehrte sich, ich wollte an meinen liebgewonnenen Gewohnheiten nichts ändern. Aber unglücklicherweise wusste ich nun das mit dem Zucker und dem Krebs. Wie sollte ich da weiterhin unbekümmert Süßigkeiten und Kuchen essen, wenn ich damit die Krebszellen fütterte?

Schweren Herzens musste ich einsehen: Je nachdem, was ich aß, förderte oder behinderte ich meine Heilung.

Bekümmert taperte ich durch den Supermarkt, wo mich all die leckeren Sachen anlachten. Mit grimmigem Widerwillen studierte ich die Angaben auf den Verpackungen und Banderolen und musste feststellen, dass in fast allen Produkten Zucker oder Zuckerersatz steckte. Verdammt!

Baguettes mit leckerem Dressing, meinen Lieblingsketchup, Schoko-Müsli, Haribo, Mandelhörnchen, Marzipantorte - das sollte ich alles aufgeben?

Etwa auch meine geliebte Cola-light?

Nein, das konnte ich nicht. Selbst wenn ich wollte, das wäre zu hart. Ich trank ja fast nichts anderes als Cola-light, jeden Tag anderthalb Liter. Irgendwann hatte ich mir mal dieses Limit gesetzt, sonst wären es locker zwei Liter oder noch mehr geworden. Wenn ich keine Cola trank, bekam ich Kopfschmerzen und wurde müde.

Zähneknirschend wurde mir bewusst: Ich entschied selber, was ich aß und trank, das macht kein anderer für mich. Das war meine Verantwortung. Es machte keinen Sinn, darauf zu hoffen, dass mich die Therapie der Heilpraktikerin gesund machte, wenn ich weiterhin dieses ungesunde Zeugs zu mir nahm. Ich musste mit dem Colatrinken aufhören und meine Essgewohnheiten ändern. Und so nahm ich traurig Abschied vom Schlaraffenland.

Ich ließ also die Cola weg und kriegte richtig fiese Kopfschmerzattacken. Normalerweise hätte ich nun einfach Tabletten genommen, aber das fiel flach, weil Chemie die Entgiftungsorgane belastete. Ich hatte also diese Kopfschmerzen und war fast rund um die Uhr erschöpft. Kein Wunder, mein Körper war auf Entzug. Ich trank Wasser und Tee - und vermisste meine Cola. Ich aß Obst und Gemüse - und hatte permanent Heißhunger auf Pommes, Pizza, Schokoladenkekse und Chips. Es war wirklich nicht leicht.

Leider gab es hunderttausend Meinungen über gesunde Ernährung, jeder Experte erzählte was anderes, das war echt zum Verrücktwerden. Wonach sollte ich mich denn da richten? Die vielen Ratschläge brachten mich ganz durcheinander. Ich suchte nach dem *einen* Leitfaden, aber den gab es nicht, und es gab auch kein Patentrezept. Die meisten konventionellen Mediziner waren hingegen der Ansicht, dass es keinen Zusammenhang zwischen Krebs und Ernährung gab. Das wäre eine super Sache, dann könnte ich einfach weiter Pizza und Cola genießen, aber der konventionellen Medizin vertraute ich, was Krebs betraf, inzwischen immer weniger.

Ich musste meinen eigenen Weg finden. Ich wollte nichts falsch machen und dabei womöglich die Krebszellen unwissentlich füttern, also ließ ich alles weg, von dem ich irgendwo gelesen hatte, dass es schaden könnte: raffinierter Zucker, Weißmehl, Fleisch, Milchprodukte, gehärtete Fette und Alkohol natürlich sowieso. Empfohlen wurde viel Gemüse, Kohl, Beeren, Obst, Nüsse, gutes Öl, Buchweizen, Dinkel und Grünkern.

Ich hatte keinen Spaß mehr am Essen, ich hatte fast permanent Hunger - und ich wurde noch dünner. Vor der Diagnose hatte ich bereits ein paar Kilo abgenommen. Gewichtsverlust sei eine typische Begleiterscheinung von Krebs, hatte ich gelesen, denn der Organismus mobilisiere seine Reserven für den Kampf gegen den Tumor, und das koste ihn viel Energie. Durch die Ernährungsumstellung verlor ich nun noch mehr Gewicht.

Oh Mann, wenn man erstmal anfing, sich mit Gesundheit zu beschäftigen, kam man vom Hundertste ins Tausendste. Bisher hatte ich an chemische Zusätze, Süßstoffe und Geschmacksverstärker keinen Gedanken verschwendet. Und ich hatte gedacht, dass vegan und vegetarisch gesund seien. Das war offenbar nicht grundsätzlich der Fall.

Die Angst, etwas zu essen, das den Krebs förderte, stresste mich. Ich wünschte, ich hätte das Thema Ernährung entspannter sehen können, denn Stress war ja auch nicht gesund. Aber vielleicht war diese krasse Umstellung nötig, damit ich sie wirklich konsequent durchzog. Um eine Gewohnheit zu ändern, braucht man Willenskraft. Willenskraft braucht überzeugende Gründe. Überzeugende Gründe brauchen ein starkes Gefühl. Gibt es ein stärkeres Gefühl als Angst?

Mit dem gesunden Essen tat ich meinem Körper was Gutes - aber ich konnte nichts Gutes daran finden. Ich hasste es. Es war furchtbar. Ich fühlte mich bestraft. Der Krebs hatte mir den Boden unter den Füßen weggezogen und er hatte mir auch den Genuss genommen. Nun machte mir das Leben erst recht keine Freude mehr. Aber ich blieb dabei, verzichtete auf alles Ungesunde und machte keine einzige Ausnahme.

Mehr als zwei Jahre lang ließ ich nun alles Leckere an meiner Nase vorbeiziehen. Bei Familienfeiern oder Treffen mit Freunden war es besonders hart. Immer sagte ich „Nein, das darf ich nicht essen", während alle anderen es sich gut gehen ließen. Irgendwann hatte ich zwar ein paar neue gesunde Lieblingsgerichte, aber ich vermisste Pizza & Co immer noch sehr.

Es gibt Leute, die haben sich allein durch konsequente Ernährungsumstellung von Krebs oder anderen schweren Krankheiten geheilt. Wer ausschließlich Rohkost und Kräuter isst, kann wahre Wunder bewirken. Vermutlich kommt es außer auf die Nahrungsmittel aber auch auf den jeweiligen Menschentyp, seinen Stoffwechsel und die eigene Einstellung an. Mir war durch den dauernden Verzicht und die selbstauferlegten Verbote ein beträchtlicher Teil meiner Lebensfreude abhandengekommen. Heute, Jahre später, bin ich davon überzeugt, dass das *Wie* wichtiger ist als das *Was*. Sicherlich sind Cola im Übermaß und Pizza&Co. per se nicht gesund. Doch wenn ich etwas Leckeres mit Appetit und Freude esse, bekommt es meinem Körper sicherlich sehr viel besser, als wenn ich stattdessen etwas esse, wogegen ich einen Widerwillen habe.

Dennoch war es im Sinne der Entgiftung sicherlich gut, dass ich für eine Weile vollständig auf Zucker und Weizenmehl verzichtete.

Inzwischen ernähre ich mich bedeutend gesünder als vor der Diagnose, aber ich esse auch wieder Sachen, auf die ich damals verzichtet hatte. Mein Körper sagt mir, was er möchte, was er braucht und was er verträgt. Ich horche in mich hinein, worauf ich jetzt Appetit habe, und das ist erstaunlicherweise oft Gemüse. Aber manchmal eben auch Pizza, Baguette oder Kuchen.

Trennung

Wir können den Wind nicht ändern,
aber die Segel anders setzen.
(Aristoteles)

Ich war 15, als ich meinen ersten Freund hatte. Seitdem war ich nie länger als ein paar Wochen Single gewesen. So hatte ich im Laufe der Jahrzehnte einige Beziehungen, davon drei langjährige. Zweimal war ich verheiratet gewesen: Das erste Mal mit dem Vater meiner drei Kinder, das zweite Mal mit einem Mann, den eine Wahrsagerin mir ein Jahr zuvor als mein Verhängnis angekündigt hatte. Und nun war ich mit Darius zusammen, einem wunderbar kreativen Musiker, den ich sehr bewunderte.

In meinen Beziehungen hatte sich kein Mann je von mir getrennt. Vermutlich lag das daran, dass ich ihm sämtliche Wünsche erfüllte - in allen Lebensbereichen - oft schon, bevor er einen Wunsch überhaupt erwähnte. Im Erspüren und Erahnen der Bedürfnisse anderer Menschen war ich richtig gut, das hatte ich schon als Kind gelernt. Mein jeweiliger Partner war der Mittelpunkt meines Lebens.

Dafür hatte ich aber kaum Verbindung zu mir selbst. Wenn mich jemand gefragt hätte: „Was fühlst du gerade?", hätte ich ihn verdattert angeguckt und erwidert: „Keine Ahnung. Wieso, ist das wichtig?" Allerdings kann ich mich nicht daran erinnern, dass mich das irgendwer gefragt hätte. In meiner damaligen Welt redete man nicht über Gefühle.

Ich hatte schwierige Beziehungen hinter mir, manche waren von psychischer und körperlicher Gewalt geprägt. Bereits als Kind stark traumatisiert, erstarrte ich in bedrohlichen Situationen, hielt sie aus, ließ sie über mich ergehen und wäre nie auf den Gedanken gekommen, mich zu wehren. So war ich beispielsweise einmal mit einem Mann zusammen, der mir ein Messer an die Kehle drückte, während er mich vergewaltigte.

Ich war überaus harmoniebedürftig. Aus Angst, dass eine Auseinandersetzung eskalieren könnte, versuchte ich stets und mit allen Mitteln, Konflikte zu vermeiden. Vielleicht ist das eine Erklärung, warum ich meinem jeweiligen Partner jeden Wunsch von den Lippen ablas.

Nun war ich seit sieben Jahren mit meiner großen Liebe Darius zusammen. Zuvor war ich in der Ehe mit dem verhängnisvollen Mann gefangen gewesen und hatte eine lange Depression mit unerklärlichen körperlichen Schmerzen hinter mir. Kein Arzt und kein MRT, CT und so weiter hatte die Ursache für die Schmerzen finden können. Oft war ich kaum in der Lage gewesen, mich auf den Beinen zu halten. Wundersamerweise waren die Schmerzen schlagartig an dem Tag vorbei, als ich mich endlich von meinem Ehemann trennte.

Ich suchte mir eine eigene Wohnung, sprühte vor Energie, sortierte im Handumdrehen mein Leben und war happy. Und nur wenige Wochen später schickte mir der Himmel beziehungsweise eine Dating-Plattform diesen Traummann. Hach, ich hatte doch schon so lange davon geträumt, mit einem Musiker zusammen zu sein!

Darius war anders als alle anderen Männer, die ich bisher gekannt hatte. Er war cool, selbstbestimmt, pfiff auf Konventionen, er hatte Humor, er war wunderbar kreativ – und als er an unserem ersten Abend die Gitarre nahm und einen gefühlvollen Song für mich sang, lag ihm mein Herz zu Füßen.

Ich war noch nie in meinem Leben so verliebt wie in Darius. Ich war so dermaßen verliebt, dass mein Herz wehtat. Mit jeder Faser sehnte ich mich danach, bei ihm zu sein, und ich bewunderte ihn unglaublich.

Dass er damals am Hungertuch nagte und im Chaos lebte, machte mir nichts aus. Ich unterstützte ihn, wo ich nur konnte, ich vergötterte und ermutigte ihn. Meine eigenen Bedürfnisse beachtete ich nicht, meistens nahm ich sie überhaupt nicht wahr. Es war, als würde ich mich in Darius' Gegenwart auflösen.

Die letzten sieben Jahre hatte sich mein Leben hauptsächlich um Darius gedreht. Sieben Jahre, in denen ich mich bemüht hatte, perfekt für ihn zu sein. Ich kochte ihm sein Lieblingsessen, kaufte ihm seine Traumgitarre und überließ ihm mein Auto. Ich möbelte seinen angeknacksten Selbstwert auf, ermutigte ihn zu Solo-konzerten, schleppte seine Instrumente zur Bühne und feierte seine Erfolge.

Eine Zeitlang hatten wir zusammen gewohnt, da hatte ich mich auch um die alltäglichen Dinge wie Einkaufen, Kochen, Kloputzen und Überweisungen gekümmert. Ich war die Anspruchslose, die Genügsame, die Umsorgende, Darius' größter Fan. Und nun, 900 Kilometer von ihm entfernt und auf der Suche nach der Ursache für den Brustkrebs, wurde mir schmerzlich bewusst, was ich sieben Jahre lang erfolgreich verdrängt hatte: Ich war in dieser Beziehung oft unglücklich. Das war nicht seine Schuld.

Insgeheim hatte ich mir Nähe, Zärtlichkeit und eine tiefe Verbindung gewünscht, aber in meinem Herzen war Leere und Einsamkeit. Im Laufe der Jahre war ich immer wieder traurig, erschöpft und enttäuscht gewesen. Dabei hatte ich doch eigentlich meinen Traummann gefunden.

Ich hatte es nicht wahrhaben wollen, aber seit der Diagnose schob sich ein Gedanke immer häufiger in meinen Kopf. Ich *musste* mich von Darius trennen. Ich war praktisch dazu gezwungen, denn zukünftig musste ich mich um mich selbst kümmern anstatt um ihn.

Darius konnte mir nicht die starke Schulter bieten, die ich jetzt brauchte. Dazu war er viel zu sehr mit sich selbst und seinem Image als Musiker beschäftigt. Er war auch nicht in der Lage, mich zu trösten oder mich zu unterstützen. Sein Leben drehte sich hauptsächlich um sich selbst, genauso wie sich mein Leben die letzten sieben Jahre um ihn gedreht hatte. In unserer Partnerschaft war ich die Starke, aber jetzt brauchte ich meine Kraft für mich selber. Ich wollte nicht mehr für ihn, sondern für mich stark sein.

Ich hatte Darius geliebt und alles für ihn getan - und mich selbst dabei vergessen. Nein, das stimmt nicht, ich hatte mich nicht vergessen, denn wie kann man jemanden vergessen, den man gar nicht kennt? Ich hatte keine Ahnung, wer „ich" eigentlich war, und ehrlich gesagt wollte ich das auch gar nicht wissen. So lange ich denken konnte, hatte ich viel gearbeitet, mich abgelenkt und mich um andere gekümmert. Ich hatte versucht, die Leere in mir zu füllen, vergeblich. Das Leben war an mir vorbeigezogen, Jahr für Jahr, und ich selbst kam darin nicht vor. Vielleicht wurde es allmählich Zeit, mich selbst kennenzulernen.

Ich war nicht mehr die richtige Partnerin für Darius und er war nicht mehr der richtige Partner für mich. Allein der Gedanke stieß mir ein Messer ins Herz.

Wir hatten uns ein paar Tage vor der Biopsie zum letzten Mal gesehen, Darius wusste noch nicht mal, dass ich gerade im tiefsten Bayern war. Ich nahm all meinen Mut zusammen und rief ihn an. Er ging dran, seine sanfte Stimme ließ mich dahinschmelzen.

Ich musste das jetzt durchziehen. Mein Hals schnürte sich zusammen, und doch schlug ich ihm die Trennung vor. Vom Verstand her wusste ich, dass ich das Richtige tat, aber für mein Herz war es die reinste Folter. Darius willigte ein, ja, vielleicht war er sogar ein bisschen erleichtert. Seitdem der Krebsverdacht im Raum stand, hatte er sich kaum noch bei mir gemeldet. War ich ihm mit der Diagnose zu anstrengend geworden?

Nachdem wir uns verabschiedet hatten, ließ ich meinen Tränen freien Lauf. Darius fehlte mir jetzt schon. Ich hatte ihn so sehr geliebt, nein, ich liebte ihn immer noch. Liebe stirbt ja nicht einfach, nur weil man sich getrennt hat. Wahrscheinlich würde ich nie aufhören, ihn zu lieben. Es würde schwer werden ohne ihn. Aber mit ihm wäre es noch schwerer.

An diesem Tag begann für mich eine ungewöhnlich lange Zeit ohne Partner. In den kommenden Jahren sehnte mich oft nach Darius, ich trauerte ihm hinterher und versuchte mit allen möglichen Tricks, ihn aus meinem Kopf und aus meinem Herzen zu verbannen. Oft verklärte ich unsere gemeinsame Zeit und bereute zutiefst, dass ich mich von ihm getrennt hatte und er kein Teil meines Lebens mehr war. Ich glaubte, nie wieder jemanden so lieben zu können wie ihn.

Doch wenn ich gesund werden wollte, musste ich mich endlich um mich selbst kümmern. Auch wenn es noch so schwerfiel.

Recherche

Der beste Weg hinaus führt immer mitten durch.
(Robert Frost)

Ich hockte auf dem Sofa in der kahlen Ferienwohnung in Bayern und wieder überfiel mich die Sehnsucht nach Darius. Um mich abzulenken, stöberte ich im Internet nach hilfreichen Beiträgen zur Ursache von Brustkrebs.

Brustsymptome seien oft ein Signal des Körpers, dass wir uns besser nähren und von anderen helfen lassen sollen, las ich. Ja, mir fiel es wirklich schwer, Hilfe zu erbitten und anzunehmen.

Viele Krankheiten entstehen, weil Gefühle blockiert, also nicht gelebt, werden, hieß es. Offenbar hatte die Medizin schon im 19. Jahrhundert Verbindungen zwischen Brustkrebs und Einsamkeit, Sorgen und Wut festgestellt. Frauen mit Brustkrebs würden zu Selbstaufgabe neigen. Oft würden sie Wut hinter einer freundlichen Maske verbergen und hätten unverarbeitete Konflikte mit der Mutter. Hm, das traf recht gut auf mich zu. Aber was nützte es mir, das zu wissen? Wenn ich könnte, hätte ich es schon längst anders und besser gemacht, oder nicht?

Aha, jetzt kam ein Rat für Betroffene: „Sie sollten Ihr Leben sorgsam überprüfen und jene Bereiche aufspüren, in denen Harmonie, Erfüllung und Liebe fehlen." *Hallo?* Ich sehnte mich nach Harmonie, Erfüllung und Liebe so lange ich denken konnte. Was gab es da bitteschön zu überprüfen?

Frustriert klickte ich die Beiträge weg, ließ mich durch das Meer der sozialen Medien treiben und stieß in einer Facebook-Gruppe auf einen Kommentar, bei dem es um schädliche Gedanken ging.

Bisher hatte ich mir über meine Gedanken keine großen Gedanken gemacht. Worte, Sätze, Bilder und Erinnerungsfetzen rauschten permanent durch meinen Kopf, ohne dass ich darauf Einfluss hatte. Natürlich waren meine Gedanken auch mal positiv, oder zumindest belanglos. Oft aber hingen sie in der Vergangenheit fest, voller Reue und Schuldgefühle. Sie haderten mit meinem Schicksal, beklagten meine Vergangenheit und machten mich zum hilflosen Opfer. Sie sorgten sich um die Zukunft, jagten mir eine Menge Angst ein - und außerdem sagten sie mir, was alles nicht mit mir stimmte.

Nun las ich über die heilsame Wirkung von positiven Affirmationen. Nicht zum ersten Mal, denn ich hatte zwei oder drei Bücher darüber bei mir zu Hause. Affirmationen funktionierten bei mir nicht. Ich hatte wochenlang Affirmationen zu Reichtum, Glück und Wunscherfüllungen rauf und runtergebetet, aber es war nichts dabei rausgekommen. Dennoch las ich weiter, der Artikel war interessant.

War es wirklich möglich, sich *gesund* zu *denken*? Wenn ja, dann war der Umkehrschluss mindestens genauso spannend: Dann hatten mich womöglich meine traurigen und selbstabwertenden Gedanken krank gemacht. Körper, Geist und Seele bedingen sich gegenseitig, das hatte ich schon oft gehört. Aber dass sich meine *Gedanken* auf meinen Gesundheitszustand auswirken könnten, war mir neu.

An diesem Abend schaute ich mir ein aufschlussreiches Video an. Gedanken sind Energie, hieß es darin. Nun, auch das war mir nicht neu, schließlich war die Kraft der Gedanken immer wieder Thema in einschlägigen Lebensratgebern und Seminaren für persönliche Weiterentwicklung. Ich wusste, dass es wichtig war, meine Gedanken zu hinterfragen, weil sie nicht unbedingt wahr sein mussten. Aber obwohl ich das wusste, glaubte ich meistens automatisch alles, was mir durch den Kopf ging. Oft galoppierten meine Gedanken einfach mit mir davon und dann landete ich in einer Abwärtsspirale, die mich in Schwermut und Hoffnungs- losigkeit führte.

Im Video erfuhr ich, dass die meisten Gedanken eine Endlosschleife von Wiederholungen sind, die aus dem Unterbewusstsein aufsteigen. Im Unterbewusstsein sei alles gespeichert, was ich jemals gehört, gesehen, erlebt, erfahren, gefühlt und gelernt habe. Was für eine unvorstellbare Menge an Informationen und Wahrnehmungen! Kaum zu glauben, dass das alles irgendwo in mir schlummern sollte.

Das Fundament der Gedanken wurde in der frühen Kindheit gelegt, denn da geschah die ungefilterte Prägung von den Eltern und dem Umfeld. Wer sich später als Erwachsener nicht über sein Denken, Fühlen und Handeln bewusst wird, der reagiere in vielen Situationen automatisch wie das Kind von damals.

Jedem Gedanken folgt ein Gefühl, hieß es. Denke ich zum Beispiel: „Das kann ich nicht. Dazu bin ich zu dumm", löst das automatisch Trauer, Kleinheit und Ohnmacht, aber auch Ärger in mir aus. Gedanken und Gefühle bewirken eine chemische Reaktion im Körper, erfuhr ich, und diese beeinflusse die Zellen. Man könne sich buchstäblich krank *denken*. Das sei inzwischen wissenschaftlich bewiesen.

Wenn das stimmte, musste es enorm wichtig für das Wohlbefinden und die Gesundheit sein, welche Gedanken einem ständig durch den Kopf gehen. Die Experten im Video empfahlen, sich selbst beim Denken zu beobachten und zu entscheiden, ob man diesem oder jenem Gedanken Aufmerksamkeit schenken und ihn glauben will. Dazu bräuchte man ein bisschen Übung und Geduld. Man solle sich immer wieder beim automatischen Denken unterbrechen und die Gedanken überprüfen.

Ich stoppte das Video und griff zu Schreibblock und Stift. Krebs war eine Erkrankung der Zellen. Wenn meine Gedanken und Gefühle auf meine Zellen einwirkten und sie krankmachen könnten, dann hatte ich vielleicht dadurch Krebs bekommen.

Ich nahm mir vor, besser darauf zu achten, was ich dachte und fühlte. Welche alten Überzeugungen bestimmten mein Leben?

61

Spontan fielen mir einige ein und ich schrieb sie auf. *Ich bin nicht gut genug. Ich muss mich anstrengen. Ich darf nicht auffallen. Ich darf nicht laut sein. Ich darf nicht wütend sein. Ich muss dafür sorgen, dass es anderen gut geht. Ich habe Glück und Erfolg nicht verdient. Ich muss mich beherrschen. Ich muss fleißig sein. Ich muss ordentlich sein. Mir darf es nicht dauerhaft gut gehen.*

Welche Gefühle holten mich immer wieder ein? *Traurigkeit und Angst, Hilflosigkeit, Ausgeliefertsein, Kleinheit, Leere und Einsamkeit.*

Auch wenn ich mit meinen fröhlichen Liebesromanen und dem Lächeln im Gesicht für meine Mitmenschen vermutlich ein anderes Bild abgab - mein Inneres war angefüllt mich Schwere und Traurigkeit. Meine Liebesromane waren meine schöne Phantasiewelt, meine rettende Insel der Vorstellungskraft, auf die ich mich zurückzog und wo ich glücklich war.

Groll und Wut waren mir suspekt. Leute, die laut oder aggressiv wurden, machten mir Angst. Das lag wahrscheinlich an meinen früheren Gewalterfahrungen. Als Kind hatte ich mich möglichst unsichtbar gemacht, das war damals eine gute Überlebensstrategie. Heute, als Erwachsene, erstarrte ich schon vor Angst, sobald sich ein Konflikt nur anzubahnen drohte.

Wut ist ein menschliches Gefühl. Vermutlich hockte sie irgendwo in mir, eingesperrt in einen schalldichten Bunker. Allein beim Gedanken an Wut wurde meine Brust eng, mein Magen krampfte sich zusammen und ich spürte den Impuls, aufzuspringen und wegzulaufen. Aber wohin? Wut war Energie. Lebensenergie. Ich könnte mehr Lebensenergie gut gebrauchen. Warum wollte ich nicht wütend sein? Warum *durfte* ich nicht wütend sein? Mir fielen Situationen aus meiner Kindheit ein. Aber was half mir das?

Ich kam nicht weiter. Ich drehte mich im Kreis. Hatte ich nicht eigentlich nach der Ursache für meinen Brustkrebs gesucht?

DU HAST NOCH GAR NICHT RICHTIG GELEBT.

Na großartig, besten Dank auch für die Erinnerung! Wie lange sollte ich denn noch hoffen und wünschen und schlaue Bücher lesen? Konnte mir bitte mal endlich jemand sagen, was richtiges Leben war und wie ich das hinkriegen sollte?

Auszeit

Im Grunde sind es doch die Verbindungen mit Menschen,
die dem Leben seinen Wert geben.
(Wilhelm von Humboldt)

Meine Familie und meine Freunde nahmen großen Anteil. Das überraschte mich, offenbar war ich davon ausgegangen, dass ich alleine mit der Diagnose klarkommen musste. Ich wollte sie nicht belasten und hätte ihnen das Krebs-Drama wirklich gerne erspart.

Für meine Familie war es nicht leicht. Vor allem für meine drei erwachsenen Kinder, aber auch für meine Mutter und meinen ältesten Bruder. Ich spürte ihre Sorgen und ihre Angst durch den Telefonhörer. Keiner sprach das offen aus, aber natürlich befürchteten sie, dass ich bald sterben könnte. Sie wünschten, ich wäre daheim, würde mich auf die Schulmedizin verlassen und den konventionellen Behandlungsweg gehen. Aber trotzdem standen sie hinter mir und stärkten mir den Rücken. Sie akzeptierten meine Entscheidung und versuchten nicht, mich umzustimmen. Dafür war ich ihnen unendlich dankbar.

Meine Freundinnen Patricia, Michaela und Tatjana meinten es natürlich auch gut mit mir. Aber in ihrer Welt gab es keine alternativen Heilmethoden, sie vertrauten einzig und allein den Ärzten. Alle drei waren überzeugt, dass ich einen großen Fehler machte, und hielten mit ihrer Meinung nicht hinterm Berg.

Sie redeten auf mich ein und ich fühlte mich in die Ecke gedrängt. Ich musste mich verteidigen, aber ich hatte keine überzeugenden Gegenargumente, nur meine innere Stimme, und die zählte natürlich nicht. Es stresste mich, dass sie mich so drängten, und deswegen vermied ich momentan den Kontakt zu ihnen. Menschen, die sich von ihrer Angst leiten ließen und mich von ihrer Meinung überzeugen wollten, taten mir momentan nicht gut. Ich brauchte Menschen, die mich unabhängig von ihrer eigenen Meinung unterstützten.

So jemanden wie meinen Großcousin Andre. Andre war Manager in einem großen Unternehmen, er war unglaublich intelligent und behielt in jeder Situation einen klaren Kopf. Er wohnte seit einigen Jahren in Bayern, wir hatten lange Zeit nur sporadisch Kontakt gehabt, aber dafür jetzt umso mehr. Bei einem unserer Telefonate erzählte er mir von seiner Mitarbeiterin Linda, die ebenfalls Brustkrebs hatte, und die sich gern mit mir austauschen wollte. Außerdem empfahl er mir, mich bei der *Biologischen Krebsabwehr* zu melden.

An diesem Abend rief ich Linda in München an. Sie hatte eine warme Stimme und klang fröhlich, und obwohl wir uns noch nie gesehen hatten, hatte ich das Gefühl, sie schon lange zu kennen. Linda war vor ein paar Wochen operiert worden, war also schon um einiges weiter auf ihrem Weg. Ihr Brustkrebs war hormonbasiert, sie brauchte keine Chemotherapie. Ob sie zusätzlich zur empfohlenen Hormontherapie auch Bestrahlungen machen lassen würde, wollte sie sich noch überlegen.

Linda haderte nicht mit ihrem Schicksal. Sie war eine Frohnatur und nahm die Dinge, wie sie kamen. Sie erzählte, dass sie neue Rezepte mit Kohl ausprobiere, weil Kohl viele Vitamine habe und krebshemmend wirken solle. Sie war offen und positiv und das bewunderte ich. Ich hörte ihr gerne zu.

Als sie sich schließlich nach meiner Diagnose erkundigte, erzählte ich ihr von der harmlosen Zyste, der Biopsie und dem Anruf des Arztes. Auf einmal liefen mir die Tränen runter. Ich stand noch ganz am Anfang, das wurde mir plötzlich überdeutlich bewusst. Was würde noch alles auf mich zukommen? Würde der Tumor wirklich durch die Therapie in der Naturpraxis verschwinden? Ich durfte mir nicht ausmalen, dass es vielleicht anders kommen könnte. Lieber positiv denken, so wie Linda...

Linda wusste sehr viel über Brustkrebs. Sie sagte, dass sie ihr Wissen hauptsächlich den Ärztinnen und Ärzten der *Biologischen Krebsabwehr* zu verdanken habe. Das sei ein Zusammenschluss von Medizinern, die ehrenamtlich Krebspatienten unterstützen. „Die nehmen dich ernst und beraten dich ganz ausführlich und individuell", sagte sie. „Wenn eine Frau zum Beispiel keine Chemotherapie machen will, dann empfehlen sie Alternativen. Es ist fast nie nur ein Weg möglich. Außerdem erfährt man da sehr viel über gesunde Ernährung bei Krebs." Sie empfahl mir, dort ebenfalls anzurufen.

Höflich bedankte ich mich für den Rat, würde diesen aber ganz sicher *nicht* befolgen. Allein der Name *Biologische Krebsabweh*r war doch schon total abschreckend. Nein, ich konzentrierte mich lieber ganz und gar auf die Behandlung in der Naturpraxis. In Wirklichkeit hatte ich Angst, mich mit dem Krebs weiter auseinanderzusetzen und ich befürchtete, dass die Ärzte dieser Vereinigung mir sagen würden, Chemotherapie & Co. sei meine einzige Chance.

Großcousin Andre erkundigte sich jeden Tag, wie es mir ging, und machte mir auf unaufgeregte Weise Mut. Er schlug vor, mich am Wochenende zu besuchen, er wohnte nur zwei Autostunden entfernt. Ich freute mich auf unser Treffen und hätte mich gerne ein bisschen schick gemacht, aber ich hatte definitiv zu wenige Sachen dabei und in dem einzigen Klamottenladen hier im Ort gab's nur Trachtenmode.

Samstagnachmittag besorgte ich Kuchen und Getränke. Obwohl ich mir Mühe gab, sah der gedeckte Tisch in diesem kahlen, riesigen Raum eher nach einer Verpflegung für Bauarbeiter als nach einer gemütlichen Kaffeetafel aus.

Schon klingelte es an der Tür, ich war ein bisschen aufgeregt, sauste los und da stand Andre vor mir. Endlich ein bekanntes Gesicht, endlich Gesellschaft! Erst jetzt wurde mir so richtig bewusst, dass ich die ganze Woche mit kaum jemandem persönlich gesprochen hatte.

Wir saßen am Tisch, plauderten, tranken Tee, und Andre verputzte den Kuchen. Dann lud er mich zu einer Spazierfahrt ein. Er kannte sich in der Gegend gut aus und wollte mir ein paar schöne Gegenden zeigen. Nur zu gerne willigte ich ein und machte es mir auf dem Beifahrersitz gemütlich. Sein Mercedes war ein Schiff und schnurrte wie ein Kätzchen. Besorgt erkundigte Andre sich, ob mir warm genug sei und stellte die Sitzheizung auf Maximum. Hach, ich fühlte mich wie eine Königin!

Wir fuhren über die Grenze nach Österreich, spazierten durch ein uriges Örtchen, aßen in einem belebten Restaurant und besuchten später ein bayrisches Tanzlokal. Da war so eine tolle Partystimmung, dass ich am liebsten auf die Tanzfläche gestürmt wäre und mitgefeiert hätte. Aber Andre wollte partout nicht tanzen, und so tanzte auch ich nicht - doch ich hatte trotzdem viel Spaß.

Was für eine herrliche Auszeit. Für ein paar Stunden dachte ich nicht mehr an Krebs und Tod. Ich genoss wirklich jeden einzelnen Moment. Alles erschien mir plötzlich viel intensiver als sonst: Die Lichter in den Straßen, der schwarzblaue Himmel, die funkelnden Sterne, die Musik, unser Lachen.

Ich war am Leben.

Ja, ich lebte!

Im falschen Film

*Die größten Enttäuschungen haben ihren Ursprung
in zu großen Erwartungen.
(Ernst Ferstl)*

Endlich, endlich war es soweit. Heute war die Kontrolle und morgen würde ich nach Hause fahren - vorausgesetzt natürlich, dass der Tumor verschwunden war.

Ich zog die Tür der Ferienwohnung hinter mir zu und wurde von klirrender Kälte empfangen. Die Natur befand sich in der Todesstarre. Ich konnte mir kaum vorstellen, dass die Pflanzen den eisigen Winter überstehen würden, um im Frühling wieder in den schönsten Farben aus dem Boden zu sprießen. Der Wind pfiff schneidend um die Hausecken und wirbelte Pulverschnee über den Gehweg und die Straße. Ich bibberte trotz der dicken Jacke, der Mütze und den Handschuhen.

Frau M. hatte in den Youtube-Interviews gesagt, dass der Krebs bei den allermeisten Patienten nach zehn Behandlungen weg sei. Hoffentlich gehörte ich nicht zu den Ausnahmen. Ich hatte die Nase gestrichen voll von der ungemütlichen Ferienwohnung, dem kleinen Ort und den mürrischen Mitarbeiterinnen in der Praxis. Ich wollte nicht mehr hierbleiben, ich wollte nach Hause.

Mein Verstand war überzeugt, dass ich geheilt war, aber irgendetwas in mir zweifelte. Ich betete. Zu Gott, zum Universum und zu allen, die sich angesprochen fühlten und zuständig waren.

Um kurz vor halb zehn drückte ich die Glastür zur Praxis auf. Ich erblickte die beiden Köpfe auf dem Tresen, die wie üblich ihre abwärts geneigten Mundwinkel präsentierten. Plötzlich fing ich an zu schwitzen, mein Magen krampfte sich zusammen und ich hatte einen dicken Kloß im Hals.

Im Wartezimmer herrschte drückende Stille. Wir waren hier nicht beim Hausarzt um die Ecke, wo die Leute sich über ihre Krankheiten oder gemeinsame Bekannte unterhalten. In diesem Wartezimmer war man sich fremd, niemand sagte einen Ton.

Nervös knetete ich meine Hände, während mein Blick über die Gesichter der anderen Patienten glitt. Zwei Plätze neben mir saß ein Pärchen. Die Frau hatte das Klemmbrett auf dem Schoß und füllte den Fragebogen aus, ihr Begleiter guckte ihr dabei über die Schulter. Er wirkte besorgt, bemühte sich aber wacker, sich das nicht anmerken zu lassen. Ob die Frau wohl auch Krebs hatte? Sicher war sie froh, dass der Mann sie begleitete.

Endlich hörte ich eine Stimme meinen Namen sagen, wie immer undeutlich vom Flur her. Auf wackligen Beinen stakste ich in Richtung Anmeldung. Die osteuropäische Heilpraktikerin begrüßte mich gewohnt emotionslos, drehte sich um und marschierte los. Im Behandlungszimmer zeigte sie auf den Stuhl und schloss die Tür.

Ich hockte mich hin und spürte die kalte, harte Sitzfläche unter mir. Mein Herzschlag rauschte in meinen Ohren und in meinem Kopf kreiste nur ein einziger Gedanke: *Lieber Gott, bitte mach, dass der Tumor verschwunden ist!*

Die Heilpraktikerin piekte in meine Fingerkuppe, quetschte Blut raus, gab einen Tropfen auf ein Glasplättchen und schob es unters Mikroskop. Nun scrollte sie die Computermaus hin und her. Ihre Miene blieb bewegungslos, sie gab keinen Ton von sich.

Ich wollte nicht zum Bildschirm gucken, tat es aber dennoch und sah ein Durcheinander an einzelnen Zellen. Außerdem längliche Gebilde, die sogenannten Geldrollen aus verklebtem Blut, das nicht fließen kann. Und ich sah helle Bereiche, die von flirrenden kleinen Punkten umgeben waren. Für mich sah das alles genauso aus wie bei der ersten Analyse. Wenn der große, helle Fleck da der Tumor war, hatte sich rein gar nichts geändert. Mir rutschte das Herz in die Hose und ich kriegte kaum noch Luft. Tränen brannten in meinen Augen. Ich hätte losheulen können, dabei hatte die Heilpraktikerin noch kein Wort gesagt.

Ich bin Laie, redete ich mir gut zu. Vielleicht täuschte ich mich. Ja, ich täuschte mich ganz bestimmt.

Die Heilpraktikerin notierte zwei- oder dreimal etwas auf einem Papier, während sie weiter scrollte, und schwieg.

Ich hielt das nicht mehr aus und bombardierte sie mit Fragen. *Ja, das sind die verklebten Geldrollen,* antwortete sie. *Ja, die hellen Bereiche sind Entzündungsherde und ja, die flirrenden kleinen Punkte sind weiße Blutkörperchen, die sich an den Entzündungen zu schaffen machen. Und richtig, der große, helle Fleck ist der Tumor.*

Er hatte sich nicht verändert.

Ich war wie vor den Kopf geschlagen. Ich konnte es nicht glauben. In meinem Hirn sauste alles durcheinander, ich kriegte keinen vernünftigen Gedanken zustande.

„Aber...", keuchte ich und plötzlich kamen mir die Youtube-Videos in den Sinn. „Nach zehn Behandlungen soll der Tumor doch weg sein!"

„*Ja?*" Die Heilpraktikerin lupfte die schmal gezupften Augenbrauen und guckte mich seltsam fragend an.

Ich kam mir vor wie im falschen Film.

Der Kloß in meinem Hals mutierte zu einem Felsbrocken. „Ja", krächzte ich. „Nach zehn Behandlungen sind die meisten Krebspatienten geheilt."

Erstaunt, ja, geradezu empört richtete sie sich in ihrem Schreibtischsessel auf. „Sie haben geglaubt, dass Sie *geheilt* wären? Nach nur zehn Behandlungen? Von *Krebs*?"

Fassungslos schnappte ich nach Luft. Mir war speiübel, ich zitterte am ganzen Leib. Verzweifelt versuchte ich, mich zu beruhigen, denn sonst würde ich gleich anfangen zu weinen und keinen Satz mehr rauskriegen.

Ich wollte sie zur Rede stellen, wollte wissen, was für ein Spiel hier gespielt wurde. Aber ich sank auf dem Stuhl zusammen und fühlte mich so hilflos wie ein kleines Kind. „Frau M. sagt das in den Videos", brachte ich mit erstickter Stimme hervor.

Bei *Videos* zuckte die Heilpraktikerin zusammen. Ihre Lippen waren ein schmaler Strich, ihr Blick flackerte. Vermutlich war ich nicht die erste Patientin, die sich auf die Versprechungen ihrer Chefin berief. Für einen Moment wirkte sie, als würde sie am liebsten alles hinschmeißen. Aber im nächsten Moment hatte sie sich wieder gefangen und empfahl mir mit gewohnt emotionsloser Miene fünf weitere Behandlungen. Dann kritzelte sie etwas auf einen Rezeptblock. Zwei Medikamente, die ich einnehmen sollte, um die Entgiftung zu unterstützen und den Säure-Basen-Haushalt zu regulieren.

In meinem Kopf und meinem Herzen ging alles drunter und drüber. Meine Gedanken und Gefühle waren ein einziges Chaosknäuel. Doch plötzlich drängte sich eine Frage in das Durcheinander. Ich musste die Frage stellen, denn ich musste die Antwort wissen.

Ich rappelte mich auf und schluckte mühsam. „Nach den weiteren fünf Behandlungen ist der Tumor aber weg, oder?" Mit klopfendem Herzen wartete ich auf das erlösende Ja und wagte kaum, zu atmen.

Die Heilpraktikerin hielt ihre Hände wie Schutzschilder vor sich und schüttelte den Kopf. „Wir dürfen keine Heilungsversprechen machen!"

Aber hatte Frau M., die Inhaberin der Praxis, nicht genau das in den Videos gemacht? Sie hatte gesagt, dass sie mit ihrer Methode schwerkranke Krebspatienten heilt. War das etwa kein Heilungsversprechen? Das schoss mir durch den Kopf, aber ich kriegte kein einziges Wort mehr raus.

Wie betäubt starrte ich vor mich hin. Ein paar Sekunden lang war nur das leise Brummen des PC-Towers zu hören.

„An Ihrer Stelle würde ich mich operieren lassen", sagte die Heilpraktikerin und stand von ihrem Schreibtisch auf.

Wie bitte?

Hatte Frau M. in ihren Videos nicht ausdrücklich davor *gewarnt*, einen Krebstumor operieren zu lassen? Weil während der Operation die Gefahr bestand, dass der Tumor streute und sich die Krebszellen im Körper ausbreiteten?! Und nun empfahl mir ihre Angestellte, genau das zu tun: Ich sollte mich operieren lassen.

Ich taumelte aus der Praxis. Draußen trieb mir der eiskalte Wind die Tränen in die Augen. Ich ließ sie einfach laufen, mir war alles egal. Schneeflocken wirbelten durch die Luft und stachen wie Stecknadeln in mein Gesicht. Irgendwann stand ich vor der Ferienwohnung und hatte keine Ahnung, wie ich hierher gekommen war.

Drinnen verkroch ich mich aufs Sofa. Ich konnte nicht fassen, was mir da gerade passiert war. Ich wusste nicht mehr, was ich glauben oder denken sollte.

Ich brauchte Hilfe.

Auf einmal fiel mir die Osteopathin in der Nähe meiner Heimatstadt ein. Sie war auf Gynäkologie spezialisiert, ich war in diesem Jahr einige Male wegen Unterleibsbeschwerden bei ihr gewesen. Bestimmt kannte sie sich auch mit der natürlichen Behandlung von Brustkrebs aus und konnte mir einen guten Rat geben. Warum war ich nicht schon längst darauf gekommen, sie anzurufen?

Ich hinterließ eine dringende Nachricht auf ihrem Anrufbeantworter und hoffte, dass sie mich ganz bald zurückrief. Sie hatte ja immer sehr viel zu tun, war über Wochen ausgebucht. Unwahrscheinlich, dass sie sich in den nächsten Minuten meldete. Trotzdem wartete ich ungeduldig auf das Klingeln meines Handys. Ich brauchte so dringend fachkundige Hilfe.

Irgendwann rief sie an. Himmel, war ich froh. Ihre Stimme klang vertraut, ein Stückchen Heimat in dieser kalten Fremde.

72

Ich berichtete ihr von der Diagnose und von dem Fiasko hier in der Naturheilpraxis. Ah, tat das gut, ihr mein Herz auszuschütten!

Erst hörte sie mir schweigend zu, dann hakte sie ein und fragte, welche Behandlung die Ärzte empfohlen hatten und in welchem Krankenhaus ich gewesen war.

„Ich war in keinem Krankenhaus."

„Sie waren in *keinem* Krankenhaus?", rief sie erstaunt. „Und was ist mit den erforderlichen Therapien?"

„Hören Sie, ich will keine Chemotherapie machen", erklärte ich ihr ungeduldig. „Ich bin jetzt hier in Bayern, weil ich auf natürlichem Wege..."

„Das sieht Ihnen ähnlich!"

„Wie bitte, was?" Ich hatte keine Ahnung, wovon sie sprach.

„Das sieht Ihnen ähnlich, dass Sie vor Ihren Problemen weglaufen. Sobald es schwierig wird, hauen Sie ab!"

Herzlichen Dank für den psychologischen Exkurs! Könnten Sie jetzt bitte zur Sache kommen? Ich brauche Ihre Einschätzung und Ihren Rat! Doch sie ließ ein Donnerwetter auf mich los und wollte damit wohl an meine Vernunft appellieren. Dass ich mich unverantwortlich verhielt. Dass ich mit meinem Leben spielte. Dass ich gefälligst nach Hause fahren und tun solle, was die Ärzte mir sagten.

Ich war mächtig enttäuscht, hatte ich die Osteopathin doch für eine Verfechterin alternativer Heilmethoden gehalten. Stattdessen hing sie am Rockzipfel der Schulmedizin und wollte mir weismachen, dass Chemotherapie & Co. meine einzige Chance war.

Ich verabschiedete mich mit der grimmigen Gewissheit, dass mich diese Osteopathin niemals wiedersehen würde. Aber schon im nächsten Moment übermannte mich erneut die Enttäuschung.

Wofür um alles in der Welt war ich nach Bayern gefahren? Für nichts und wieder nichts? Hatte Frau M. in den Interviews gelogen? Waren ihre dankbaren, geheilten Patienten bezahlte Schauspieler? Hatte ich das viele Geld zum Fenster rausgeworfen?

Auf einmal fühlte ich mich wieder wie am Tag der Diagnose. Es war, als wäre die Zeit zurückgedreht worden. Der Alptraum begann und ich hatte keinen Plan, wie ich mein Leben retten sollte.

Das Telefon klingelte, es war meine Tochter. Sie wollte wissen, wie die Abschlussuntersuchung gelaufen war. Beim Klang ihrer lieben, vertrauten Stimme brach die ganze Verzweiflung über mich herein. Schluchzend berichtete ich ihr, was geschehen war.

Sie sagte es nicht direkt, aber ich kannte meine Tochter gut genug, um rauszuhören, was sie über die Praxis und die Heilungsversprechen der Inhaberin dachte: Abzocke und nichts dahinter. Behutsam riet sie mir, meine Sachen zu packen und abzureisen.

Wir telefonierten fast zwei Stunden. Immer wieder drehten und wendeten wir, was Frau M. in den Videos und Interviews gesagt hatte und was hier in der Praxis tatsächlich ablief. Allmählich sah ich etwas klarer und entschloss mich, noch einmal zur Praxis zu gehen. Ich wollte Antworten. Ich konnte nicht glauben, dass das Ganze wirklich nur Geldschneiderei war. Nein, ich war nicht auf eine Betrügerin reingefallen, das konnte nicht sein. Ich war nicht vergeblich hierher gekommen, damit konnte ich mich nicht abfinden. Ich war hierher gekommen, um geheilt zu werden. Da würde ich jetzt nicht mit eingezogenem Kopf nach Hause fahren und mir die Chemotherapie verpassen lassen.

Schnell schlüpfte ich in Jacke und Schuhe, warf die Wohnungstür hinter mir zu, und während ich durch die Straßen lief, bereitete ich gedanklich meinen Fragenkatalog vor.

Im Nu war ich da - und stand vor verschlossener Tür. Es war Freitagmittag. Von den Angestellten der Naturheilpraxis war nichts mehr zu sehen. Sie waren ins wohlverdiente Wochenende verschwunden.

Verboten

Wer kämpft, kann verlieren.
Wer nicht kämpft, hat schon verloren.
(Bertold Brecht)

Endlich war das Wochenende vorbei. Kaum war die Praxis geöffnet, stand ich auch schon am Tresen. Die beiden Grazien präsentierten ihre Heute-ist-Montag-und-ich-hab-keinen-Bock-Gesichter.

„Ja?", schnauzte die eine.

Die Enttäuschung sprudelte aus mir heraus. Dass in den Videos Heilung versprochen wurde und man sich bloß nicht operieren lassen solle und all das. Mir standen die Tränen in den Augen.

Oh Wunder, nun kam Leben in die beiden Damen, in alle beide! Sie schauten sich hastig nach allen Seiten um, als befürchteten sie, dass mich andere Patienten hören könnten.

„Wie kann ich Ihnen helfen?", säuselte die eine, während die andere mich milde anlächelte. Sie waren ein eingespieltes Team, auch in dieser Situation, und mich beschlich das Gefühl, dass ich nicht die erste Patientin war, die auf die Barrikaden ging.

Ich will die andere Heilpraktikerin sprechen, sagte ich. Eilig versicherte die mit dem milden Lächeln, dass sie sich um einen kurzfristigen Termin kümmern werde.

Ich ging nicht ins Wartezimmer, sondern lungerte im Flur rum, in Sichtweite zum Tresen. So war ich präsent und geriet nicht in Vergessenheit. Während ich da so rumstand und wartete, kam die osteuropäische Heilpraktikerin durch die Eingangstür. Sie wurde sogleich von einer der beiden Empfangskräfte abgefangen. Man tuschelte, guckte zu mir rüber, steckte die Köpfe zusammen und tuschelte wieder. Ich kam mir richtig blöd vor.

Die Heilpraktikerin hätte ja wenigstens Hallo oder Guten Morgen sagen können oder mir zunicken können. Schließlich war ich ihre Patientin. Aber nein, sie tat, als würde sie mich nicht kennen. Offensichtlich wollte sie sich nicht mit mir auseinandersetzen. Sie schnappte sich eine Patientenakte und rauschte davon.

Ein paar Minuten später tauchte die zweite Heilpraktikerin auf. Sie wurde sogleich von der Empfangstrulla beiseitegenommen und flüsternd instruiert. Daraufhin guckte die Heilpraktikerin wenig begeistert zu mir rüber. Ihr Blick schien zu sagen: Na herzlichen Dank, jetzt hab *ich* den Schwarzen Peter.

„Kommen Sie bitte mit", sagte sie, und ich folgte ihr in ein Sprechzimmer, das genauso funktionell eingerichtet war wie das ihrer Kollegin: großer Schreibtisch, Mikroskop und Monitor.

Mir war natürlich klar, dass diese Heilpraktikerin nichts dafür konnte, außerdem kommt man mit Beschuldigungen ja meistens sowieso nicht weiter. Also erzählte ich ihr so sachlich wie möglich meine Geschichte und natürlich erwähnte ich auch, dass ihre Kollegin mir geraten hatte, mich operieren zu lassen.

Die Heilpraktikerin wirkte erleichtert, dass ich keinen Beschwerdehagel auf sie niederprasseln ließ. Sie seufzte resigniert wie jemand, der sich in unbefriedigende Umstände gefügt hat, und lächelte mich mitfühlend an.

„Durch die Youtube-Videos von Frau M. hatte ich große Hoffnungen, schnell geheilt zu werden", erklärte ich.

Sie nickte verständnisvoll und hob die Schultern. „Die Videos sind *eine* Sache. Die Praxis ist eine andere."

Eine ehrliche Aussage. Wenigstens etwas. Mehr konnte ich wohl nicht erwarten. Sie würde ihre Chefin sicherlich nicht in die Pfanne hauen.

Theorie und Praxis. Offenbar versprach die Inhaberin in ihren Videos sehr viel mehr, als sie in Wirklichkeit halten konnte...

Und was jetzt?

Ich holte tief Luft. Zwei- oder dreimal. Dann bat ich die Heilpraktikerin um ihre persönliche Einschätzung und die Heilungsaussichten.

Sie studierte meine Patientenakte, schaute sich die Aufnahmen an und machte eine neue Dunkelfeldanalyse. Ruhig und ausführlich erklärte sie mir, was auf dem Monitor zu sehen war und glich das Ergebnis mit den vorherigen Aufnahmen ab. Hier und da eine Verbesserung des Blutbildes, aber von Heilung konnte keine Rede sein.

„Zehn Behandlungen sind bei Ihrer Diagnose zu wenig", stellte sie klar. „Erwarten Sie nicht zuviel." Sie schlug fünf weitere Behandlungen vor, außerdem sollte ich zusätzliche Medikamente zur Entgiftung nehmen. Für meinen erhöhten Blutdruck empfahl sie mir ein homöopathisches Arzneimittel, das sollte ich anstelle der herkömmlichen Tabletten nehmen, die mir die Hausärztin verordnet hatte.

Ich hatte einen dicken Kloß im Hals. Fünf weitere Behandlungen, gut und schön. Aber was dann? War der Brustkrebs dann weg? Schon klar, dass die Heilpraktikerin nicht hellsehen konnte, aber ich wollte Sicherheit. Ich wollte eine Aussage, auf die ich mich verlassen konnte. Ich wollte Heilung.

Wieder holte ich tief Luft. „Haben Sie je von Patientinnen mit Brustkrebs gehört, die es vollkommen ohne Schulmedizin geschafft haben?", fragte ich bang.

Sie ließ sich Zeit mit ihrer Antwort. „Sehr selten", gestand sie schließlich und musterte mich mit forschendem Blick, als würde sie abwägen, ob sie mir ein Geheimnis anvertrauen konnte oder ob sie lieber den Mund halten sollte.

Sehr selten war nicht viel, aber es war mehr als nichts. Es gab also Ausnahmen und ich war wild entschlossen, eine dieser Ausnahmen zu sein. Ich würde alles dafür tun!

Sie beugte sich vor und riet mir mit gedämpfter Stimme, mich über Wasserperoxid zu informieren.

„Okay", sagte ich und machte mir im Geiste eine Notiz. Was noch?

„Haben Sie schon von der schwarzen Salbe gehört? Die könnten Sie nehmen."

„Kann ich die in der Apotheke hier im Ort kaufen?", fragte ich eifrig.

Sie schüttelte den Kopf. „Nein", sagte sie. „Die kriegen Sie in keiner Apotheke. Die Salbe ist in Deutschland verboten. Forschen Sie mal im Internet."

Verboten. Prompt war meine Neugier geweckt. Die Pharmakonzerne in allen Ehren, aber leider sorgten sie dafür, dass wirksame natürliche Heilmittel nicht publik gemacht oder gar verboten wurden. Im Sinne der Gesundheitsfürsorge? Nein. In erster Linie wollten die Pharmaunternehmen verdienen, indem sie weiter ihre teuren Medikamente verkauften. Natürlich hatten sie im Laufe der Geschichte einige wirksame Arzneimittel entwickelt, die der Menschheit überaus nützlich waren. Aber inzwischen schien der Profit oft wichtiger zu sein als Heilung.

Mittlerweile hatte ich im Internet so viel über die Geschäfte der Pharmaindustrie und der Ärzte mit Chemotherapie gelesen, dass ich mein Vertrauen in die konventionelle Medizin ziemlich verloren hatte. Ich suchte nach einem anderen Weg zur Heilung - und die verbotene Salbe könnte ein Meilenstein sein. Es klingt verrückt, aber ich hatte großes Vertrauen in eine Salbe, von der ich nichts weiter wusste, als dass sie verboten war.

Durch das Gespräch mit der zweiten Heilpraktikerin schöpfte ich neuen Mut und klammerte mich an die Hoffnung, dass fünf weitere Behandlungen einen durchschlagenden Erfolg brachten. Wiederum verlängerte ich die Buchung der Ferienwohnung.

Auf dem Heimweg besorgte ich Gemüse fürs Mittagessen, dann ging ich zur Apotheke, bestellte die Mittel zur Entgiftung und kaufte eine Flasche Wasserstoffperoxid.

Nachmittags rief ich im Brustzentrum des Krankenhauses an. Meine Gesprächspartnerin hielt mit ihrer Verwunderung nicht hinterm Berg, weil ich den Aufnahmetermin nun schon zum zweiten Mal verschieben wollte. Selbstverständlich verschwieg ich, dass ich mich in einer Naturheilpraxis behandeln ließ. Und natürlich erwähnte ich auch nicht, dass ich eigentlich gar nicht vorhatte, zu der Aufnahmeuntersuchung zu erscheinen.

Später telefonierte ich mit meiner Mutter und meinen Kindern, berichtete ihnen von meinem heutigen Besuch in der Naturheilpraxis und erklärte, dass ich noch ein paar Tage länger bleiben würde. Glücklicherweise nahmen sie meine Entscheidung kommentarlos hin und sie versuchten auch nicht, mich umzustimmen.

Andre rief an, er plante, Ende der Woche mit dem Auto in den Norden zu fahren, um seine Mutter und seine Schwester zu besuchen. Er könnte mich von Passau aus mit nach Hause nehmen. Eine perfekte Fügung! Mit Andre war die Heimreise auf jeden Fall viel schöner als mit dem Zug.

Ich suchte im Internet nach der schwarzen Salbe und fand Informationen über ihre Wirkungsweise. Offenbar durchdrang sie die Hautschichten und griff das Tumorgewebe an. Das Rezept für die Salbe stammte angeblich von den amerikanischen Ureinwohnern. Vor meinem geistigen Auge erschien ein alter Medizinmann, der aus verschiedenen Heilpflanzen eine Paste herstellte. Ein schönes Bild. Indianer waren mit der Natur verbunden, was man von unserer modernen westlichen Gesellschaft nicht unbedingt behaupten konnte.

Die schwarze Salbe war über Umwege in Großbritannien erhältlich. Der Anbieter empfahl, mindestens eins der beiden dazugehörigen Bücher zu lesen. Ich bestellte das Buch, das die Anwendung der Salbe und die erstaunlichen Behandlungserfolge beschrieb, und sah meiner Heilung nun zuversichtlich entgegen.

Abends auf dem Sofa ließ ich den Tag noch einmal an mir vorbeiziehen. Heute hatte ich mich für mich eingesetzt und ich hatte mich nicht unterbuttern lassen. Das war eine ungewohnte Erfahrung. Normalerweise trat ich zwar für andere Menschen ein, aber selten für mich selbst. Heute hatte ich mich für *mich* stark gemacht und ich hatte nicht locker gelassen. Ich war stolz auf mich - und das fühlte sich richtig gut an.

An die Wand gestellt

Der Mensch muss keine Angst vor dem Tod haben,
eher vor dem ungelebten Leben.
(Marc Aurel)

Nach fünfzehn Behandlungen hatte sich mein Blutbild verbessert - aber der Tumor war immer noch da. Die Heilpraktikerin empfahl mir, die Therapie in sechs Wochen in einer der beiden norddeutschen Praxen zu wiederholen.

Ich vereinbarte die Termine zur Weiterbehandlung und war guter Dinge, dass sich die ganze Sache zum Besten wenden würde. Ich hatte jetzt das Wasserstoffperoxid und bald auch die vielversprechende Salbe.

Am Tag nach meiner Heimkehr brachte mir der Postbote zwei Päckchen. Im ersten war ein rundes Glastöpfchen mit pechschwarzem Inhalt. Im anderen ein schmales Buch über die Salbe. Ich las das Büchlein in einem Rutsch durch und begann sogleich mit der Selbstbehandlung. Neugierig schraubte ich den Behälter auf und bohrte den Spatel rein. Die Salbe war zäh und hart. Man sollte sie auf den Hautbereich über dem Tumor auftragen und unbedingt mit Verbandmull und Pflaster abdecken.

Im Buch stand, dass die Wirkstoffe der Salbe durch die Haut bis zum Tumor wanderten. Was dann passierte, ließ sich nicht vorhersehen - es konnte harmlos oder dramatisch werden. Entweder wurde das kranke Gewebe angegriffen und abgetötet, das war die harmlose Variante. Wahrscheinlicher war aber, dass der Tumor durch die Hautschichten nach außen abtransportiert wurde. Dadurch entstand dann eine kraterähnliche Wunde, die - so der Buchautor - unbedingt medizinisch versorgt werden musste. Deswegen sollte man sich unbedingt einen Arzt oder einen mit

Wundversorgung vertrauten Heilpraktiker suchen, bevor man mit der Selbstbehandlung begann.

Hm. Ich konnte wohl kaum mit einer verbotenen Salbe zum Arzt gehen. Also suchte ich im Internet nach einer Naturheilpraxis, die Wundversorgung anbot. Ich fand zwei Adressen und ließ es damit gut sein. Erstmal abwarten, was passierte. Wenn es Probleme gab, konnte ich da immer noch anrufen.

Gespannt begutachtete ich morgens und abends meine linke Brust und entdeckte schon am übernächsten Tag rote Eiterpickel. Super! Die Salbe wirkte.

Meine gute Stimmung trübte sich, als der Aufnahmetermin im Krankenhaus vor der Tür stand. Zweimal hatte ich ihn verschoben und nun könnte ich eigentlich hingehen. Aber wenn ich nur daran dachte, drehte sich mir der Magen um. Jede Faser in mir schrie: Nein, ich will da nicht hin!

Dennoch beschloss ich, den Termin wahrzunehmen. Nicht, weil ich mich behandeln lassen wollte - um Gottes willen, nein. Ich wollte mich meiner Angst stellen. Die Onkologie war ein Schreckensgespenst und ich wollte sehen, wie es dort in Wirklichkeit war. Außerdem hatte ich meiner Familie und meinen Freundinnen hoch und heilig versprochen, den Krankenhaustermin auf jeden Fall wahrzunehmen und mich unverbindlich beraten zu lassen.

In der Nacht kriegte ich kaum ein Auge zu. Obwohl ich mich dafür entschieden habe, sträubte sich alles in mir, einen Fuß ins Krankenhaus zu setzen, geschweige denn, die Krebsabteilung zu betreten. Ich wollte von Chemotherapie nichts hören und sehen. Außerdem wusste ich nicht, wie ich dem Arzt all die eitrigen Pickel und flammendroten Flecken auf meiner Brust erklären sollte.

Meine Tochter kam mit der Bahn und begleitete mich zum Gesprächstermin. Ich war sehr froh, dass sie da war, hatte aber gleichzeitig ein furchtbar schlechtes Gewissen. Sie war mit

Vollzeitjob und Studium sehr eingespannt und mir war es gar nicht recht, dass sie ihre knappe Zeit für mich opferte.

Das Krankenhaus lag etwa dreißig Kilometer außerhalb der Stadt. Die Gynäkologin hatte dieses Brustkrebszentrum empfohlen, weil es einen guten Ruf hatte. Der leitende Arzt war angeblich ein Genie auf seinem Gebiet.

Mit zitternden Händen und heftig klopfendem Herzen lenkte ich meinen Wagen auf den Parkplatz der Klinik. Meine Nerven lagen blank. Was machte ich hier bloß? Ich wollte keine Chemotherapie. Hoffentlich konnte ich mich dagegen wehren.

Das Krankenhaus hatte mal zur Bundeswehr gehört. Ein grauer, zweckmäßiger Flachdachbau, der hier und da ein bisschen aufgehübscht worden war. Meine Tochter hakte mich unter, wir gingen schweigend über den Parkplatz zum Haupteingang. Schon schlug mir der typische Geruch nach Desinfektionsmitteln und Bohnerwachs entgegen. Ein kalter Schauer lief mir über die Haut.

Die Tür zur Anmeldung im Brustzentrum stand offen, die Mitarbeiterin hing am Telefon und schaute nicht zu uns her. Irgendwann hatte sie fertig telefoniert, drückte mir einen Fragebogen in die Hand und schickte uns in den Wartebereich.

Der Wartebereich war eine trostlose Ecke am Ende des Flurs. Es gab ein paar Stühle mit harter Kunststoffsitzfläche und sonst nichts. Kein Bild an der Wand, keine Grünpflanze, kein Tischchen mit Zeitschriften, nur die Stühle. Himmel, was war das bloß für eine entsetzlich deprimierende Atmosphäre. Da war nichts, was diesen Ort einladender gemacht und ein bisschen von den eigenen Sorgen und Ängsten abgelenkt hätte. Ich fragte mich: War das Absicht, oder machte sich hier wirklich niemand Gedanken darüber, wie man einen Wartebereich für Krebspatientinnen freundlicher gestalten könnte? Mensch nochmal, dazu brauchte man nicht viel Geld, sondern nur ein bisschen guten Willen!

Stumm starrten wir auf den glänzenden Fußboden. Irgendwann hörte ich, dass ich aufgerufen wurde. Ich sollte in den

Untersuchungsraum gehen, meine Tochter durfte mit rein. Wir betraten ein winziges, fensterloses Zimmer, das kaum größer als ein Sarg war. Die Deckenlampe verbreitete weißes Licht. Es gab eine Liege, am Kopfende ein Ultraschallgerät und davor einen Stuhl.

Nach einer Weile flog die Tür auf und der leitende Arzt fegte herein. Halbglatze, gemeißeltes Lächeln, weißer Kittel. Er hielt sich nicht mit Begrüßungen oder Erklärungen auf und verströmte den Eindruck, dass seine Zeit knapp bemessen war.

„Machen Sie bitte den Oberkörper frei."

Kein Paravent oder Vorhang. Ich musste mich vor den Augen des Arztes und meiner Tochter ausziehen und fühlte mich furchtbar schutzlos.

„Legen Sie sich auf die Liege." Der Arzt bereitete das Ultraschallgerät vor, die Deckenbeleuchtung ging aus. Ich spürte das kalte Gel auf meiner Haut und hoffte auf ein Wunder.

Doch das Gegenteil war der Fall. Der Tumor war gewachsen.

Oh, mein Gott! Drei Millimeter mehr als bei der Biopsie. Mein Herz fiel ins Bodenlose.

Was war mit der Therapie in Bayern, hatte die gar nichts genützt? Was war mit der gesunden Ernährung? Und mit all den teuren Nahrungsergänzungsmitteln, die meinen Körper entgiften und stärken sollten? Nicht zu vergessen Wasserstoffperoxid und die Salbe...

Ich schluckte mein Entsetzen runter und hoffte, dass meine Tochter sich nicht gemerkt hatte, wie groß der Tumor vorher gewesen war.

Das weiße Licht flammte auf, ich sollte mich an die Wand stellen. Zitternd rappelte ich mich von der Liege hoch. Ich hatte einen Stein im Magen, mir war speiübel und ich fror erbärmlich.

Ich stand mit dem Rücken an der Wand, die Arme auf Schulterhöhe angewinkelt und kam mir vor wie Schlachtvieh. Der Arzt begutachte meine Brust und nahm die roten Flecken und Pickel ins Visier. „Wie ist das passiert?"

84

„Ich verwende eine Natursalbe", antwortete ich mit möglichst fester Stimme.

Seine Augenbrauen wanderten in Richtung Stirnglatze. „Natursalbe? Gegen *Krebs*?" Kopfschüttelnd nahm er eine Kamera zur Hand und macht Fotos. „Nehmen Sie die Salbe bloß nicht weiter! Sie sehen ja, was die anrichtet."

Mein Vertrauen in die Heilungskräfte der Salbe bröckelte. Kleinlaut versprach ich, sie nicht weiter zu benutzen. Meine Brust sah wirklich schlimm aus. Heftige rote Verfärbungen und etliche dicke Eiterpickel.

Mit einem Filzstift markierte der Arzt den Tumorbereich auf meiner Brust, machte zwei weitere Fotos und sagte, dass die Therapie aus Operation, Chemotherapie, Antikörpertherapie und Bestrahlung bestehen würde.

„Sie haben einen hochaggressiven Krebs. Die Zellteilung ist enorm. Eine Hormontherapie wäre bei Ihnen wirkungslos. Wir können die Operation gleich am Dienstag machen."

Heute war Freitag.

„Ich möchte mir das noch überlegen", murmelte ich, weil ich nicht den Mumm hatte, ihm die Wahrheit zu sagen. Nie im Leben würde ich mich von diesem Arzt und in diesem Krankenhaus behandeln lassen.

Überrascht runzelte er die Stirn. „Was gibt es da zu überlegen? Sie haben Krebs. Die Zeit drängt. Vereinbaren Sie lieber gleich an der Anmeldung Ihren OP-Termin!"

Das würde ich ganz sicher nicht tun.

Er stand an der Tür, die Klinke in der Hand, und schaute mich unter zusammengeschobenen Brauen an. „Ich warne Sie", sagte er mit unheilvollem Unterton in der Stimme. „Wenn Sie noch länger warten, würfeln Sie mit dem lieben Gott um Leben und Tod."

Richtungswechsel

Der Arzt behandelt, die Natur heilt.
(Hippokrates)

Abends rief mein Großcousin Andre an. Er wollte wissen, was der Termin im Brustzentrum ergeben hatte.

Empört berichtete ich - furchtbare Klinik, unmenschlicher Arzt, entwürdigende Untersuchung - und regte mich mächtig auf. Ah, es tat gut, mein Herz auszuschütten, wusste ich doch, dass Andre immer auf meiner Seite war.

Leider fragte er ganz genau nach und so musste ich ihm gestehen, dass der Tumor noch da war. Und ich musste ihm auch die Größe sagen.

Stille. Andre schwieg. Das war ungewöhnlich. Er hatte eigentlich immer einen Kommentar auf Lager.

„Willst du meine ehrliche Meinung hören?", fragte er schließlich.

„Ja, klar", sagte ich leichthin.

„Was du machst, ist unverantwortlich."

Ich zuckte zusammen. Andres Stimme war wie ein Donnerschlag. Das Echo hallte in meinem ganzen Körper wider.

Und ich dachte, er hätte Mitgefühl und würde sich mit mir über den blöden Krankenhausarzt aufregen.

Geradezu beschwörend fuhr er fort: „Die Therapie in Bayern und die Medikamente, okay. Das waren Versuche. Aber der Tumor ist immer noch da und er ist sogar größer geworden."

„Aber...", stammelte ich verzweifelt. „Aber was soll ich denn machen?"

„Du solltest dich operieren lassen. Ruf bei der *Biologischen Krebsabwehr* an. Da sind unabhängige Ärzte, die dich kostenlos und unbürokratisch beraten."

Ja, okay, wenn's unbedingt sein musste, würde ich da anrufen. Aber sollte ich mich tatsächlich in die Hände von *Krankenhausärzten* begeben? Eine schreckliche Vorstellung. Ich musste an die Halbglatze von vorhin denken und bekam eine Gänsehaut.

Die ganze Nacht lag ich wach. Ich wälzte mich herum und gestand mir mehr und mehr ein, dass Andre wahrscheinlich Recht hatte. Es wäre wirklich leichtsinnig, weiterhin ausschließlich auf alternative Heilmethoden zu setzen. Offensichtlich ließ sich der Tumor dadurch nicht aufhalten.

Oder brauchte ich einfach mehr Geduld?

Gleich am nächsten Morgen rief ich bei der *Biologischen Krebsabwehr* an. Ich hatte Glück, denn eigentlich brauchte man für ein Beratungsgespräch einen Termin. Doch die Mitarbeiterin merkte wohl, wie verzweifelt ich war, und versprach mir noch für heute Vormittag ein Telefonat mit einer Ärztin. Ich solle umgehend den Biopsie-Bericht und die anderen Unterlagen per Mail herschicken.

Die Ärztin hatte eine sympathische Stimme. Ich erzählte ihr von der Diagnose, den Behandlungen in der bayrischen Naturheilpraxis und dem grässlichen Untersuchungstermin im Krankenhaus.

Sie hörte sich das alles ganz ruhig an und als ich fertig war, fragte sie, welches Heilverfahren ich mir vorstellen könnte und welches nicht. Wenn ich kein Vertrauen in Chemotherapie hätte, dann sei das nicht die richtige Behandlung für mich, meinte sie. „Es ist wichtig, dass Betroffene nicht nur die richtige Therapiestrategie entwickeln, sondern auch ihrer inneren Stimme folgen."

Aha, dann haben also auch andere Menschen diese innere Stimme, dachte ich bei mir. Man sollte seine innere Stimme nicht einfach abtun, sondern ernst nehmen, betonte die Ärztin. Das bestärkte mich.

„Die Selbstheilungskräfte werden von der Medizin unterschätzt. Das Vertrauen in eine Therapie oder zu einem Therapeuten ist für die Aktivierung der körpereigenen Heilkräfte ungeheuer wichtig."

Sie sprach mir aus der Seele. Ja, die Ärztin hörte mir zu und versuchte nicht, mich von Chemotherapie und Bestrahlung zu überzeugen. Ich war ihr unendlich dankbar für ihre Geduld und ihr Einfühlungsvermögen. Wir sprachen über Behandlungsformen, gesunde Ernährung und eine mögliche Operation.

„Es gibt Frauen, die eine Spontanheilung erlebt haben, ganz ohne medizinische Behandlung", erzählte sie mir. „Das sind einige wenige Ausnahmen, aber es gibt sie." Sie wollte mir Mut machen, aber zu diesem Zeitpunkt glaubte ich nicht mehr daran, dass ich zu diesen Ausnahmen gehören könnte.

So fasste ich den Entschluss, mich operieren zu lassen. Wenn der Tumor raus war, konnte er nicht weiter wachsen und keinen Schaden anrichten. Kaum hatte ich mich dazu durchgerungen, musste ich an Frau M., die Heilpraktikerin, denken. An ihre Mahnung, den Tumor bloß nicht operieren zu lassen, weil er dann streuen würde und es höchstwahrscheinlich zu Metastasen käme.

Ja, das könnte passieren, bestätigte die nette Ärztin am Telefon.

Aber nichts zu unternehmen und weiter herumzuprobieren war auch keine Lösung. Ich musste das Risiko eingehen und das Beste hoffen...

Bevor ich es mir vielleicht wieder anders überlegte, rief ich sofort nach dem Gespräch mit der Ärztin im nächstgelegenen Krankenhaus an, das ebenfalls ein Brustzentrum hatte, und vereinbarte einen Termin. Von der Halbglatze würde ich mich ganz bestimmt nicht operieren lassen.

Meine Familie war unendlich erleichtert. Vermutlich hofften sie insgeheim, dass ich jetzt endlich vernünftig wurde und dem Rat der Ärzte folgte.

Wieder war meine Tochter da, um mich zum Untersuchungstermin in der Klinik zu begleiten. Sie war an meiner Seite, ganz selbstverständlich. Worte können nicht ausdrücken, wie dankbar ich ihr dafür bin.

Wir trafen auf eine freundliche Mitarbeiterin an der Anmeldung. Die Räume im Wartebereich waren offen, lichtdurchflutet und in warmen Farben gestaltet. Kaum hatte ich die Fragebögen ausgefüllt, brachte uns eine andere nette Mitarbeiterin zum Untersuchungszimmer. Meine Tochter durfte mitkommen. Das Zimmer war hell und geräumig. Allmählich hatte ich das Gefühl, dass ich in dieser Klinik gut aufgehoben war.

Wir mussten nur einen Moment warten, da kam schon die Ärztin rein. Sie war klein und dünn und hatte Ähnlichkeit mit einer Eule. Punkt für Punkt ging sie mit mir den Fragebogen durch und erkundigte sich dabei auch nach meinem erhöhten Blutdruck.

„Den behandle ich homöopathisch", erklärte ich.

Sie musterte mich streng durch ihre große Brille. „Bluthochdruck *muss* medikamentös behandelt werden. Sie müssen Ihre Tabletten nehmen, sonst setzen Sie sich einem erheblichen Gesundheitsrisiko aus. Ist Ihnen das bewusst?"

Am liebsten hätte ich erwidert: „Chemische Medikamente belasten den Stoffwechsel und die Entgiftungsorgane und lagern sich im Darm ab. Ich will meinem Körper dabei helfen, gesund zu werden, und ihm Gutes tun, anstatt ihn zu schwächen. Deswegen nehme ich lieber gesunde Alternativen." Aber dazu fehlte mir der Mut. Außerdem hatte es vermutlich sowieso keinen Zweck, die Ärztin überzeugen zu wollen.

Die homöopathischen Blutdrucktabletten erwiesen sich letztlich tatsächlich als sehr hilfreich. Drei Jahre später brauchte ich sie nicht mehr zu nehmen, mein Blutdruck ist bis heute ganz normal.

Die Ärztin schaute sich meine Brust an und war entsetzt. „Um Himmels Willen hören Sie sofort mit der Selbstbehandlung auf!"

„Das habe ich schon", erwiderte ich wahrheitsgemäß.

Nachdem ich wieder angezogen war, erklärte die Ärztin, wie die Behandlung aussehen sollte. „Wir beginnen mit Chemotherapie, der sogenannten neoadjuvanten Therapie, die dauert etwa ein halbes Jahr. Danach sollten die Krebszellen deutlich minimiert und der

Tumor geschrumpft sein. Die Operation verspricht dann mehr Erfolg. Je nachdem, wie das Ergebnis der Operation ausfällt, werden wir anschließend weiter Chemotherapie..."

Ich holte tief Luft und versuchte, mich innerlich zu wappnen. „Ich möchte keine Chemotherapie."

Die Ärztin machte ein Gesicht, als hätte sie noch nie solchen Blödsinn gehört. „Aber das *müssen* Sie!", erwiderte sie barsch. „Oder wollen Sie lieber sterben?"

Ich zuckte zusammen und schaute rüber zu meiner Tochter, die ein wenig abseits auf einem Stuhl saß. Es tat mir schrecklich leid, dass sie das mit anhören musste. Sie machte sich doch sowieso schon so große Sorgen um mich.

Die Ärztin erläuterte die Dringlichkeit dieser Therapie, die angeblich meine einzige Chance zum Überleben war. Ihre Erklärungen versandeten irgendwo zwischen meinen Gehörgängen und meinem Gehirn.

„Ich möchte nur die OP, sonst nichts", wiederholte ich.

„Damit vergeben Sie sich Ihre einzige Chance", wiederholte sie. „Diese Chemotherapie können wir nur *vor* der Operation durchführen, nicht hinterher."

Meine Tochter hakte nach. Sie wollte die Optionen kennen, vermutlich für den Fall, dass ich es mir nach der Operation doch noch anders überlegte.

Wenn ich das richtig verstanden hatte, sollte ich zwei verschiedene Chemotherapie-Präparate bekommen. Eines vor der OP und ein anderes danach. Verzichtete ich auf das erste, konnte nach der OP nur noch das andere Präparat gegeben werden, so verlangte es die gesetzliche Zulassung. Angeblich war aber die Kombination aus beiden für mich überlebenswichtig.

Schon merkwürdig. Die Halbglatze im ehemaligen Bundeswehrkrankenhaus hätte sofort operiert. Ganz offensichtlich gab es unterschiedliche Meinungen.

Die Stimme in meinem Innern ließ keinen Zweifel zu. Ich blieb dabei. Nur operieren, sonst nichts.

Die Ärztin schaute mich so finster an, als hätte ich sie persönlich beleidigt. Mit unwirscher Hand warf sie ein paar Sätze in das freie Feld für Bemerkungen am unteren Rand des Fragebogens. Dann schickte sie mich weiter zur Oberärztin.

Deren Sprechzimmer war ein Stockwerk höher.

Schweigend und in Gedanken versunken gingen meine Tochter und ich an den Fahrstühlen vorbei. Wir hatten beide die Angewohnheit, wenn möglich immer die Treppe zu nehmen. Heute fiel es mir schwer, die Stufen raufzusteigen. Ich fühlte mich schwach und erschöpft. Vielleicht, weil ich in den letzten Wochen weiter abgenommen hatte. Vielleicht aber auch, weil mir das Gespräch mit der Ärztin zugesetzt hatte. Hoffentlich war die Oberärztin verständnisvoller.

Zögernd betrat ich den Untersuchungsraum, meine Tochter folgte mir.

Die Oberärztin war eine große, kräftig gebaute, resolut wirkende Frau in grüner OP-Kleidung. Sie sah sich den Fragebogen an, dann untersuchte sie mich. „Ihr Krebs ist hochaggressiv. Die adjuvante Chemotherapie ist Ihre einzige Chance", sagte sie so bestimmt, als verkündete sie das Grundgesetz.

„Ich möchte nur die Operation", erwiderte ich.

Ungeduldig winkte sie ab. „Die Operation nützt Ihnen gar nichts, wenn wir die adjuvante Therapie nicht machen", schleuderte sie mir entgegen. „Wenn wir nur operieren, sind Sie schneller wieder hier, als Sie gucken können. Und dann haben wir nicht mehr die guten Behandlungsmöglichkeiten zur Verfügung, die wir jetzt, vor der OP, haben." Sie fixierte mich durchdringend.

Ich wurde unter ihrem Blick ganz klein. „Ich bleibe dabei", krächzte ich.

„Wollen Sie lieber sterben?", fragte sie mich.

DU HAST NOCH GAR NICHT RICHTIG GELEBT.

„Nein", flüsterte ich und hoffte, dass ich nicht anfing zu weinen.

Sie stemmte die Hände in die Hüften. „Und warum wollen Sie dann die Chemotherapie nicht machen?"

Vor meinem geistigen Auge sah ich mich wieder allein in meinem Haus über der Kloschüssel, wo es mir so dreckig ging, dass ich tatsächlich nur noch sterben wollte.

Ich kriegte kein Wort raus und schüttelte den Kopf. Mist! Jetzt kamen mir doch die Tränen.

„Wie gut wird die Therapie denn von den Patientinnen vertragen?", erkundigte meine Tochter sich. „Müssen sie davon erbrechen?" Sie wollte mir zur Hilfe kommen. Vielleicht hoffte sie aber auch, dass ich mich doch noch für den konventionellen Weg entschied. Ich konnte sie gut verstehen.

Die Ärztin hob die Schultern. „Das ist ganz unterschiedlich. Manche Frauen leiden heftig und andere stecken die Behandlungen gut weg." Sie lachte auf, kurz und trocken. „Mein Kollege behauptet, er sieht den Frauen schon wenn sie zur Tür reinkommen an, welche kotzen wird und welche nicht."

Meine Tochter schwieg erschrocken und mir hatte es sowieso die Sprache verschlagen.

Heute frage ich mich, warum diese Frau Ärztin geworden ist. Vermutlich, weil sie Menschen helfen wollte. Aber wo war ihr Mitgefühl? Das musste irgendwann im Laufe der Ausbildung oder im Berufsalltag auf der Strecke geblieben sein. Ihre fachlichen Kompetenzen in allen Ehren, aber wenn sie menschlich nicht in der Lage war, sollte sie solche Gespräche nicht führen dürfen. Kranken Menschen wäre viel geholfen, wenn Ärzte auch eine psychologische Ausbildung hätten. Ärzte brauchen Einfühlungsvermögen. Aufrichtige Anteilnahme ist immer eine gute Medizin.

Ungeduldig wiederholte die Oberärztin, weshalb unbedingt die Vorab-Chemotherapie gemacht werden musste, und pries sie erneut als meine ultimative Rettung an.

Doch ich blieb bei meiner Entscheidung.

Kopfschüttelnd und seufzend wandte sie sich an meine Tochter. „Ihre Mutter wird sterben, wenn sie die Chemotherapie ablehnt." Sie machte eine bedeutsame Pause, schaute meine Tochter bedauernd an und fügte in sanftem Ton hinzu: „Wir wollen sie doch nicht verlieren, oder?"

Himmel, das war so gemein! Das arme Mädchen litt doch sowieso schon Höllenqualen!

Tapfer schüttelte meine Tochter den Kopf. „Nein", sagte sie kaum hörbar.

Nein, natürlich wollte sie ihre Mutter nicht verlieren.

Wunder

Und Fakt ist: Er liebt dich und schätzt dich wert.
Er wendet sich nie von dir ab.
(Hebräer 13,5)

Draußen war es dunkel und ungemütlich, daran konnte auch die Weihnachtsbeleuchtung nicht viel ändern. Es war Sonntagabend, 18 Uhr, ich saß auf dem Beifahrersitz meines Autos, meine Tochter fuhr, wir waren unterwegs zur Klinik. Die Straßen, Plätze und Häuser der Stadt rauschten an mir vorbei. Ich wünschte, die Fahrt würde niemals enden. Morgen war die OP.

Viel zu schnell waren wir da. Beim Aussteigen zog ich den Reißverschluss meiner dicken Winterjacke bis unters Kinn zu, trotzdem klapperten meine Zähne aufeinander. Mir war ständig kalt und ich konnte mich kaum noch daran erinnern, wie es war, nicht zu frieren.

In meiner Reisetasche befand sich alles, was man im Krankenhaus so braucht. Außerdem die homöopathischen Mittel zur OP-Vorbereitung, die mir die Ärztin der *Biologischen Krebsabwehr* empfohlen hatte. Dazu Nahrungsergänzungen - Algen, Heilpilze, Wildkohl und Vitamin D3 - und ein paar gesunde Lebensmittel. Krankenhauskost war vermutlich weder zuckerfrei noch vollwertig. Hoffentlich bekam ich das Bett am Fenster. Dann hatte ich wenigstens frische Luft.

Meine Tochter nahm mir die Tasche ab und hakte mich unter. Wir gingen vom Parkplatz rüber zur Klinik. Der Haupteingang kam in Sicht.

„Und wenn die Oberärztin mich auf dem Kieker hat?", murmelte ich beklommen. „Sie könnte mir übelnehmen, dass ich die Chemotherapie nicht mache, und sich bei der OP keine Mühe geben."

94

Meine Tochter schüttelte den Kopf. „Das glaube ich nicht. Die Ärzte nehmen die Entscheidungen der Patienten bestimmt nicht persönlich."

„Hoffentlich hast du Recht..."

Die Schiebetür öffnete sich. Meine Knie schlotterten.

Wir durchquerten die Eingangshalle und nahmen ausnahmsweise den Fahrstuhl. Drei Stockwerke höher stiegen wir aus. Mein Blick schweifte über Grünpflanzen in großen Kübeln und Kunstdrucken an den Wänden. Unter der Decke baumelte ein überdimensionaler Adventskranz mit breiten roten Schleifenbändern. Gegenüber den Fahrstühlen stand eine einsame Holzbank. Links ging's zur Station, rechts befand sich ein Aufenthaltsraum hinter einer Glaswand. Der Aufenthaltsraum war mit modernen Möbeln eingerichtet, in den bodentiefen Fenstern spiegelten sich die Lichter der Stadt. Man konnte von hier aus sogar den Weihnachtsmarkt sehen.

Eine junge, dunkelhäutige Frau kam uns entgegen. Sie hatte eine Glatze. Mein Atem setzte aus, ich erstarrte. Natürlich hatte ich schon Frauen ohne Haare gesehen. Aber Himmel, diese Frau war noch keine Dreißig und sie führte mir hautnah vor Augen, weshalb ich hier war: Krebs. Sie bog nach rechts in den Aufenthaltsraum ab und vertiefte sich in ihr Handy.

Wir wandten uns nach links zur Station. Eine Krankenschwester begrüßte uns, hieß mich herzlich willkommen und begleitete uns zu einem Zweibett-Zimmer. Die andere Patientin war vielleicht ein paar Jahre älter als ich, sie lag mit Kopfhörern im Bett, nickte uns zu und guckte wieder hoch zum Fernseher.

Das Bett am Fenster war frei. Danke, liebes Universum!

Meine Tochter half mir, meine Sachen zu verstauen, und dann verabschiedete sie sich. Ich glaube, ihr fiel der Abschied genauso schwer wie mir. Doch es nützte nichts, sie konnte ja schließlich nicht hierbleiben. Aber sie versprach, mich jeden Tag zu besuchen.

Kurz darauf kehrte die Krankenschwester mit OP-Kittel, Netzhöschen und Thrombosestrümpfen zurück. Ich bekam ein Beruhigungsmittel für die Nacht und sollte ab 22 Uhr nichts mehr essen und trinken. Ich hatte sowieso keinen Appetit.

„Morgen früh um 6.30 Uhr müssen Sie sich vor den Fahrstühlen auf die Bank setzen, dann werden Sie für die OP-Vorbereitungen abgeholt. Anschließend kommen Sie wieder zurück auf die Station und ziehen sich die Kleidung für die OP an", erklärte die Krankenschwester.

Okay, verstanden.

Kaum hatte sie das Zimmer verlassen, nahm meine Zimmergenossin die Stöpsel aus den Ohren und wandte sich mir zu. Sie hieß Bettina, hatte Brustkrebs so wie alle Frauen auf dieser Station, und war vor drei Tagen operiert worden. Bettina hatte also schon hinter sich, was ich noch vor mir hatte. Ohne dass ich sie gefragt hätte, legte sie los und erzählte mir haarklein, wie es bei ihr abgelaufen war. Dabei wollte ich das alles eigentlich gar nicht wissen, ich hatte doch sowieso schon Schiss vor der Operation. Aber Bettina war nicht zu bremsen. Nun, vielleicht half mir ihr wohlmeinender Mitteilungsdrang ja dabei, auf alles Bevorstehende gut vorbereitet zu sein.

„Zieh dich morgen früh bloß warm an!", riet sie mir eindringlich.

„Du meinst, wenn ich um halb sieben vor den Fahrstühlen warten soll?"

Bettina nickte. „Die bringen dich in den Keller. Das ist eiskalt da unten und es dauert ewig, bis die mit dir fertig sind. Ich hab total gefroren, das war schrecklich."

Na das fehlte mir gerade noch! Ich fror doch sowieso schon, und sollte morgen in aller Frühe in einem kalten Keller sitzen.

„Du bekommst eine radioaktive Substanz gespritzt, die muss sich in deinem Körper verteilen. Nach der Spritze musst du eine halbe Stunde lang deine Finger bewegen, damit die Blutzirkulation angeregt wird."

Was? Mir lief es eiskalt den Rücken runter.

„Am besten machst du die Faust auf und wieder zu und das wirklich die ganzen 30 Minuten lang und hörst nicht damit auf. Nach der halben Stunde kommst du in die Röhre, und wenn sich die Substanz nicht genug verteilt hat, sehen sie das auf dem Monitor, und dann kriegst du das Zeug nochmal gespritzt und alles geht von vorne los."

Oh mein Gott! Mir wurde ganz elend zumute.

Hätte sie mir das bloß nicht erzählt! Ich musste in einen eiskalten Keller und wurde radioaktiv verseucht. Die Vorstellung machte mich total fertig. Jetzt hatte ich mehr Angst vor dem Keller als vor der eigentlichen OP.

Panik stieg in mir auf. Nein! Nicht mit mir! Ich würde jetzt meine Tasche nehmen und abhauen.

Und was dann?

Ich hatte keine Wahl.

In der Nacht starrte ich stundenlang an die dunkle Zimmerdecke. Immerzu musste ich an den Keller und die radioaktive Substanz denken, ich kriegte das nicht aus meinem Kopf. Aus lauter Verzweiflung fing ich an zu beten. Irgendwer da oben würde mich hoffentlich hören.

Um Viertel nach sechs stieg ich aus dem Bett. Ich zog mich so warm wie möglich an und trotzdem klapperten meine Zähne. Mir war speiübel. Meine Nerven lagen blank. Ich wollte weg von hier, raus aus diesem Krankenhaus, und doch stakste ich wie ferngesteuert den Stationsflur entlang.

Der Bereich vor der Station, der gestern noch einladend und freundlich gewirkt hatte, war wie ausgestorben. Vor den Fenstern hing tiefschwarze Dunkelheit, es war gespenstisch still. Ich hockte mich auf die Holzbank gegenüber den Fahrstühlen und schlang bibbernd die Arme um meinen Körper. Mir war kalt, so kalt, ich zitterte am ganzen Leib.

Dies war der wahrscheinlich schrecklichste Moment meines ganzen bisherigen Lebens. Ich hatte solche Angst, dass ich glaubte, hier und jetzt sterben zu müssen. Verzweifelt schaute ich mich um, sah wie durch Nebel die silberfarbenen Aufzugtüren, den Adventskranz, die Glastür zum Aufenthaltsraum. Keine Menschenseele weit und breit, ich war ganz allein.

Kalte Angst hielt mich fest in ihren eisernen Klauen. Ich konnte mich nicht dagegen wehren. Ich hatte keine Kraft mehr. Ich war am Ende.

Ich schaffe es nicht. Hilf mir, lieber Gott!

Auf einmal wurde es hell in mir und um mich herum. Ein strahlendes Licht, das mich durchflutete und mich einhüllte. Wärme durchströmte mich und ein wohliges Gefühl von Geborgenheit breitete sich in mir aus. Einfach so. Es war wundervoll, unglaublich - ich hatte keine Ahnung, was hier plötzlich passierte. Ein unerklärliches Phänomen, herrlich warm und hell und wunderschön.

Liebe durchströmte mich, eine Liebe, die nicht von dieser Welt war. Ich war von dieser Liebe umgeben, ich badete darin, mein ganzes Sein war von Liebe erfüllt. Das Gefühl, unendlich und über alle Maßen geliebt zu sein, durchdrang mich. Ich fühlte mich so wohl und geborgen wie in den starken Armen eines Beschützers. Ich wollte nie mehr woanders sein als in diesem warmen, hellen, liebevollen Licht.

Ich wurde ganz ruhig und auf einmal *wusste* ich, dass alles gut war. Das war kein Gedanke in meinem Kopf, mein Verstand hatte damit nichts zu tun. Nein, ich hatte die *Gewissheit*, dass alles gut war. Alles, was auf mich zukam, war richtig. Ich wusste, dass es - so oder so - gut ausgehen würde.

Ich war nicht mehr allein, ich war mit etwas sehr viel Größerem verbunden. Ich brauchte nichts zu tun, die Dinge *wurden* getan.

Von einer Sekunde auf die andere hatte ich keine Angst mehr. Es war wie ein Wunder. Nein, es *war* ein Wunder! Meine Angst und meine Horrorvisionen waren verschwunden, sie waren einfach weg.

Allmählich löste sich das helle Licht auf, so sanft wie ein schöner Traum nach dem Aufwachen. Ich saß immer noch auf der Holzbank, vor den Fenstern war es stockdunkel, weit und breit war niemand zu sehen. Von außen betrachtet hatte sich nichts geändert, aber in mir war alles anders. Ich war vollkommen ruhig und von Zuversicht erfüllt. Ich hatte nichts zu befürchten. Ich war wie verwandelt. Ich fror nicht mal mehr.

Wärme. Licht. Geborgenheit. Gewissheit. Dieses Erlebnis brannte sich für immer in mir ein.

Absolute Liebe. Eine Liebe, die nicht von dieser Welt war. Unendlich und überwältigend. Hatte Gott mein Gebet erhört? Ich hatte noch nie davon gehört, dass man Gott *fühlen* konnte.

Mein Verhältnis zu Gott war, was mich betraf, eine On-Off-Beziehung. Ich war nie besonders religiös gewesen, war mir aber trotzdem relativ sicher, dass es eine höhere Macht gab. Je nach spiritueller Richtung, für die ich mich gerade interessierte, hatte diese Macht verschiedene Namen. Letztlich lief es jedoch so ziemlich aufs selbe raus, ob die Macht nun Buddha, höheres Selbst, Universum oder Gott hieß.

Ein leises Surren war zu hören. Die Fahrstuhltüren glitten beiseite, ein Krankenpfleger trat heraus. Flüchtig nickte er mir zu und wünschte einen guten Morgen. Er kam, um mich ins Untergeschoss bringen.

Ich stand auf, ging gelassen auf ihn zu und betrat den Fahrstuhl. Dann fuhren wir abwärts.

Zuversicht

Vertraue und glaube. Es hilft, es heilt die göttliche Kraft.
(Bruno Gröning)

Der Keller war ein langer, schmaler Flur mit vielen Türen. Keine Fenster, nur graue Wände und grelle Deckenbeleuchtungen. Ein paar Stühle in einer Ecke.

Es war kalt hier, aber ich fror nicht. Ich hatte keine angstvollen Gedanken, sondern war von tiefem Vertrauen erfüllt. Das hatte ich allein dem Wunder zu verdanken, das ich auf der Bank vor den Fahrstühlen erlebt hatte. Ich konnte noch immer nicht fassen, was mit mir geschehen war.

Ich musste eine ganze Weile warten, bis ich schließlich in ein Zimmer gerufen wurde. Wieder wartete ich. Eine nette junge Ärztin kam rein und ging einen Fragenkatalog mit mir durch. Dann musste ich wieder raus auf den Flur, ins nächste Zimmer und dann in ein weiteres. Nun war die Injektion des radioaktiven Kontrastmittels dran.

Neben mir auf dem Tisch stand ein flacher Behälter aus Stahl, darauf war das Strahlenwarnzeichen abgebildet. Ein großer, grauhaariger Arzt erklärte mir, dass Tumore und Metastasen ein anderes Stoffwechselverhalten als gesunde Zellen haben und dass sie bei der Szintigrafie - so hieß diese Untersuchung - mit Hilfe des Kontrastmittels sichtbar gemacht werden können. Er spritzte mir das Zeugs langsam in die Armvene und während das geschah, war ich im festen Vertrauen, dass mein Körper es nach der Untersuchung schnell abbauen und vollständig ausscheiden würde.

Damit sich die Flüssigkeit gut in meinen Blutbahnen verteilte, ballte und öffnete ich eine halbe Stunde lang kräftig meine Faust. Dann kam ich in die Röhre. Ich lag bewegungslos da und atmete so flach wie möglich, damit brauchbare Aufnahmen dabei rauskamen

100

und ich den ganzen Zirkus nicht nochmal von vorne machen musste.

Endlich waren alle Vorbereitungen und Untersuchungen erledigt und ich durfte wieder nach oben in mein Zimmer. Brav zog ich mir das OP-Nachthemd und die Thrombosestrümpfe an, legte mich ins Bett und wartete ab. Vertrauensvoll und entspannt. Es würde alles gut ausgehen.

Die Tür ging auf. Es war so weit. Eine Krankenschwester schob mich in meinem Bett zum OP-Saal und da lief mir auch schon direkt die stämmige Oberärztin im OP-Dress über den Weg. Ich konnte nur hoffen, dass das, was meine Tochter über die Professionalität von Ärzten gesagt hatte, zutraf.

Zackzack wurde mir ein Venenzugang gelegt und das Narkosemittel gespritzt. Meine Augenlider wurden schwer und dann war ich auch schon weggetreten.

Gleich nach dem Aufwachen jagten mich die Krankenschwestern aus dem Bett. Ausruhen gab's nicht. Mir war zwar noch ein bisschen flau, aber ich fühlte mich erstaunlich fit. Die Wunde war mit einer dicken Kompresse und mit einem strammen Verband rund um meinen Brustkorb abgedeckt. Ich hatte die OP hinter mir. Dem Himmel sei dank.

Die Oberärztin sah ich zur Visite wieder, da stapfte sie samt Gefolge ins Zimmer. „Wir haben den Tumor und das umgebende Gewebe entfernt", erklärte sie. „Außerdem haben wir einen Lymphknoten aus der Achsel entnommen, den sogenannten Wächterlymphknoten." Sie schaute von meiner Patientenakte auf. „Der ist nicht befallen, das hat der Schnelltest ergeben, also mussten wir keine weiteren Lymphknoten entfernen."

Hey, das war doch eine gute Nachricht! Offenbar war der Krebs nur im Tumor gewesen und hatte sich nicht weiter ausgebreitet. Und: Der entnommene Tumor war kleiner gewesen als bei der Untersuchung des Glatzkopf-Arztes. Trotzdem gut, dass es so gekommen war, sonst hätte ich mich sicher nicht - oder *noch* nicht - operieren lassen.

Das endgültige pathologische Ergebnis würde ich in etwa zwei Wochen bei der Nachuntersuchung erfahren.

„Bei der Computertomographie sind uns zwei kleine, undefinierbare Bereiche in der Lunge aufgefallen. Die sollten wir im Auge behalten", sagte die Oberärztin nun.

Oh, das hörte sich nicht so gut an...

Meine Tochter besuchte mich jeden Tag, ebenso mein Bruder und einmal machte sich auch meine Mutter auf den Weg zu mir ins Krankenhaus. Patricia und Michaela erschraken, weil ich so dünn geworden war. Ich hatte offensichtlich noch mehr abgenommen.

„Wie geht es nun weiter?", erkundigte Patricia sich.

Ich hob die Schultern. „Das weiß ich noch nicht."

„Wirst du nun das machen, was die Ärzte dir empfehlen?", fragte sie hoffnungsvoll.

„Nein."

Die beiden seufzten im Chor und schauten mich bekümmert an.

Was sollte ich sagen? Ich hatte noch keinen Plan.

Mir war natürlich vollkommen klar, dass es mit der OP allein nicht getan war. Die Ursache für den Brustkrebs war immer noch da, es war ja nur das Symptom entfernt worden.

Die Operation nützt Ihnen gar nichts, wenn wir die adjuvante Therapie nicht machen. Dann sind Sie schneller wieder hier, als Sie gucken können! Die Worte der Oberärztin hallten wie ein böses Omen in meinen Ohren.

An einem Nachmittag holte mich eine „Breast-Nurse" ab und nahm mich mit in ihr Zimmer. Mit den Sesseln, bunten Kissen und der Bücherwand wirkte es wie ein gemütliches kleines Wohnzimmer. Die Krankenschwester ermunterte mich, ihr Fragen zu stellen, und bot mir die Bücher in den Regalen zum Ausleihen an. Sie wollte mich auch über gesunde Ernährung aufklären, aber ich merkte schnell, dass unsere Meinungen da auseinandergingen.

Doch das machte nichts, sie war sehr freundlich und zugewandt, und so hörte ich mir einfach an, was sie zu sagen hatte. Zum Schluss durfte ich mir eines der hübschen, herzförmigen Kissen aussuchen.

„Die werden von ehrenamtlichen Frauen selbstgenäht", erklärte sie und zeigte mir, wie man das Herzkissen unter die Achselhöhle klemmte, so dass es ein weiches Polster zwischen der Narbe unter der Achsel und dem Oberarm bildete.

Ich war gerührt über das Engagement dieser Frauen, die aus reiner Mitmenschlichkeit für Krebspatientinnen nähten. Alle Kissen waren richtig schön, aber ich musste mich ja entscheiden und wählte eines aus rötlich gemustertem Stoff.

Nachdem meine Bettnachbarin Bettina entlassen worden war, teilte ich mir das Zimmer mit Frau Hofmann, einer älteren Dame. Die Ärmste hatte zu verschiedenen anderen Krankheiten nun auch noch Brustkrebs bekommen. Die Diagnose an sich schien sie nicht sonderlich zu erschüttern, doch sie wirkte auf mich sehr unglücklich. Am Abend erzählte sie mir, warum sie so traurig war.

„Mein Sohn will keinen Kontakt mit mir haben. Seine Freundin kann mich nicht leiden. Wir hatten immer ein sehr gutes Verhältnis, aber dann ist vor ein paar Jahren mein Mann gestorben und plötzlich kam der Streit. Die Freundin meines Sohnes war mit der Erbschaft nicht einverstanden, sie wollte mehr haben."

„Deshalb hat Ihr Sohn den Kontakt zu Ihnen abgebrochen?"

Sie nickte bekümmert. „Ich habe nur diesen einen Sohn. Ich würde ihn so gerne sehen, ich weiß ja nicht mal, wie es ihm geht! Das tut mir so weh." Sie wischte sich die Augen.

Die alte Dame tat mir leid. Erst hatte sie den Mann verloren und dann auch noch das einzige Kind.

Ich musste an den umstrittenen Arzt Ryke Geerd Hamer denken. Der war davon überzeugt, dass jeder Krebserkrankung eine seelische Erschütterung vorausgeht. Er selbst bekam Krebs, nachdem sein Sohn tödlich verunglückt war. Später begann Hamer nachzuforschen und dabei entdeckte er, dass sämtlichen von ihm befragten Krebspatienten in den Jahren vor der Erkrankung ein traumatisches Ereignis widerfahren war. Hamers Theorie traf auf Frau Hofmann zu und auf mich ebenfalls.

Ich hatte von anderen Untersuchungen gelesen, nach denen sich das Brustkrebsrisiko um mehr als das Zehnfache erhöhte, wenn eine Frau in den vergangenen fünf Jahren einen Trauerfall oder eine Scheidung erlebt oder den Arbeitsplatz verloren hatte. Dagegen waren viele konventionelle Mediziner überzeugt, dass eine Krebserkrankung nichts mit dem Gemüt zu tun hat. „Dem Krebs ist es egal, wie es der Seele geht", hatte ich kürzlich einen bekannten Professor in einer Fernsehtalkshow sagen hören. Vermutlich vertrat er damit die Meinung der meisten seiner Kollegen.

An meinem vorletzten Tag im Krankenhaus kam eine Mitarbeiterin des psychoonkologischen Dienstes an mein Bett. Ihre Abteilung kümmere sich um die psychologische Begleitung von an Krebs erkrankten Patientinnen, erklärte sie mir. Mit leiser, sanfter Stimme erkundigte sie sich, wann ich den Krebs entdeckt habe und wie es mir jetzt ginge. Himmel, sie sprach so mitfühlend, dass ich prompt anfing zu weinen. Vielleicht war es gut, dass die Tränen laufen durften. Aber vielleicht hätte mir ein hoffnungsfroher und mutmachender Ton mehr geholfen.

Sie wartete geduldig, bis mein Tränenstrom abebbte, und dann fragte sie: „Womit beschäftigen Sie sich gerne, was macht Ihnen Freude?"

Freude? Ich konnte mich kaum daran erinnern. Freude, das waren allenfalls flüchtige Momentaufnahmen, die schon lange her zu sein schienen.

Ihr Gesicht drückte mitleidiges Bedauern aus. „Oder anders gefragt: Was hat Ihnen früher einmal Freude gemacht?" In ihrer Frage schwang Endzeitstimmung mit, so als wollte sie sagen: Der Tod steht vor Ihrer Tür. Sie sollten sich beeilen und das Beste aus den letzten Metern rausholen.

Ich versuchte, den Endzeitgedanken auszublenden, und grübelte über ihre Frage nach.

Spaziergänge in der Natur. Ich war gerne draußen.

Zusammensein mit der Familie.

Tiere. Reiten. Leider gab es für Tiere keinen Platz mehr in meinem Leben. Früher hatte ich einen eigenen Hof mit Pferden, Ponys, Hunden und Katzen.

Freundinnen treffen, gemeinsame Unternehmungen.

Darius. Die vergangenen sieben Jahre hatte ich viel Schönes mit ihm erlebt. Seine Musik, seine Konzerte. Ich hatte Songtexte für ihn geschrieben. Wir hatten zusammen musikalische Lesungen veranstaltet und waren dafür sogar in Schottland gewesen. Ach, könnte ich doch die Zeit zurückdrehen... Wie sehr sehnte ich mich danach, wieder mit zusammen kreativ zu sein. Und genauso sehnte ich mich danach, wie vor sieben Jahren in ihn verliebt zu sein.

Die Psychoonkologin holte mich aus meinen wehmütigen Gedanken. „Wovon haben Sie bisher nur geträumt? Vielleicht von einer besonderen Reise oder einem Abenteuer?"

„USA", murmelte ich. „Da wollte ich immer hin." Eigentlich hatte ich diesen Traum längst abgehakt. Als Jugendliche hätte ich ein Auslandsjahr bei meiner Patentante in Maine machen können - und hatte mich nicht getraut. In den Flitterwochen sollte es in die USA gehen, aber ich war mit meiner Tochter schwanger und lag mit unstillbarem Erbrechen im Krankenhaus. Vor drei Jahren wollte ich nach Arkansas. Wohnen bei einer deutschen Familie gegen Mithilfe bei den Pferden. Alles war perfekt arrangiert, aber dann kam der Schock. Ich kam dahinter, dass mein jüngster Sohn drogenabhängig war. Ich wollte für ihn da sein, und sagte die Reise ab.

Sie nickte bekümmert. „Gibt es ein Hobby, das Ihnen Freude machen könnte?"

„Malen", murmelte ich, wiederum ohne nachzudenken, und wunderte mich über mich selbst. Ich hatte schon lange nicht mehr gemalt.

„Malen?" Sie wollte mich zum Weitersprechen ermuntern.

Zweifelnd hob ich die Schultern. „Ich bin nicht gut darin."

Auf einmal fiel mir ein, dass ich mir gegen Ende meiner Ehe aus einem Impuls heraus eine kleine Leinwand, Farbtuben und einen Pinsel besorgt hatte. Ich hatte ein abstraktes Bild gemalt, das auch heute noch eine besondere Bedeutung für mich hat.

Sie lächelte. „Es ist doch gar nicht wichtig, ob Sie gut darin sind! Hauptsache, es macht Ihnen Freude."

„Ich soll etwas nur aus *Freude* machen?", entgegnete ich. Was ich tat, hatte in aller Regel Sinn und Verstand. Ich machte normalerweise nichts „einfach nur so". Bis auf das Bild damals. Es erzählt von den dunklen Seiten des Lebens, von Hoffnung und Auferstehung.

„Freude ist wichtig", betonte die Psychoonkologin. „Sie könnten es doch einfach mal mit dem Malen probieren!"

„Hm." Ich kratzte mich am Kinn. Malen? Ohne Grund? Ich weiß nicht.

„Freude *ist* ein Grund, und zwar ein sehr wichtiger! Überlegen Sie sich, was Ihnen noch alles Freude macht", wollte sie mich ermuntern.

„Hm", machte ich wieder und grübelte angestrengt. Mir fiel nichts mehr ein, außer, dass mir das Schreiben sehr viel Freude gemacht hatte. Aber der Druck, mit meinen Romanen genug Geld verdienen zu müssen, hatte die Freude mehr und mehr von meinem Schreibtisch vertrieben. Seit der Diagnose hatte ich nichts Lesenswertes mehr zu Papier gebracht, und ich konnte mir nicht vorstellen, dass ich jemals wieder Freude am Schreiben haben würde.

„Holen Sie sich so viel Freude wie möglich in Ihr Leben!", mahnte die Psychologin.

Ja, ja, schon klar. Wenn das Ende naht, sollte man seine Zeit mit schönen Dingen verbringen. Ich seufzte. Erst später sollte mir bewusst werden, *wie* recht diese Frau gehabt hatte.

Zwei Tage vor Weihnachten wurde ich entlassen. In einer Woche sollte ich zur Nachuntersuchung wiederkommen, dann würden auch der endgültige Befund der Pathologie und das Ergebnis der Tumorkonferenz vorliegen. Ich stopfte den Brief an die Hausärztin in meine Tasche und ging zusammen mit meiner Tochter zum Ausgang.

Draußen empfingen mich kalte, klare Winterluft und Sonnenschein. Vom Weihnachtsmarkt wehte der köstliche Duft nach gebrannten Mandeln in meine Nase. Ich blieb stehen. Ein schöner Moment. Meine Tochter drehte sich zu mir um und lächelte mich an. Mein Herz machte einen Hüpfer.

Holen Sie sich so viel Freude wie möglich in Ihr Leben!

Vielleicht sollte ich einfach nur öfter mal stehenbleiben und den Moment genießen. Vielleicht war Lebensfreude gar nicht so schwer zu finden. Vielleicht käme ich auf diese Weise sogar der Frage auf die Spur, was es bedeutete, „richtig zu leben".

Es geht auch anders

Da wo Liebe ist, ist der Sinn des Lebens erfüllt.
(Ludwig van Beethoven)

Zu Weihnachten traf sich unsere Familie bei meiner Mutter. Mein älterer Sohn war extra meinetwegen aus Australien gekommen. Eigentlich hätte er keinen Urlaub gehabt, aber er wollte mich unbedingt sehen und hatte das kurzfristig irgendwie gedeichselt. Vielleicht befürchtete er, dass das mein letztes Weihnachtsfest sein könnte. Meine Tochter musste arbeiten und war nur für zwei Tage dabei.

So sehr ich das Zusammensein mit der Familie genoss, so war es doch von dunklen Wolken überschattet. Mein jüngster Sohn machte gerade eine besonders schlimme Phase durch, er war psychisch und körperlich in einem erbärmlichen Zustand. Es war schrecklich für mich, das tatenlos mit ansehen zu müssen, aber ich musste akzeptieren, dass ich ihn nicht von seiner Drogensucht retten konnte. Das hatte ich jahrelang vergeblich versucht und war beinah selbst daran zugrunde gegangen. Ich konnte nicht viel mehr tun als ihm zu zeigen, dass ich ihn lieb habe und ihm zu sagen, dass ich für ihn da bin, wenn er meine Hilfe brauchte.

Natürlich belastete es mich auch sehr, dass ich nicht wusste, wie es gesundheitlich mit mir weiterging. Zwar wollte ich während der Weihnachtstage nicht darüber nachdenken, aber die Sorgen schlichen sich immer wieder in meinen Kopf. Ich hatte mir ein dickes Buch über natürliche Krebsheilung gekauft und las jede freie Minute darin. Knoblauch, Misteltherapie, Budwig-Diät, Hanf, und und und. Aber was davon würde mir helfen?

Mein Großcousin Andre hatte recherchiert und eine ganzheitlich orientierte Klinik in Süddeutschland gefunden. Ich hatte meinen Befundbericht hingeschickt, aber trotz Nachfragen bisher noch keine Antwort bekommen. Meine Stimmung war gedrückt, obwohl ich das gar nicht wollte, und meiner Familie ging es ähnlich. Meine Mutter war von der Situation völlig überfordert. Trotzdem versuchten wir alle, ein paar schöne Tage miteinander zu verbringen, und zeitweise gelang uns das auch.

Immer wieder musste ich an mein Erlebnis auf dem Krankenhausflur denken. Es ähnelte den Berichten über Nahtod-Erfahrungen von Menschen, die gestorben und reanimiert worden waren. Sie alle erzählten von einem warmen, hellen Licht, von Geborgenheit und Liebe. Ich war definitiv nicht gestorben und trotzdem war es in gewisser Weise wie Sterben gewesen. Vielleicht war das ja eine Wachtod-Erfahrung?

Bisher hatte ich niemandem davon erzählt. Es wäre schwierig, nein, unmöglich gewesen, dieses Wunder mit Worten zu beschreiben. Wahrscheinlich brauchte ich noch Zeit, bis ich das Erlebnis so weit verarbeitet hatte, dass ich darüber sprechen wollte.

Es war Weihnachten und da wurde natürlich geschlemmt, was das Zeug hielt. Alle ließen es sich gut schmecken, nur ich nicht. Kein Fleisch, keine Milchprodukte, kein Weizenmehl, keinen Zucker, keine Zusatzstoffe und Konservierungsmittel. Statt Weihnachts-braten, Pudding, Christstollen, Marzipan, Kuchen und selbstgebackenen Keksen blieb ich konsequent bei Gemüse, Haferflocken und Obst. Dauernd knurrte mein Magen. Ich haderte mit meinem Schicksal und konnte mich einfach nicht mit der Ernährungsumstellung anfreunden. Ich musste auf alles Leckere verzichten, musste meinem Körper Gutes tun und konnte nichts Gutes daran finden. Dieser ständige Verzicht war eine Strafe, ich war das unschuldige Opfer, und hatte es nicht besser verdient. Diszipliniert folgte ich dem strikten Ernährungsplan, den ich mir selbst auferlegt hatte, und machte keine einzige Ausnahme.

Mein ältester Bruder wollte überraschend heiraten und dummerweise fiel die standesamtliche Trauung genau auf den Ter-min meiner Nachuntersuchung. Ich freute mich für meinen Bruder, meine Schwägerin und ihren kleinen Sohn, dass sie bald auch offiziell eine Familie sein würden. Natürlich wollte ich gerne im Standesamt dabei sein, aber der Krankenhaustermin ließ sich nicht verschieben, weil Silvester und Neujahr vor der Tür standen. Wenigstens konnte ich den Termin auf zehn Uhr vorverlegen, so dass ich es hoffentlich noch rechtzeitig zur Trauung schaffte.

Wieder war meine liebe Tochter da und begleitete mich ins Krankenhaus. Ich war ihr so unendlich dankbar dafür. Schweigend gingen wir durch die langen Flure und folgten den Schildern zur Onkologischen Ambulanz. Meine Nerven waren zum Zerreißen angespannt. Heute würde ich den endgültigen pathologischen Befund und das Ergebnis der Tumorkonferenz erfahren. Die tröstliche Gewissheit, die ich an dem denkwürdigen Morgen auf der Bank vor den Fahrstühlen erlebt hatte, schien Lichtjahre entfernt. Angst hielt mich fest in ihren Krallen.

Das Wartezimmer war proppevoll, die Luft stickig und die Gesichter von Sorgen und Kummer gezeichnet. Es gab nur einen einzigen freien Stuhl, ich setzte mich und meine Tochter hockte sich daneben auf eine leere Getränkekiste. Es dauerte ewig, bis ich aufgerufen wurde. Meine Tochter durfte mit ins Sprechzimmer. Wir wurden von einer Ärztin empfangen, die ich bisher noch nicht gesehen hatte. Sie war mir auf alle Fälle lieber als die Eule und die Oberärztin, allerdings brauchte ich wohl auch bei ihr nicht auf Verständnis zu hoffen.

Die pathologische Untersuchung des Gewebematerials hatte den Schnelltest bestätigt: Im Lymphknoten waren keine Krebszellen gefunden worden, also war der Tumor nur im operierten Bereich gewesen. Eine gute Nachricht!

„Das ist aber kein Grund zum Feiern", warnte die Ärztin. „Ihre Zellen teilen sich rasant. Sie müssen auf jeden Fall eine Weiterbehandlung machen. Die Tumorkonferenz empfiehlt Ihnen aufgrund der Krankenhaus-Leitlinien Chemotherapie, Antikörper-behandlung und Strahlentherapie." Das liefe ambulant, erklärte sie,

110

entweder hier in der Onkologischen Ambulanz oder im Radiologie-
zentrum, wo auch die Biopsie gemacht worden war.

„Am besten vereinbaren wir gleich schon mal die ersten
Termine", drängte sie mich.

Ich spürte, wie mir der Schweiß ausbrach und Übelkeit in mir
hochstieg. „Danke, ich überlege mir das noch", murmelte ich matt.
Mir fehlte die Kraft für Erklärungen.

„Wie Sie meinen", sagte sie und drückte mir die Papiere in die
Hand. „Denken Sie daran, dass Sie spätestens in einem halben Jahr
ein CT Ihrer Lunge machen lassen."

Ich nickte stumm.

Das Wartezimmer war immer noch voll - oder schon wieder.
Schweigend verließen meine Tochter und ich die Klinik. Draußen
schauten wir zur Uhr. Fürs Standesamt war es zu spät, aber zum
Hochzeitsessen könnten wir es noch rechtzeitig schaffen. Ich
schrieb meinem Bruder schnell eine Nachricht und dann gingen wir
zum Auto.

Das Essen fand in einem stilvollen Restaurant an der Jadebucht
statt. Bedauernd reichte ich die üppig gefüllten, köstlich
dampfenden Schüsseln weiter und blieb bei Gemüse. Natürlich zog
auch der leckere Nachtisch an mir vorbei und später auch die
Kuchenplatten. Am Nachmittag spazierten wir alle dick einge-
mummelt am Strand und am Deich entlang, dann verabschiedeten
wir uns.

Silvester verbrachte ich mit meinem jüngsten Sohn. Wir
schauten Videos an und spielten Gesellschaftsspiele - ein ruhiger,
entspannter Abend. Ihm ging's ein bisschen besser, das regelmäßige
Essen und das Zusammensein mit der Familie taten ihm offensichtlich gut. Anfang des neuen Jahres fuhr ich wieder nach Hause
und musste mich erstmal wieder an das Alleinsein gewöhnen.

Endlich bekam ich die ersehnte E-Mail der ganzheitlich orientierten Klinik. Mit angehaltenem Atem und klopfendem Herzen
öffnete ich sie und überflog den Inhalt. Die Ärzte hatten meinen

Befund geprüft, hieß es, und schlugen eine Behandlung mit Chemotherapie vor. Na großartig, und darauf hatte ich so lange gewartet? Also nee, dafür brauchte ich nicht nach Süddeutschland zu fahren, das könnte ich auch hier vor Ort haben.

Aber was nun? Mir fehlte noch immer der Plan, wie es weitergehen sollte.

Ich fand einen konventionellen Arzt für Allgemeinmedizin, der auch Naturverfahren anwendete. Seine Praxis für Integrative Medizin war etwa 30 Kilometer entfernt. Als Hausarzt war er ausgebucht, aber er nahm noch Patienten für Krebstherapien auf.

Der Arzt war mir auf Anhieb sympathisch. Er nahm sich Zeit, stellte viele Fragen und hörte mir aufmerksam zu. Er war nicht nur Arzt, sondern auch Coach und erzählte, dass er regelmäßig Seminare bei Veit Lindau besuche. Das machte ihn mir gleich noch sympathischer. Ich kannte Veit Lindau aus Büchern, Videos, Podcasts und geführten Meditationen.

„Um der seelischen Ursache für den Krebs auf den Grund zu kommen, kann ich Ihnen Coachinggespräche anbieten", sagte er. „Die müssten Sie allerdings selbst bezahlen, das ist keine Kassenleistung."

Endlich ein Arzt, für den nicht nur der Körper, sondern auch die Seele wichtig war. Es ging also auch anders.

Für die Heilung auf körperlicher Ebene setzte er auf Miseltherapie. „Dadurch werden das Immunsystem und die Tumorzellenabwehr gestärkt, und gleichzeitig die Fähigkeit zur Selbstregulation unterstützt", erklärte er. Das Mistelpräparat musste man sich selbst spritzen, die Nebenwirkungen seien erträglich.

Ich vereinbarte einen ersten Termin zum Coaching und nahm die Infoblätter zur Miseltherapie mit nach Hause. Letztlich entschied ich mich aber dagegen. Der Arzt war mir wirklich sympathisch, aber neben dem Coaching nur auf die Miseltherapie zu setzen, erschien mir zu gewagt.

Mir fiel wieder ein, was die ehrenamtliche Ärztin der *Biologischen Krebsabwehr* gesagt hatte: Das Vertrauen in eine Therapie oder zu einem Therapeuten ist für die Aktivierung der körpereigenen Heilkräfte ungeheuer wichtig.

Es gibt ganzheitlich denkende Ärzte, die über den Tellerrand schauen, das hatte mir diese Begegnung gezeigt. Ich würde weiter suchen - und hoffentlich den richtigen Therapeuten finden.

Kopf aus, Seele an

Man muss das Leben tanzen.
(Friedrich Nietzsche)

Ein ungemütlicher Januarabend, vor meinen Fenstern war es dunkel. Ich saß auf dem Sofa und dachte an mein Erlebnis auf dem Krankenhausflur. Geborgenheit und Wärme, Trost und Ermutigung. Ruhe. Gewissheit. Vertrauen. Liebe. War es nicht das, wonach sich jeder Mensch sehnte?

Was mir an diesem denkwürdigen Morgen im Krankenhaus passiert war, war nicht nur ein außergewöhnliches Erlebnis, sondern auch ein großes Geschenk. Hatte es mir doch gezeigt, dass ich mit etwas Größerem verbunden war, mit einer großen, liebevollen Kraft. Eigentlich hatte ich immer geahnt, dass es mehr auf der Welt gab, als ich mit meinen Augen sehen konnte. An jenem Morgen hatte ich es am eigenen Leib erfahren.

Ich war verbunden, ich war nicht allein. Ein schöner Gedanke - aber in diesem Moment war es tatsächlich nicht mehr als ein schöner Gedanke und weit entfernt von meiner Realität. Ich saß allein auf meinem Sofa, fühlte mich schrecklich einsam und sehnte mich nach Liebe. Da war es kein Wunder, dass ich, wie so oft, an Darius dachte.

Zeit heilt die Wunden, heißt es. Irgendwann würde die Zeit auch meine Wunden heilen, aber jetzt, in dieser elenden Einsamkeit, konnte ich nicht mehr widerstehen. Das hatte nichts mit Vernunft zu tun, denn wenn ich vernünftig gewesen wäre, hätte ich es sein lassen. Wir waren kein Paar mehr, und das sollte ich endlich akzeptieren. Doch meine Bedürftigkeit war zu groß.

Weil wir beide nicht gerne telefonierten, schrieb ich ihm eine Nachricht. Dass ich die OP hinter mir hatte und wieder zu Hause war. Mal sehen, wann er das las und ob er mir antwortete.

Eine knappe halbe Stunde später klingelte es an der Tür. Eine Nachbarin? Der Paketdienst?

Draußen stand Darius. Ich war wie vom Donner gerührt.

Das Licht der Außenlampe hüllte ihn ein und hob seine schlanke Silhouette vor der Dunkelheit ab. Ich begegnete seinen blauen Augen und wurde prompt von meinen Gefühlen überschwemmt. Darius hatte einen großen Platz in meinem Herzen. Ich hatte ihn sehr geliebt, ja, ich liebte ihn immer noch.

Darius war einfach hergekommen. Er war absolut nicht spontan, er brauchte normalerweise einen langen Vorlauf, bis er sich zu irgendeiner Aktivität aufraffte. Aber heute Abend hatte er alles stehen und liegen gelassen und sich prompt zu mir auf den Weg gemacht. Das rührte mich sehr.

Wir fielen uns in die Arme. Auch Darius liefen die Tränen runter, obwohl er, wie die meisten Männer, eigentlich nie weinte.

Wir gingen rein, setzen uns aufs Sofa und hielten uns an den Händen. So nah neben ihm zu sein fühlte sich fremd und vertraut zugleich an. Wenn ich gekonnt hätte, dann hätte ich die Zeit zurückgedreht und wäre wieder mit ihm zusammen. Mein einsames Herz wollte gehalten und getröstet werden. Aber Darius würde mich nicht halten und nicht trösten, und mein einsames Herz konnte er auch nicht heilen. Ich musste mich um mich selbst kümmern, ich musste auf mein Seelenheil aufpassen.

Darius war nicht für mich da gewesen, als ich ihn brauchte. Aber jetzt, an diesem Abend, da war er da. Eigentlich hatte er einen Gig, den wollte er absagen, um bei mir zu sein. Wow, er sagte normalerweise nie einen Auftritt ab, er stand auch mit 40 Grad Fieber auf der Bühne. Ich lehnte ab und sagte, er solle hinfahren. Da waren Veranstalter und Gäste, die sich auf das Konzert freuten und enttäuscht wären, wenn er nicht käme. Kurzerhand rief er den Veranstalter an und erklärte ihm, dass er sich ein wenig verspäten würde. So hatten wir noch ein bisschen Zeit miteinander und er konnte trotzdem auftreten.

Ich erzählte ihm in groben Zügen, wie es mir ergangen war, und war gerade bei der Psychoonkologin angelangt, da hatte ich plötzlich eine Idee. „Würdest du mir deine Acrylfarben ausleihen?"

„Aber klar! Was hast du vor?", erkundigte er sich neugierig.

Darius war nicht nur ein guter Sänger und Musiker, er konnte auch toll malen. Er besaß eine Staffelei und jede Menge Farben und Pinsel.

„Ich will versuchen, meine Gefühle zu malen. Vielleicht wird das ein einziges Durcheinander, das weiß ich noch nicht. Ich will mich selbst überraschen lassen. Wie das Bild nachher aussieht, ist ja egal", verkündete ich großspurig.

Darius lächelte mich an. „Das ist eine schöne Idee. Am besten nimmst du die Rückseite von Tapeten, darauf hast du viel Platz."

Mir fiel ein, dass auf dem Dachboden noch ein paar Rollen Raufasertapete rumstanden. Perfekt.

Zwei Tage später brachte Darius einen Karton voller Pinsel, Tuben und Flaschen Acrylfarbe vorbei. „Versuch, deinen Kopf auszuschalten und deine Intuition fließen zu lassen", riet er mir.

Ich stellte den Karton erstmal beiseite, denn an diesem Abend fand wieder mein Schreibseminar statt, und darauf wollte ich gut vorbereitet sein. Die Teilnehmerinnen sollten nicht merken, wie wacklig es momentan in mir aussah.

Doch gleich am nächsten Morgen räumte ich den Esstisch frei und rollte die Raufasertapete aus, mit der glatten Rückseite nach oben. Anderthalb Quadratmeter unberührtes, weißes Papier lagen vor mir. Ich freute mich wie ein Kind und es kribbelte mir in den Fingern, einfach wild drauflos zu malen. Doch plötzlich bremste mich eine strenge Stimme in meinem Kopf. Einfach so losmalen, das geht nicht. Überleg dir, was du malen willst und gib dir Mühe! Es muss was Vernünftiges dabei rauskommen!

Im Nu war meine Vorfreude dahin. Verdammt, ich musste meinen Kopf ausschalten, Darius hatte Recht. Ich sollte nicht denken, sondern mich entspannen. Aber wie sollte ich das hinkriegen?

116

Ich schraubte Flaschen und Tuben auf, gab die Farben aufs Mischbrett, tauchte einen breiten Pinsel rein und fing an. Ich malte irgendwas, in der Hoffnung, mich selbst austricksen zu können. Schon entstand ein richtiges Bild, eine Landschaft mit Haus und Tieren. Ich war völlig ungeübt, aber das Bild sollte schön werden, ich wollte mich selbst und andere zum Staunen bringen. Mit dem Ergebnis, dass das Bild aussah, als hätte ein Kind es gemalt. Nichts, worauf ich stolz sein konnte.

Möglicherweise befreite mich die Erkenntnis, dass ich sowieso nicht gut malen konnte, von meinem Erfolgsdruck, denn allmählich gelang es mir, mich darauf einzulassen, einfach nur zu malen - ohne irgendwas zu erwarten und ohne ein besonderes Ergebnis schaffen zu wollen. Nach einer Weile spürte ich Gefühle in mir aufsteigen. Wut, Enttäuschung, Traurigkeit, Angst, Verzweiflung, Einsamkeit. Intuitiv tauchte ich den Pinsel ein und brachte die Farbe aufs Papier. Ich machte immer weiter, ich hatte ja genug Tapete. Auf einigen Bildern tobte ich mich mit den Farben aus, so dass sie wild und bunt aussahen, andere waren sehr düster. Zuweilen stiegen Worte in mir auf, die pinselte ich in großen Buchstaben aufs Papier. Einmal schrieb ich: *Der Sinn des Lebens ist zu leben.*

Irgendwann lagen etliche Tapetenstücke zum Trocknen auf dem Fußboden. Entspannt und herrlich zufrieden verstaute ich die Farben wieder im Karton und machte den Tisch sauber. Heute hatte ich Freude in mein Leben geholt, definitiv! Ich hatte *es* einfach aus mir fließen lassen, durch mich hindurch in den Pinsel aufs Papier. Ein Gefühl wie früher beim Schreiben. Da war ich oft selbst überrascht gewesen, was ich geschrieben hatte. Die schönsten Szenen und originellsten Wendungen hatte ich mir nicht im Kopf überlegt, sie waren aus mir herausgeflossen.

Weil auch Tanzen Freude machen soll, beschloss ich, am Donnerstag zum ersten Mal zum Biodanza zu gehen. Biodanza bedeutet Tanz des Lebens. Ich hatte vor einer Weile davon gehört und war neugierig, doch um wirklich hinzugehen, musste ich meinen ganzen Mut zusammen nehmen. Ich konnte nicht gut tanzen. Mit 14 hatte ich einen Tanzkurs gemacht und die Grundschritte für Walzer und so weiter gelernt. Ansonsten war Tanzen bisher nur ein Auf-der-Stelle-Zappeln in der Disko gewesen, wobei ich mich immer bemüht hatte, irgendwie eine gute Figur zu machen. In der Disko wurde man ja von allen Seiten angeguckt und gemustert. Das würde beim Biodanza hoffentlich anders sein. Angeblich kam man dabei in intensiven Kontakt mit anderen Menschen und mit sich selbst. Das war eine echte Herausforderung. Trotzdem machte ich mich abends auf den Weg zum Veranstaltungsraum. Ziemlich nervös und auch ein bisschen ängstlich öffnete ich die Tür. Oha, was ging denn hier ab?

Männer und Frauen in weitgeschnittenen, bunten Klamotten tummelten sich auf einem XXL-Sofa. Kichernd und scherzend drängelten und kuschelten sie sich aneinander und übereinander. Manche streichelten sich oder hielten sich an den Händen. Alle hatten sich lieb.

Hilfe! Ich kam mir vor wie eine Außerirdische und wäre am liebsten gleich wieder verschwunden. Aber das wäre ziemlich peinlich gewesen, die hatten mich ja alle schon bemerkt. Schüchtern sagte ich Hallo, zog mir umständlich die Schuhe aus und stand sinnlos in der Gegend rum. Währenddessen gingen mir spießige Gedanken durch den Kopf: Wer war denn hier mit wem zusammen? Wieso quetschten die sich alle auf ein einziges Sofa? Warum benutzte keiner die Stühle?

Ich fühlte mich total falsch hier und hätte eine Menge dafür gegeben, mich unsichtbar zu machen. Himmel, wäre ich bloß nicht hergekommen! Was hatte ich mir nur dabei gedacht?

Ich entdeckte eine geöffnete Tür und tappte mit eingezogenem Kopf am Sofa vorbei in Richtung Tanzraum. Glücklicherweise war die Leiterin nicht Teil des Menschenknäuels, sie war bereits im Saal und sortierte ihre Unterlagen. Zur Begrüßung umarmte sie mich so herzlich, als würden wir uns schon ewig kennen. Junge, Junge, die waren hier echt extrem locker drauf.

Ich friemelte zehn Euro aus meinem Portemonnaie und schrieb meinen Namen in eine Liste. Nach und nach trudelten nun auch die anderen Teilnehmer ein. Sie ließen sich im Schneidersitz auf den Meditationskissen nieder, die im Kreis auf dem Fußboden lagen. Manche fassten sich an den Händen. Ich setze mich dazu. Ein dunkelhaariger Mann in verwaschenem Shirt und Pluderhose hockte sich auf das Kissen neben mich und grinste mich an. Ich glaube, mein Lächeln fiel ziemlich wacklig aus.

Nun ging ein Sprechstein rum, wer den Stein hatte, teilte mit, wie es ihm gerade ging oder was er auf dem Herzen hatte. Die anderen hörten zu. Ich war zum Glück erst als Drittletzte dran und sagte, dass ich aufgeregt sei, weil ich zum ersten Mal hier war.

Nun begann das Tanzen. Dabei ging es darum, sich selbst in der Musik zu spüren, Gefühle aufkommen zu lassen und sie intuitiv mit dem Körper auszudrücken. Niemand beobachtete den anderen, jeder war mit sich selbst beschäftigt und bewegte sich frei durch den großen Raum. Letzteres war leichter gesagt als getan, jedenfalls für mich. Ich hatte das Gefühl, in einem engen Käfig eingesperrt zu sein, ich mochte kaum einen Schritt tun, meine Bewegungen waren eckig und verkrampft.

Aber die Atmosphäre war entspannt und nach einer Weile wurde auch ich ein bisschen lockerer. Und dann, irgendwann, folgte ich einfach den Impulsen, die die Musik in mir auslösten. Ich tanzte, wirbelte und sprang, ich drehte mich im Kreis, ich nahm tatsächlich den ganzen Raum ein - und fühlte mich herrlich lebendig. Oh ja, das war Lebensfreude!

Außer Atem, aber mit freiem Kopf und leichtem Herzen fuhr ich nach Hause. Biodanza war irgendwie ein bisschen schräg, aber in den letzten zwei Stunden hatte ich kein einziges Mal an Brustkrebs und die Weiterbehandlung gedacht. Ab jetzt würde ich öfter tanzen!

Schwere Entscheidung

Nichts ist hilfreicher als eine Herausforderung, um das Beste in einem Menschen hervorzubringen.
(Sean Connery)

Andre hatte mir einen Link zu einer ganzheitlichen privaten Praxisklinik in Bonn geschickt. Ich studierte die Homepage und las, dass Herr Dr. S., der Inhaber der Praxisklinik, früher Chefarzt einer Krebsstation war. Weil er sich dort aber in seinen Behandlungsmöglichkeiten eingeschränkt sah, hatte er vor einigen Jahren seine eigene Praxis in Bonn eröffnet. Unter seinem Dach arbeiteten Ärzte verschiedener Fachrichtungen, so auch eine Gynäkologin, außerdem Heilpraktiker und Osteopathen und darüber hinaus gab es eine onkologische Tagesklinik. Dr. S. hatte erfolgreiche Studien mit Brustkrebspatientinnen durchgeführt, schrieb regelmäßig Fachartikel und hielt Vorträge.

Ich schaute mir den Mitschnitt eines Vortrags an und hörte einen authentischen, unaufgeregten Arzt über Alternativen zu herkömmlichen Behandlungsmethoden bei Krebs sprechen. Er propagierte keine universelle Heilformel, sondern war offen für alle Therapieformen, die nachweislich bei Krebs helfen konnten. Zudem engagierte er sich ehrenamtlich für die *Biologische Krebsabwehr*.

Ich hatte einen guten Eindruck von dem Arzt, rief in Bonn an und sprach mit einer freundlichen Mitarbeiterin. Sie fragte mich nach meiner gesundheitlichen Situation und erklärte, dass jede Behandlung individuell auf den Patienten zugeschnitten wurde und die Krankenkassen die Kosten nicht übernahmen.

„Näheres besprechen Sie am besten persönlich mit Herrn Dr. S.", empfahl sie mir. „Dazu müssten wir einen Termin vereinbaren, zu dem Sie bitte hierherkommen. An diesem Tag führt Herr Doktor ein umfassendes Gespräch mit Ihnen und wird Sie untersuchen. Bitte bringen Sie dazu alle Unterlagen mit."

Wir vereinbarten kommenden Donnerstag um 11 Uhr. Ich verabschiedete mich von der netten Mitarbeiterin und sah einen neuen Hoffnungsschimmer am Horizont. Allerdings war ich längst nicht mehr so euphorisch. Das Gespräch mit Dr. S. war unverbindlich und es war eine Chance, mehr nicht. Im ungünstigsten Fall setzte ich das Geld für Fahrt, Hotel und Arztgespräch in den Sand. Im günstigsten Fall war der Termin ein wichtiger Schritt auf meinem Weg in Richtung Gesundheit.

So oder so hatte die Sache einen Haken: Ob ich mich nun für die Praxisklinik in Bonn oder für eine andere ganzheitliche Behandlung entschied: Ich brauchte Geld. Viel Geld. Meine Ersparnisse waren überschaubar und meine monatlichen Einnahmen momentan nicht der Rede wert.

Es war aber auch zu blöd, dass meine Krankenkasse keine alternativen Behandlungen übernahm. Die gaben lieber irrsinnige Summen für Chemotherapie und Bestrahlungen aus. Doch was nützte es, sich darüber aufzuregen? Gar nichts. Ich sollte lieber nach Lösungen suchen.

Eins war auf jeden Fall sicher: Ich würde *niemals* aus finanziellen Gründen die Chemotherapie machen. Da würde ich mich lieber überhaupt nicht behandeln lassen, mich mit dem Tod anfreunden und den Rest meines Lebens genießen. Aber das war keine Option, jedenfalls nicht im Moment.

Wie konnte ich zu Geld kommen? Logisch, indem ich mehr verdiente - doch da waren meine Möglichkeiten momentan sehr eingeschränkt. Indem ich weniger für meinen Lebensunterhalt ausgab - das meiste meines monatlichen Budgets ging für Miete und Nebenkosten drauf. Vielleicht ließ sich daran ja was ändern.

Hoffnungsvoll wandte ich mich an meine Vermieter, ein Ehepaar im Rentenalter, wirklich sehr nette Leute. Ich hatte die beiden schon ein paarmal zu Kaffee und Kuchen eingeladen, und dann lobten sie mich immer wie verrückt, weil ich das Haus und den Garten so gut in Schuss hielt. Stets betonten sie, wie froh sie seien, mich als Mieterin zu haben. Sie besaßen mehrere Häuser und litten ganz offensichtlich keine finanzielle Not. Vielleicht würden sie mir für ein paar Monate mit der Miete entgegenkommen.

Ich erklärte ihnen meine Lage - und prallte gegen eine Wand. Sie bedauerten, dass ich krank war, und das war's auch schon. Die monatlichen Einnahmen waren ihnen wichtiger als alles andere, sie wollten die Miete auf gar keinen Fall reduzieren, auch nicht vorübergehend und nicht mal um hundert Euro. Damit war die Sache klar. Ich würde ausziehen.

Oh je, was für ein schwerer Schritt. Doch ich musste vernünftig sein, ich durfte mein Herz nicht an das Haus hängen. Meine Gesundheit war wichtiger.

Eigentlich hatte ich damals mit Darius in dieses Haus ziehen wollen, aber es kam anders und deshalb musste ich die Miete allein aufbringen. Vom ersten Tag an wohnte ich sehr gerne hier und fühlte mich am richtigen Platz. Ich hatte das Haus liebevoll renoviert und mit hellen Möbeln, passendem Deko und ein paar schönen Pflanzen eingerichtet. Ein freundlicher Ort, der mich beim Heimkommen willkommen hieß. Aber das Haus war ein finanzielles Korsett und das stresste mich schon länger. Mein Leben würde bestimmt leichter sein, wenn ich diesen Stress nicht mehr hatte.

Eine kleine Wohnung wäre im Verhältnis immer noch ziemlich teuer. Wohnungen waren begehrt und die Mieten hoch. Weil ich so viel wie möglich sparen und so wenig wie möglich fürs Wohnen ausgeben wollte, hielt ich Ausschau nach einem Zimmer in einer Wohngemeinschaft.

Im Kleinanzeigenportal fand ich mehrere WG-Zimmer für Studenten sowie drei Angebote, die auch für mich in Frage kämen. Ich schickte den Inserentinnen eine Nachricht und bekam schon bald Antwort. Nummer eins klang erstmal super: Ländliche Lage etwas außerhalb der Stadt mit großem Garten und Tieren, die

Vermieterin war etwa in meinem Alter. Sie wünschte sich eine nette Mitbewohnerin und Hilfe bei der Gartenarbeit. Ich dachte eine kleine Weile darüber nach und entschied mich schließlich dagegen. Ich liebte die Natur und beschäftigte mich wirklich gerne im Garten und mit Tieren, aber in meiner momentanen Situation konnte ich keine Verpflichtungen gebrauchen. Ich musste mich um mich selbst kümmern.

Angebot Nummer zwei war ein Zimmer in einer schicken Neubauwohnung am Stadtrand, Erstbezug. Ich kannte die Gegend, da gab es schöne Spazierwege und in der Nähe war ein See. Wir telefonierten. Die Inserentin war eine Rheinländerin mit ausgeprägtem Mitteilungsdrang. Kaum, dass wir uns begrüßt hatten, begann sie, sich mächtig über ihren Ehemann aufzuregen. Sie wollte zukünftig getrennt von ihm wohnen, weil sie so viel Streit hatten. Das hatte er nun davon, dieser Idiot! Er würde aber öfter zu Besuch kommen, hauptsächlich am Wochenende. Sie suchte eine Mitbewohnerin, weil ihr sonst die Miete zu hoch war, und weil sie jemanden brauchte, der sich um ihre altersschwachen Katzen kümmerte. Unter der Woche war sie nämlich oft beruflich unterwegs und die beiden Katzen durften nicht alleine bleiben. Ich sollte sie füttern, das Katzenklo saubermachen und ihnen Insulinspritzen verpassen.

Ich war bei der Nummer mit dem Ehemann eigentlich schon raus, bei den adipösen Katzen nun aber erst recht.

Hinter der dritten Anzeige steckte Astrid, eine Endfünfzigerin, die sich als aufgeschlossen, kontaktfreudig und unternehmungslustig beschrieb. Ihre Wohnung lag im Erdgeschoss eines Zweifamilienhauses in einer Seitenstraße nahe der Innenstadt. Astrid lud mich zu Kaffee beziehungsweise Tee ein, damit wir uns kennenlernen konnten. Ich war nicht besonders neugierig auf das Treffen. Wenn es einigermaßen passte, würde ich zusagen, denn ich wollte den Punkt Wohnen auf meiner Liste abhaken. Reines Vernunftsdenken. Ich verbot mir, irgendwas zu fühlen, denn eigentlich war ich mir doch durchaus darüber bewusst, dass Wohnen für mich viel mehr bedeutete, als ein Dach überm Kopf zu haben. Mein Zuhause bedeutete für mich Sicherheit, Wohlfühlen, Inspiration, Natur, Ruhe, Selbstbestimmung, Kreativität, Sein ... und vielleicht auch noch mehr.

Ich fuhr also zum Treffen mit Astrid. Die Umgebung war nicht berauschend. Rundherum hohe Wohnblöcke, Asphalt und nur ein einziger kümmerlicher Straßenbaum. Vor der Diagnose wäre ich gar nicht erst ausgestiegen, aber jetzt suchte ich am Straßenrand einen Parkplatz. Astrids Haus hatte seine besten Zeiten lange hinter sich. Es stand auf einem ungepflegten Eckgrundstück, mit schief in den Angeln hängendem Gartentor, unebenen Waschbetonplatten und wucherndem Gestrüpp.

Normalerweise hätte ich in ihrem engen, mit Ramsch vollgestellten Hausflur Beklemmungen bekommen und in der mit altbackschen Nippes und Möbeln überladenen Wohnung erst recht. Normalerweise hätte ich mir auch Astrid, die Vermieterin und WG-Genossin, etwas genauer angeschaut. Aber die Umstände waren nun mal nicht normal. Ich brauchte einen Platz zum Wohnen, und zwar möglichst schnell und preiswert.

Astrid war eine große, schwergewichtige Frau mit tiefschwarz gefärbten, strähnigen Haaren und funkelnden Brillengläsern. Sie empfing mich herzlich, und nachdem sie mir die Wohnung gezeigt hatte, setzen wir uns an den Küchentisch und plauderten. Begeistert erzählte sie mir von den Leuten aus ihrer Single-Freizeitgruppe, die sich oft zum Feiern und für gemeinsame Unternehmungen trafen. „Ich kann dich mit meinen Leuten bekannt machen", bot sie mir an. Nett von ihr.

Ich berichtete von meiner Diagnose, die ja der Grund war, warum ich in eine WG ziehen wollte. Astrid reagierte verständnisvoll und mitfühlend, ja, sie schien mich sogar für meinen Mut zu bewundern. Zum Abschied meinte sie, dass sie mich sehr sympathisch fände und sich unser Zusammenleben gut vorstellen könne.

Ich hatte noch nie mit einer Frau zusammengewohnt. Das könnte vielleicht ja sogar ganz lustig werden. Ich würde neue Leute kennenlernen und nicht mehr so oft alleine sein. Und so unterschrieb ich am nächsten Tag den Mietvertrag für das zwölf Quadratmeter große Zimmer. In acht Wochen würde ich einziehen.

Momentan bewohnte ich etwa 120 Quadratmeter, inklusive Seminarraum, plus Keller, Dachboden, Garage und Garten. Logischerweise würde ich nur wenig mitnehmen können und mich von den meisten Möbeln und Hausrat trennen müssen. Einiges konnte ich hoffentlich verkaufen und damit mein Konto aufbessern. So ging ich mit der Kamera bewaffnet durch Haus, Garage und Garten, machte Fotos von meinen Sachen und inserierte sie. Ruckzuck meldeten sich die ersten Interessenten.

Energisch verbot ich mir, meinen schönen Möbeln hinterherzutrauern, führte stattdessen eifrig Buch über die Einnahmen und hatte schnell ein hübsches Sümmchen beisammen. Ja, ich war auf dem richtigen Weg. Ich hatte einen Plan, der Anfang war gemacht, dies waren die ersten Schritte. Irgendwie würde ich es schaffen, das Geld für die Therapien zusammenzukriegen. Vielleicht konnte ich die Behandlungen ja in Raten bezahlen, das ging bei Zahnärzten schließlich auch. Und wenn es gar nicht anders ging, dann würde ich halt einen Kredit bei der Bank aufnehmen.

Doch wie durch ein Wunder bekam ich auf einmal unerwartete finanzielle Unterstützung: Von der Familie und von meinem Geschäftspartner, der sich um das Marketing meiner Bücher kümmerte. Es war, als würden Türen aufgehen, ganz von alleine. Dankbar und hoffnungsfroh machte ich mich auf den Weg nach Bonn.

Vertrauen

Die größte Ehre, die man einem Menschen antun kann,
ist die,
dass man zu ihm Vertrauen hat.
(Matthias Claudius)

Ich stieg die Stufen zum Bahngleis rauf und musste an den dunklen Novembernachmittag denken, als mein Zug ausgefallen war. *Übe dich in Geduld*, hatte meine innere Stimme mir damals gesagt, und ja, der ausgefallene Zug war tatsächlich eine erste Lektion in Sachen Geduld gewesen.

Ich kann mich noch so sehr anstrengen, ich kann alles Mögliche planen und durchsetzen, und dennoch folgt das Leben seinen eigenen Regeln in seinem eigenen Tempo. Das Leben hält seine eigenen Überraschungen parat, und alles, was ich tun kann, ist, mich darauf einzulassen.

Es war früher Nachmittag, der Termin in Bonn war erst morgen. Diesmal hatte ich genug Zeit. Selbst wenn sich der Fahrplan ändern sollte, würde ich rechtzeitig da sein. Trotzdem war ich erleichtert, dass auf der Anzeigetafel kein Zugausfall angekündigt wurde. Ich zog meinen kleinen Rollkoffer über den Bahnsteig, fand ein Fleckchen Sonne, lehnte mich mit dem Rücken ans Geländer und atmete die kalte Januarluft ein. Die Hände tief in die Taschen vergraben sah ich, wie zwei junge Frauen mit ihren kleinen Kindern aus dem Fahrstuhl kamen.

Die Frauen waren übergewichtig, ihre Haare schlecht gefärbt und ihre Gesichter stark geschminkt. Sie ließen sich auf die nächstbeste Bank ein paar Meter neben mir fallen und steckten sich Zigaretten an, obwohl dies kein Raucherbereich war. Lauthals setzten sie ihr angefangenes Gespräch über Männer fort, ereiferten sich und achteten dabei kaum auf ihre Kinder. Das eine Kind, ein schmaler dunkelhäutiger Junge, spielte gefährlich nah am Bahnsteig. Da brüllte die Mutter den Jungen an, stemmte sich hoch, zerrte ihn zur Bank, hielt ihn am Anorak fest, schimpfte weiter über Männer und blies dem Kind dabei den Zigarettenrauch ins Gesicht.

Der Kleine tat mir leid - und die junge Frau auch. Sie wirkte überfordert, unzufrieden und vom Leben enttäuscht.

Wer entscheidet eigentlich darüber, welches Kind wie aufwächst? Ist es nicht total ungerecht, dass manche Kinder von vornherein gute Karten bekommen und andere sich durchbeißen müssen?

In diesem Moment schaute der Kleine zu mir rüber. Ich begegnete seinen großen braunen Augen und da wurde mir auf einmal bewusst, dass ich überhaupt nichts über ihn und seine Familie wusste. Gar nichts wusste ich und es stand mir auch nicht zu, sie in irgendeiner Weise zu bewerten und über sie zu urteilen. Aber ich konnte ihnen Gutes wünschen. Ich wunderte mich über mich selbst, aber tatsächlich fing ich in diesem Moment an zu beten. Ich betete im Stillen für die Mutter und den kleinen Jungen, die Worte formten sich ganz von allein. *Lieber Gott, bitte hilf dieser jungen Frau, dass sie sich an ihrem Kind freut und es liebhat. Schenke ihr Geduld und Kraft und Liebe. Lass sie dankbar sein, dass sie so einen süßen, gesunden Jungen hat. Und bitte mach, dass der Kleine einen guten Start ins Leben bekommt. Danke.*

Das war das erste Mal, dass ich einen solchen Impuls hatte, und ich war sehr dankbar dafür. Denn wie leicht ist es, über andere Menschen zu urteilen und sie in Gedanken herabzusetzen, um sich selbst besser zu fühlen oder sich superschlau und überlegen vorzukommen. Das hatte ich in meinem Leben schon unzählige Male getan. Der Impuls zu beten eröffnete mir einen neuen Weg. Ich kann nicht jedem Bettler auf der Straße Geld geben und ich kann auch keinen Drogenabhängigen retten. Aber ich kann für ihn beten, denn was ist ein Gebet anderes, als ein tiefer Wunsch? Ich sehe diesen Menschen in seiner Situation und habe gute Gedanken und eine positive Vision. In meiner Vorstellung muss der Bettler nicht mehr betteln und der Drogenabhängige ist gesund und glücklich und frei von der Sucht.

Der Zug kam. Ich fand einen Sitzplatz, zog meine Jacke aus und versuchte, mich zu entspannen. Das klappte nicht wirklich, mir ging zu viel durch den Kopf. Zwar hatte ich ein recht gutes Gefühl zu der Praxisklinik in Bonn, aber mein Gefühl konnte mich auch täuschen, denn natürlich war ich noch immer von Angst getrieben. Angst ist ein schlechter Ratgeber, dadurch war ich ja auch der angeblich so erfolgreichen Frau M. auf den Leim gegangen. Diesmal würde ich nicht blindlings handeln. Ich würde die Therapie in Bonn nur machen, wenn ich hundertprozentig überzeugt von dem Arzt und seinem Konzept war. So war ich also überhaupt nicht euphorisch - aber ich hatte keinen Plan B, und das machte mich nervös.

In Bonn angekommen lief ich ein Weilchen durch die Straßen und hätte die Gegend noch weiter erkundet, aber die Räder meines kleinen Rollkoffers streikten. Ich aß eine Kleinigkeit in einem Bio-Bistro und dann machte ich mich auf den Weg zum Hotel. Es war das günstigste Hotel, das ich auf die Schnelle gefunden hatte, wobei ich knappe 100 Euro für eine Übernachtung ohne Frühstück nicht wirklich günstig fand.

Das Zimmer war winzig und renovierungsbedürftig und glücklicherweise nur für eine Nacht. Ich kam nicht zur Ruhe, wurde von unzähligen Gedanken bombardiert und war froh, als es endlich Morgen war und ich mich mit der S-Bahn auf den Weg machen konnte.

Die Praxisklinik war ein unscheinbarer, dreistöckiger Kasten mit Tiefgarage an einer vierspurigen Durchgangsstraße. *Ärztezentrum für ganzheitliche Medizin* las ich auf dem Schild nahe der Eingangstür. Ich fand die Anmeldung samt Wartebereich im ersten Stock, ein wohnlich eingerichteter Raum mit Teppichen, Grünpflanzen und bequemen Sesseln.

Eine junge Frau hinter einem offenen Tresen begrüßte mich mit herzlichem Lächeln. Nach ein paar Formalitäten brachte sie mich zur Blutentnahme ins Labor.

Zwei Stockwerke darüber war das Sprechzimmer von Dr. S. neben den Behandlungsräumen zweier Heilpraktikerinnen. Ich setzte mich in einen der weichen Ledersessel im offenen Wartebereich. Auf dem Tisch lagen Bücher, Infoblätter und Zeitschriften, auf einem Sideboard standen Getränke bereit. An der Wand hing eine großformatige Fotografie: Ein mächtiger Baum mit ausladenden Ästen, am Stamm lehnte ein Mann und schaute in die Ferne.

Ich war gerade in ein Informationsblatt über Energetische Therapie vertieft, da ging eine Tür auf und ein Herr im Arztkittel trat heraus. Er war eine ältere Ausgabe des Mannes auf der Foto grafie. Seine Haare waren weiß geworden und er trug jetzt eine Brille.

„Frau Köster?"

„Ja!" Ich sprang auf.

„Guten Tag." Er gab mir die Hand, bat mich hinein und schloss die Tür.

Große Fenster, viel Tageslicht, aufgeräumter Schreibtisch. Keine Trophäen in den Regalen, einziger Blickfang war eine üppige Grünpflanze.

„Bitte setzen Sie sich doch." Er deutete auf einen mit Leder überzogenen Stuhl und nahm hinter seinem Schreibtisch Platz.

Ich hockte mich hin und versuchte, meine Gedanken zu ordnen.

„Was führt Sie zu mir?" Aufmerksam schaute er mich durch seine Brillengläser an. Er strahlte Weisheit und Güte aus und er erweckte den Eindruck, als habe er alle Zeit der Welt.

Ich reichte ihm meine Unterlagen und erzählte ihm von der Diagnose, der Behandlung in Bayern und der Operation. „Die Ärzte im Krankenhaus haben mir Chemotherapie, Antikörperbehandlung und Bestrahlung empfohlen. Das habe ich abgelehnt", schloss ich.

Er blätterte die Unterlagen durch und studierte den Befundbericht des Krankenhauses. Schließlich hob er den Kopf und sagte: „Der entnommene Lymphknoten war frei, der Krebs hat sich nicht ausgebreitet. Die Zellteilungsrate ist vergleichbar hoch. Der Tumor ist leider nicht hormonabhängig, das wäre die einfachere Variante."

Unruhig rutschte ich auf meinem Stuhl herum.

„Es ist gut, dass Sie sich gegen die empfohlenen Behandlungen entschieden haben", erklärte er ruhig. „Chemotherapie und Strahlentherapie wären in Ihrem Fall viel zu intensiv und nebenwirkungsreich. Damit wären die gesunden Zellen im ganzen Körper angegriffen und zerstört worden, obwohl der Tumor nur lokal in der linken Brust war. Solche Behandlungen hätten bei Ihnen vielmehr die Bildung von Metastasen als Ihre Gesundheit gefördert."

Der Arzt war meiner Meinung: *Keine* Chemotherapie und *keine* Bestrahlungen. Dann hatte meine innere Stimme also Recht.

„War es denn richtig, dass ich die Operation machen ließ?", fragte ich.

„Auf jeden Fall, das war genau richtig", sagte er.

So viel zum Thema: Die Operation nützt Ihnen gar nichts, wenn wir die adjuvante Chemotherapie nicht machen. Ich entspannte mich ein kleines bisschen.

Nun erzählte Dr. S., dass er in einem Krankenhaus eine Station für Brustkrebspatientinnen geleitet hatte. „Ich musste den Patientinnen mehr versprechen, als ich letztlich halten konnte. Das konnte ich nicht mit meinem Gewissen vereinbaren", sagte er, bevor er auf meine Krankengeschichte zurückkam. „Jetzt, nach der OP, ist es wichtig, die Ursachen für Ihre Krebserkrankung herauszufinden."

Ganz genau. Der Mann sprach mir aus der Seele.

„Und wir sollten Ihre Gesundheit mit einer individuellen Nachbehandlung stärken und damit eine mögliche Metastasenbildung verhindern."

130

Himmel, wenn doch alle Mediziner so denken würden!

„Nach Abschluss der Therapie ist es meiner Meinung nach sehr wichtig, alle drei Monate eine umfangreiche Blutanalyse und ein 3-D-Ultraschall der Brust zu machen. Dadurch bemerken wir sehr frühzeitig, wenn sich etwas verändern sollte, und können entsprechend reagieren."

Das klang sinnvoll. Viel sinnvoller, als einmal jährlich eine Mammographie zu machen, wie man mir im Krankenhaus empfohlen hatte.

„Um mir ein umfassendes Bild machen zu können, möchte ich Ihnen nun eine Reihe Fragen stellen. Sind Sie damit einverstanden?"

„Natürlich."

Er zog die Tastatur zu sich heran und erkundigte sich nach Vorerkrankungen und aktuellen Beschwerden. Er wollte alles ganz genau wissen, auch vermeintlich unbedeutende Dinge wie gelegentliche Rückenschmerzen und Heuschnupfen. Dann erkundigte er sich nach meiner Familiensituation, nach persönlichen Schwierigkeiten, meiner beruflichen Tätigkeit, Hobbys, Freundschaften und vielem mehr. Die Befragung dauerte über eine Stunde.

Ich hatte ja sowieso schon einen guten Eindruck von Dr. S. und im Laufe des Gesprächs wurde er mir immer sympathischer. Einen geduldigen und mitfühlenden Arzt wie ihn hatte ich noch nie erlebt. Er schien sich ehrlich für mich zu interessieren und ich hatte das Gefühl, dass ihm wirklich etwas an meiner Heilung lag. Es schien, als wäre sein Beruf auch nach vielen Jahren noch immer seine Berufung. Einen solchen Arzt wünscht sich vermutlich jeder Patient.

Nachdem er alle Fragen gestellt hatte, untersuchte er mich. Dabei schaute er sich auch die OP-Narben an der Brust und unter der Achsel an und tastete meinen Bauch ab. Dann sollte ich auf und ab gehen, damit er meine Körperhaltung und mein Gangbild beurteilen konnte.

Schließlich zog ich mich wieder an und setzte mich.

„Ihre linke Brust sollte mit Tiefenhyperthermie behandelt werden. Das ist ein Therapieverfahren, bei dem der betroffene Bereich auf zellulärer Ebene stark erhitzt wird", begann er, mir seinen Behandlungsvorschlag zu erklären.

Ah ja, Krebszellen mögen keine Wärme, das hatte ich schon mal irgendwo gelesen.

„Außerdem sollten Sie intravenöse Ozon-Therapie, Vitaminkomplexe und Blutaustauschtransfusionen bekommen", fuhr er fort. „Per Bioresonanztestung wäre abzuklären, ob Ihr Organismus mit Schwermetallen oder anderen Stoffen belastet ist oder Nahrungsunverträglichkeiten bestehen. Darüber hinaus empfehle ich einen Termin bei der Osteopathie wegen der Rückenschmerzen und bei der Gynäkologin wegen der Unterleibsprobleme. Außerdem möchte ich Ihnen eine Darmsanierung anraten. Über Akupunktur und Bioresonanztherapie würde ich dann nach dem Ergebnis der Blutanalyse und der Testung entscheiden."

„Okay", sagte ich.

„Die Behandlungen sind wichtig, um Sie körperlich zu stabilisieren. Doch die Ursache für Ihren Brustkrebs liegt nach meiner Einschätzung vorrangig im psychischen Bereich."

Ich war mir ziemlich sicher, dass er mit seiner Einschätzung richtig lag.

„Somit halte ich eine gute Psychotherapie für besonders wichtig. Die energetische Therapie könnte für Sie sehr wirkungsvoll sein", meinte er. „Das sind systemische Behandlungen und Bewusstseinsarbeit, um die Ursache von Belastungen und ihre Lösungen zu finden."

„Ich habe das Infoblatt gelesen", sagte ich. „Hört sich interessant an. Wie lange würden Ihre Behandlungen denn insgesamt dauern?"

„Sie sollten drei Wochen einplanen."

„Und wie viel würde das kosten?", erkundigte ich mich.

Er gab eine ungefähre Schätzung ab. Er wollte mir nichts verkaufen, er wollte mich nicht überzeugen und er drängte mich auch nicht. Es war meine Entscheidung, auf seinen Vorschlag einzugehen oder auch nicht.

Ich hatte großes Vertrauen zu diesem ganzheitlich denkenden Arzt und sagte zu.

Er füllte ein Blatt aus und trug darin die geplanten Untersuchungen und Therapien ein. „Haben Sie noch Fragen?", erkundigte er sich ruhig.

„Nein, danke." Es war alles geklärt, er begleitete mich zur Tür und gab mir zum Abschied die Hand.

An der Anmeldung nahm die freundliche Mitarbeiterin den Zettel entgegen und schaute im Terminkalender nach. Übernächsten Montag sollte es losgehen. Hilfsbereit erkundigte sie sich, ob ich schon eine Unterkunft für die drei Wochen hätte, und gab mir Tipps, wo ich nachfragen könnte.

Bis übernächsten Montag waren es noch anderthalb Wochen. Perfekt.

Frohen Mutes und ziemlich durcheinander verließ ich die Praxisklinik und ging in Richtung Ampel. In mir tobten tausend Gedanken und Gefühle. Die Krankenhausärzte tauchten vor meinem inneren Auge auf. Wie viel Angst und Druck sie mir gemacht hatten! *Sie werden sterben, wenn Sie die Chemotherapie ablehnen!* Wie sie meine Tochter bedrängt hatten. *Wir wollen Ihre Mutter doch nicht verlieren, oder?* Wut kochte in mir hoch. Ja, wenn ich nur daran dachte, wie die Oberärztin meiner Tochter zugesetzt hatte, hätte ich vor Wut platzen können.

Dabei geht es doch auch ganz anders, das hatte ich gerade eben erlebt. Ein besonnener Arzt, der mich als Patientin ernst nahm und mir erklärte, dass Chemotherapie mir mehr schaden als nützen würde. Und das behauptete er nicht einfach nur so. Er verfügte über offizielle Studien und hatte jahrzehntelange Erfahrung mit der Behandlung von Brustkrebs.

Wie viele Frauen glaubten automatisch den Krankenhausärzten und ihren sogenannten Leitlinien? Wie viele Frauen gaben die Verantwortung für ihre Gesundheit an Ärzte ab, die ihnen Chemotherapie als einzige Behandlungsmöglichkeit anpriesen?

Die Onkologie hat schon vielen Menschen geholfen, keine Frage. Und wenn eine Frau von Bestrahlungen und Chemotherapie überzeugt ist, darauf vertraut und sich bewusst dafür entscheidet, dann ist ja alles gut. Was mich aber furchtbar aufregte, war, wenn Ärzte einem ihre Therapie rücksichtslos aufdrücken wollten. Wenn sie kompromisslos die Chemotherapie-Schiene fuhren und keinen Blick nach links oder rechts zuließen. Wenn sie ihren Patienten und Angehörigen Angst und Druck machten.

Sowohl die herkömmliche als auch die alternative Medizin hat ihre Berechtigung. Das Wichtigste ist doch, dass ein kranker Mensch gesund wird. Leider sind die meisten Schulmediziner stur, symptomfixiert und nicht bereit, andere Meinungen zuzulassen. Es ist höchste Zeit, dass sich das ändert.

Aufgewühlt blieb ich stehen und drehte mich um. Ein unscheinbarer, dreistöckiger Kasten, in dem konventionelle Medizin und Alternativmedizin einander ergänzten. Meinen Blick fest auf das Gebäude gerichtet ballte ich die Fäuste. Wut und leise Hoffnung vereinten sich. Worte stiegen in mir auf, ohne dass ich sie bewusst gedacht hätte, und ich stieß sie hervor, ohne darüber nachzudenken. „Lieber Gott, wenn das hier funktioniert, dann verspreche ich dir, dass ich ein Buch darüber schreibe. Ich schreibe ein Buch und gehe damit an die Öffentlichkeit!" Ich gab Gott das Versprechen und ich war fest entschlossen, es zu halten.

Energisch wandte ich mich um und ging zur S-Bahnstation.

„Die Ursache für Ihren Brustkrebs liegt nach meiner Einschätzung vorrangig im psychischen Bereich", klang Dr. S.' Stimme wie ein leises Echo in meinem Ohr.

DU HAST NOCH GAR NICHT RICHTIG GELEBT, erinnerte mich die Stimme in meinem Inneren.

Bei aller Sehnsucht nach einem besseren, glücklicheren Leben hatte ich noch immer keine blasse Ahnung, was es bedeutete, *richtig* zu leben. Ob drei Wochen ausreichen würden, um meinen Gemütszustand in Ordnung zu bringen?

Von Herzen

Die Kunst ist, einmal mehr aufzustehen, als man umgeworfen wird.
(Winston Churchill)

Obwohl ich schon einige Sachen verkauft und verschenkt hatte, war noch lange kein Ende in Sicht. Nun wäre es unter normalen Umständen schon recht anstrengend gewesen, das ganze Haus zu räumen, aber für mich war es echt eine Herausforderung. Okay, die Krebsoperation war erst wenige Wochen her, da war man vermutlich noch nicht gleich wieder topfit. Außerdem fehlte mir der Schlaf. Jede Nacht hatte ich Alpträume oder schreckte plötzlich mit heftiger Angst und Herzrasen hoch. Und wenn ich mich dann irgendwann wieder halbwegs beruhigt hatte, wälzte ich mich hellwach im Bett rum. Manchmal halfen mir Einschlafmeditationen auf Youtube, manchmal auch nicht. Tagsüber war ich meistens so k.o., dass ich glatt im Stehen schlafen könnte.

So war ich auch heute müde und schlapp, aber ich musste weitermachen. Ich hatte keine Zeit, um mich hinzulegen und mich auszuruhen. Sicher hätte ich andere Lösungen finden können. Zum Beispiel hätte ich meine Familie, Freunde und Bekannte um Hilfe bitten können, aber auf die Idee kam ich gar nicht. Schließlich hatte ich doch bisher immer alles alleine geschafft.

An diesem Tag nahm ich mir den Keller vor. Ich begann bei den Vorratsregalen. Pepsi-light-Cola in 1,5-Liter-Plastikflaschen, fünf Sechserpacks plus vier einzelne Flaschen. Ich hatte immer gerne die Sonderangebote alle paar Wochen ausgenutzt und mich dann ordentlich eingedeckt. Der Vorrat gab mir das beruhigende Gefühl, auf jeden Fall immer genug Cola im Haus zu haben. Früher, als ich noch geraucht hatte, hatte ich immer ein paar Schachteln Zigaretten im Haus gehabt, damit sie mir ja nicht ausgingen. So war das auch mit meiner Cola.

Im Regal waren 34 Flaschen. Dummerweise durfte ich seit der OP nicht schwer heben - höchstens ein bis zwei Kilo. So musste ich jede Flasche einzeln die Kellertreppe hochtragen. Ich hätte den Vorrat gerne verschenkt, kannte aber niemanden, der gerne Pepsi-light trank. Also kippte ich alles in den Abfluss der Küchenspüle, damit ich die leeren Flaschen zum Pfandautomaten bringen konnte.

Bekümmert schaute ich zu, wie meine geliebte Pepsi-light Liter für Liter verschwand. Was für ein Jammer! Pepsi war seit etlichen Jahren mein absolutes Lieblingsgetränk, zu jeder Tages- und Nachtzeit. Jetzt, während ich sie wegschüttete, war ich mir ziemlich sicher, dass ich sowas nie wieder trinken würde. Da war jede Menge Chemie drin plus künstliche Süßstoffe, die vermutlich sogar krebs-erregend waren.

Meine Vermieter hatten das Haus in der Zeitung inseriert und einen Berg Zuschriften bekommen. An diesem Nachmittag wollten sie mit ein paar vielversprechenden Bewerbern zur Besichtigung kommen. Damit rückte auf einmal in greifbare Nähe, was ich bisher noch einigermaßen gut verdrängt hatte: Ich würde bald aus meinem geliebten Haus ausziehen.

Ein Haus ist nur ein Ort zum Wohnen, mehr nicht, versuchte ich, mir einzureden. Vergeblich. Dieses Haus war mein Zuhause - und ein Zuhause ist nicht so leicht zu ersetzen.

Ich kochte Kaffee, stellte Geschirr für die Besucher bereit und verzog mich ins Büro vor den PC. Die Führungen durchs Haus sollten die Vermieter mal schön selber machen.

Die Bewerber kamen im Halbstundentakt und meine Vermieter, die ja schon ein paar Tage älter waren, überschlugen sich vor Eifer. Obwohl ich im Büro saß, bekam ich genug mit, um einen ersten Eindruck von den potentiellen neuen Mietern zu bekommen. Außerdem stiefelten sie ja alle irgendwann in mein Büro und durch die Terrassentür raus in den Garten.

Wirklich interessant, wie sich manche Leute bei einer Hausbesichtigung aufführten. Zumal die derzeitige Lage auf dem Wohnungsmarkt für Mieter alles andere als prickelnd war. Da sollte man sich als Bewerber doch eigentlich von seiner besten Seite zeigen, aber das sahen manche Leute wohl anders. Nun denn, für mich war die Sache klar, ich hatte meine Wahl getroffen. Hätte ich die neuen Mieter aussuchen dürfen, dann hätte ich die sympathische, kleine Familie genommen, die machte einen ruhigen und bodenständigen Eindruck. Den letzten Platz in meinem Ranking belegte Frau Schlautausend, eine verbitterte Wichtigtuerin, die sich ohne Ende über ihre unmöglichen Nachbarn und ihren ignoranten Vermieter aufregte. O-Ton: *Sie* lässt sich das nicht gefallen, sie hat *natürlich* ihren Anwalt eingeschaltet, jawohl! *Wo kommen wir denn da hin? Die werden schon sehen, was sie davon haben!* Boah, wenn man der zuhörte, kriegte man echt schlechte Laune. Doch, Überraschung, am Ende des Tages entschieden die Vermieter sich für ebendiese Wichtigtuerin. Frau Schlautausend hatte die beiden alten Leutchen mächtig beeindruckt, weil sie so einen wichtigen Job bei der Stadtverwaltung hatte.

Am Abend lag ich traurig im Bett, der Abschied von meinem Haus machte mir sehr zu schaffen.

Mein Bruder hatte angeboten, sich um meine Grünpflanzen zu kümmern, während ich in Bonn war. Ich hatte wirklich schöne, üppige, große Pflanzen, manche waren über zwei Meter hoch. Aber in der WG war definitiv kein Platz dafür, also konnte ich sie auch gleich weggeben, dann brauchte mein Bruder nicht extra zum Gießen herzukommen. Im Handumdrehen fand ich Abnehmer. Junge Leute, die die schönen Pflanzen in den Weidekörben fröhlich hinaus trugen und sich herzlich bedankten. Die meisten Pflanzen hatte ich viele Jahre besessen. Ohne sie war mein Zuhause plötzlich leblos.

Wenige Tage vor meiner Abreise hatte ich einen Termin bei meiner Hausärztin. Sie wusste ja, dass der Tumor vor einem Monat

138

operiert worden war, und erkundigte sich mitfühlend, wie es mir ginge. Die Ärztin war wirklich nett, ich mochte sie und vertraute ihr und ich freute mich, ihr die Neuigkeiten zu berichten.

„Ich habe meine Ernährung umgestellt. Kein Zucker, keine Zusatzstoffe, stattdessen viel Obst und Gemüse", legte ich los.

Sie wiegte den Kopf und hob zweifelnd die Brauen. „Der Zusammenhang zwischen Krebs und Ernährung ist noch nicht erforscht. Es gibt noch keine hinreichenden wissenschaftlichen Studien darüber", meinte sie wenig begeistert.

Wie bitte? Sollte ich mich etwa weiter ungesund ernähren, weil die Wissenschaft noch nicht so weit war? Da hätte ich mich jetzt glatt drüber aufregen können. Wenn man einem Motor den falschen Kraftstoff gibt, geht er auf kurz oder lang kaputt. Mit dem Körper passiert dasselbe, irgendwann ist das Maß voll und dann wird er krank. Dazu brauchte ich keine wissenschaftlichen Studien, das sagte mir mein gesunder Menschenverstand.

Wissenschaftliche Studien kosten Geld. Richtig viel Geld. Wer würde wohl so viel Geld ausgeben, um die gesundheitsfördernde Wirkung eines Apfels oder einer Birne zu erforschen? Die Pharmaindustrie? Nein, die machten wissenschaftliche Studien, um ihre Medikamente auf den Markt zu bringen. Medikamente sind ein lohnendes Geschäft - und Krebsmedikamente sowieso, die bringen den Unternehmen jährlich Milliarden ein.

Äpfel und Birnen können nicht patentiert werden. Mit Äpfeln und Birnen kann die Pharmaindustrie kein Geld verdienen. Deswegen wird es vermutlich auch in hundert Jahren noch keine *hinreichenden wissenschaftlichen Studien* über die gesundheitsfördernde Wirkung von Obst und Gemüse geben. Pharmaunternehmen sind keine Wohltätigkeitsvereine, die interessieren sich nicht für gesunde Ernährung. Wenn alle Menschen gesund wären, dann wäre die Pharmaindustrie pleite.

Meine Hausärztin wollte davon nichts hören. Leider trug sie die Scheuklappen der konventionellen Medizin. Enttäuscht wechselte ich das Thema. „Ich fahre für drei Wochen nach Bonn", erzählte ich ihr nun. „Da werde ich ganzheitlich behandelt."

Schlagartig änderte sich ihr Gesichtsausdruck und das verunsicherte mich. Hatte ich was Falsches gesagt? Sie sah richtig grimmig aus. „Was für Behandlungen sollen denn da gemacht werden?", hakte sie nach.

Ich zählte auf: Hyperthermie, Bioresonanz, Ozon-Sauerstoff-Therapie, Injektionen, Psychotherapie...

„Sie müssen wissen, dass es sehr viele Scharlatane gibt. Die sind nur auf Profit aus", warnte sie mich. „Ich rate Ihnen dringend, den Empfehlungen der Tumorkonferenz zu folgen und die empfohlenen Therapien zu machen. Wir haben gute Onkologen hier vor Ort, denen sollten Sie vertrauen!"

Prompt zog sich mein Magen zusammen, mir wurde eiskalt und obendrein schossen mir die Tränen in die Augen. Ich wollte das nicht hören. Verdammt, ich wusste doch auch nicht sicher, ob ich auf dem richtigen Weg war. „Ich vertraue dem Arzt in Bonn", sagte ich und wunderte mich über meine feste Stimme. „Er ist kein Scharlatan. Er ist Onkologe und hat erfolgreiche Studien mit hunderten von betroffenen Frauen durchgeführt."

Die Hausärztin schüttelte ungeduldig den Kopf. „Frau Köster, Ihr Brustkrebs ist hochaggressiv. Was Sie da vorhaben, ist lebensgefährlich. Überlegen Sie bitte noch einmal ganz genau, ob Sie dieses Risiko wirklich eingehen wollen!"

„Das habe ich mir schon überlegt", sagte ich. „Ich habe diesen Arzt kennengelernt. Er nimmt sich Zeit, richtig viel Zeit. So viel Zeit, wie ich als Patientin brauche. Ich kann in Ruhe alle Fragen stellen. Ich fühle mich mit meinen Bedenken und Befürchtungen *gesehen*. Ich fühle mich als *Mensch* wertgeschätzt." Jetzt wurde meine Stimme doch etwas brüchig.

Wieder veränderte sich der Gesichtsausdruck der Ärztin. Sie presste die Lippen zusammen und wendete ihren Blick ab. Es schien, als hätte ich sie an einem empfindlichen Nerv getroffen. Das wollte ich nicht.

Ich hatte genug gesagt. Es hatte mich viel Kraft gekostet, meine Entscheidung zu verteidigen. Natürlich hätte ich mir gewünscht, dass meine Hausärztin mich unterstützt und mir Mut macht. Aber ich war nicht auf ihr Wohlwollen angewiesen. Mein Entschluss stand fest, so oder so.

Sie hob den Blick von ihren verschränkten Händen und schaute mich an. Sie sah traurig, ja, frustriert, aus. „Es tut mir leid, dass meine Kollegen und ich oft nicht genug Zeit für unsere Patienten haben. Das ist keine böse Absicht. Wir müssen uns an die Vorgaben halten und das ist auch für uns manchmal unbefriedigend."

Sie ließ mich hinter ihre Fassade blicken. Ihr Berufsalltag war anders, als sie sich einst erträumt hatte. Ihr Tag war durchgetaktet und der Takt wurde vom Gesundheitssystem bestimmt. Vielleicht konnte sie jetzt besser verstehen, warum ich meinen eigenen Weg ging.

Sie hielt meinen Blick fest. „Ich wünsche Ihnen alles erdenklich Gute, Frau Köster", sagte sie zum Abschied. Das war keine Floskel, das kam von Herzen.

Gleichgewicht

Die Gesundheit überwiegt alle anderen äußeren Güter so sehr, dass ein gesunder Bettler glücklicher als ein kranker König ist.
(Arthur Schopenhauer)

In Bonn warteten einige Herausforderungen auf mich. Das ging schon bei der Ankunft am Sonntag los. Wegen einer Bombendrohung am Hauptbahnhof fuhren keine Busse und Bahnen, und so strandete ich in einer gottverlassenen Gegend in irgendeinem Stadtteil an einem toten S-Bahnhof. Meine Unterkunft war zehn Kilometer entfernt und ich hatte keine Ahnung, wie ich da hinkommen sollte.

Damit nicht genug, streikte plötzlich mein Handy. Es ließ sich nicht mehr einschalten und war genauso tot wie diese Gegend. Leise Panik stieg in mir auf. Früher hätte ich einen Stadtplan dabei gehabt, aber diese Zeiten waren lange vorbei. Ich atmete durch, um mich ein bisschen zu beruhigen, und ging auf gut Glück los, meinen kleinen Rollkoffer im Schlepptau. Wenigstens regnete oder schneite es nicht, aber es war sehr kalt.

Kein einziger Wagen war zu sehen, kein Fahrrad oder Moped, und es ging auch niemand spazieren. Die Straße war ausgestorben, und als ich in die nächste einbog, bot sich mir das gleiche Bild. Von irgendwoher hörte ich das Jaulen von Martinshörnern. Später erfuhr ich, dass es in der Gegend einen Großbrand gegeben hatte.

An einer verlassenen Bushaltestelle hielt ich an. Es war sinnlos, blindlings weiterzulaufen; hier rumzustehen und zu frieren war allerdings auch nicht besser. Ich hatte absolut keine Idee, was ich machen sollte, als auf einmal ein Wagen in diese Geisterstraße einbog. Der erste und einzige Wagen überhaupt. Er fuhr an mir vorbei und ich traute meinen Augen nicht. Ein beigefarbener Wagen mit Aufschrift. Ein Taxi.

Wie angenagelt stand ich da, während mein Gehirn realisierte, dass das ein Taxi war. Endlich riss ich die Arme hoch, sprang auf die Straße und winkte wie eine Verrückte - aber zu spät. Ich sah nur noch die Rücklichter. Das Taxi bog in Richtung S-Bahnstation ab und verschwand aus meinem Blickfeld.

Ich ließ meinen Koffer einfach stehen, rannte los, erreichte die Kreuzung - und sah, wie das Taxi am Seitenstreifen anhielt.

Da stand es - vor der menschenleeren S-Bahnstation in der ausgestorbenen Straße - einfach so. Vielleicht hatte mich der Fahrer im Rückspiegel gesehen und deswegen angehalten, vielleicht auch nicht. Ganz egal. Ich hätte weinen können, so dankbar war ich für diesen Engel auf Rädern.

Um Geld zu sparen, war ich mit dem Flixbus nach Bonn gekommen, die Ersparnis war mit der Taxifahrt natürlich hinfällig. Aber egal, Hauptsache, ich erreichte irgendwie meine Unterkunft.

Ich hatte für die drei Wochen die günstigste Ferienwohnung gebucht, die ich finden konnte. Sie war im Internet als Souterrain-Apartment angepriesen worden. An der Seite des Hauses führte eine steile, geflieste Treppe nach unten. Die Fliesen wackelten, ein paar fehlten, es war verdammt rutschig. Ich schloss die Tür auf, abgestandener Mief schlug mir entgegen. Puh, ein düsteres Kellerzimmer, alles andere als einladend.

Zwei Kellerschächte ließen das Tageslicht erahnen. Die Wände waren nackter Beton und die Zimmerdecke hatte gerade eben Stehhöhe. Zum Schlafen gab es ein ausrangiertes Sofa, gleich daneben eine ramponierte Pantry-Küche mit Campingkocher. Das Badezimmer war so winzig, dass ich mich kaum darin umdrehen konnte. Gesprungenes Waschbecken und ein fleckiges WC, das wie die Klobürste dringend mal erneuert werden müsste. Nun denn, ich hatte ein preisgünstiges Dach überm Kopf.

Ich ließ die Tür offen, damit frische Luft reinkam, und räumte meine Sachen ein. Das ging schnell, ich hatte ja nur das Nötigste dabei. Den großen Koffer mit meinen Klamotten für drei Wochen hatte ich bei DHL aufgegeben, weil ich ja nicht so schwer tragen durfte. Es wurde kalt, ich schloss die Tür, wodurch es noch düsterer wurde, also schaltete ich das Licht ein. An der Decke flackerte eine nackte LED-Birne auf.

Erschöpft ließ ich mich aufs Sofa-Bett fallen und plötzlich überkam mich die Einsamkeit. Drei lange Wochen allein in diesem Kellerloch. Ich konnte nicht mal meine Familie anrufen. In meiner Verzweiflung erinnerte ich mich an mein wundersames Erlebnis auf dem Krankenhausflur. Ich war nicht wirklich allein, auch wenn es sich gerade so anfühlte. Das hatte ich am eigenen Leib erfahren.

Das Problem mit dem Handy konnte ich am nächsten Tag lösen, aber mein Koffer ließ auf sich warten. Tatsächlich kam er während der gesamten drei Wochen nicht an. Eine lange Geschichte. Stundenlang hing ich in telefonischen Warteschleifen, ohne Ergebnis. Es war wirklich verrückt: Der Koffer blieb verschwunden, stattdessen traf einige Tage später daheim bei meinem Haus ein Paket mit einem überdimensionalen Computertower ein. Da hatte DHL wohl was durcheinandergekriegt.

Ich hatte definitiv zu wenig Klamotten dabei, wusch sie abends per Hand im Waschbecken und trocknete sie auf dem rostigen Heizkörper im Bad. Doch die Praxisklinik von Dr. S. war wirklich toll, und das war ja das Wichtigste. Die Mitarbeiterinnen waren fröhlich und offen und liebevoll bemüht. Jeden Tag bekam ich Infusionen und Ozon-Sauerstoff-Therapie, jeden zweiten Tag Hyperthermie. Bei der Hyperthermie lag ich eine Stunde unter einem Apparat, der den Tumorbereich mit elektromagnetischen Wellen überwärmte. Krebszellen reagieren offenbar empfindlicher auf Wärme als gesunde Körperzellen und sterben bei 43°C ab. Eine angenehme und entspannende Behandlung.

Eine Osteopathin behandelte mit wunderbar sanften Handgriffen meine Rückenschmerzen. Sie gab mir den Tipp, mich über Jin Shin Jyutsu, eine alte japanische Heilmethode, zu informieren. Ich kaufte mir sogleich ein Buch darüber, erfuhr, wie man Körper, Geist und Seele durch Handauflegen in Harmonie bringt und begann mit der Umsetzung.

Die Gynäkologin machte ein 3D-Ultraschall der Brust und untersuchte mich wegen der Unterleibsproblematik. Auch sie folgte dem ganzheitlichen Prinzip.

Bei der Bioresonanzdiagnostik wurde eine Allergie gegen Weizengluten festgestellt, außerdem Belastungen durch Schwermetalle und ein starkes psychisches Ungleichgewicht. Daraufhin behandelte mich eine Heilpraktikerin mit Akupunktur und Bioresonanztherapien.

Weil mein Kellerzimmer so bedrückend war, verbrachte ich viel Zeit draußen, ging am Rhein spazieren oder bummelte durch die Stadt.

Zur Halbzeit nach anderthalb Wochen hatte ich einen Termin bei Dr. S.. Ich erzählte ihm, dass ich mich in der Praxisklinik sehr gut umsorgt fühlte und alles wunderbar klappte. Als er nachhakte, gestand ich, dass ich oft müde und erschöpft war.

Er nickte bedächtig. „Das ist eine Riesenleistung, die Ihr Körper gerade vollbringt, das dürfen wir nicht unterschätzen", sagte er. „Erst hat er mit dem Krebs gekämpft und nun arbeitet er an der Regeneration. Dafür nutzt er seine Fähigkeit zur Selbstheilung. Heilen ist eine natürliche Kraft, die jeder Mensch besitzt, das wird oft vergessen. Unsere Behandlungen unterstützen die Selbstheilung und sie sind anstrengend, auch wenn sie nicht unbedingt so erscheinen."

Stimmt, sie kamen mir wirklich nicht anstrengend vor.

„Wie schlafen Sie?", erkundigte er sich.

„Nicht so gut. Ich wache öfter nachts auf, meistens mit einem plötzlichen Schreck oder einer diffusen Angst."

„Bei Ihnen spielt die Psyche die ausschlaggebende Rolle", unterstrich er erneut seine Einschätzung. „Wie geht es Ihnen mit der energetischen Therapie?"

Die Psychotherapeutin war eine schamanisch orientierte Heilpraktikerin, sie arbeitete mit Familienaufstellungen auf der Ebene des Unterbewusstseins, um alte Familienthemen aufzulösen. Sie hatte eine Seelenrückholung mit mir gemacht, außerdem sollte mir die Arbeit mit dem inneren Kind helfen, verloren gegangene Fähigkeiten und Stärken zurückzubekommen. Wenn auch alle anderen Behandlungsmethoden eher entspannend waren, so galt das nicht für die energetische Therapie. Die Sitzungen hatten zwei Stunden gedauert und danach war ich körperlich und mental fix und fertig gewesen.

Dr. S. runzelte die Stirn. „Zwischen den Terminen sollte eigentlich ein Abstand von drei oder vier Wochen sein. Sie wohnen weit weg, deshalb haben wir in diesen drei Wochen drei Termine für Sie eingeplant. Aber eigentlich ist das zu viel..."

Halt stopp, nicht, dass er auf die Idee kam, den dritten Termin zu streichen! Wenn es nach mir gegangen wäre, hätte ich jeden Tag energetische Therapie. Schließlich wollte ich doch schnell meine Psyche in Ordnung bringen.

Dr. S. fragte weiter nach.

„Ich fühle mich rastlos", versuchte ich, ihm meine innere Unruhe zu erklären. „Meine Gedanken springen hin und her, ich werde bombardiert von Gedanken, das ist zum Verrücktwerden. Und oft bin ich ohne Grund traurig."

Er überlegte einen Moment, dann schlug er CBD-Öl vor. Das wurde aus Hanf hergestellt und sollte die Psyche beruhigen. „Wichtig ist die Herkunft des CBD-Öls." Er strich sich übers Kinn. „Ich kenne eigentlich nur ein sicheres Produkt." Er schaute in seinem Computer nach und schrieb einen Namen und eine Telefonnummer auf einen Zettel.

146

Dann ging er die Ergebnisse der Bioresonanzdiagnose mit mir durch und kam auf meine Allergien zu sprechen. Was hatten Allergien mit Krebs zu tun?

„Körper, Geist und Seele sind Teile eines Ganzen - des ganzen Menschen. Wenn ein Teil aus dem Gleichgewicht geraten ist, wirkt sich das auf die anderen Teile aus." Er verschrieb mir Enzyme zur Darmsanierung.

Dr. S. führte keinen Krieg gegen Symptome. Er führte überhaupt keinen Krieg. Er versuchte, die Ursachen zu finden und Gleichgewicht herzustellen, wenn der Mensch aus der Balance geraten war.

„Gegen Ende dieses Jahres sollten Sie Ihre alten Zahnfüllungen entfernen lassen", empfahl er mir. „Amalgam führt zu einer dauerhaften, körperlichen Belastung. Alles, was Ihren Körper schwächt, kann Krebs begünstigen." Außerdem wäre es gut, meine Wohnung, vor allem den Schlafplatz, auf Störfelder, Erdstrahlungen und Elektrosmog zu überprüfen. Und in etwa einem Jahr sollte ich eine Unterleibs-OP machen lassen, um auch das gynäkologische Problem zu beheben.

„Am wichtigsten ist aber Ihre Psyche", betonte er.

Das sah ich ganz genauso.

Dankbar und nachdenklich verließ ich an diesem Tag die Praxisklinik. Gesundheit ist Gleichgewicht. In diesem Sinne wurde ich bei Dr. S. ganzheitlich behandelt und meine Selbstheilungskräfte wurden gestärkt, damit mein Körper, mein Geist und meine Seele bestmöglich in Einklang kamen.

Wie gut, dass ich auf meine innere Stimme gehört hatte!

An meinem letzten Tag im Ärztezentrum, als alle Behandlungen gelaufen waren, war ich wieder bei Dr. S., diesmal zum Abschlussgespräch.

Er ging die Aufzeichnungen und die aktuellen Blutwerte durch, dann schaute er mich aus seinen freundlichen Augen an. „Wie geht es Ihnen?"

Zu meiner Verwunderung hatte ich plötzlich einen Kloß im Hals und meine Augen brannten. Ich würde doch wohl nicht anfangen zu weinen? Dazu hatte ich wirklich keinen Grund.

Ich schluckte mühsam. „Mir geht's gut", sagte ich, schluckte nochmal und spürte, dass meine Unterlippe zitterte.

Sie werden sterben, wenn Sie die Chemotherapie ablehnen! Der Krebs kommt schneller zurück, als Sie gucken können!

„Ich habe Angst, dass der Krebs wiederkommt", gestand ich.

Der Arzt schüttelte den Kopf. „Sie sind jetzt gesund." Das klang wie eine Tatsache.

Ich erzählte ihm, was mir die Krankenhausärztin angedroht hatte.

Er lächelte. „Nein. Es ist genau andersrum. Sie sind gesund, weil Sie *keine* Chemotherapie gemacht haben!"

Ich bin gesund, weil ich keine Chemotherapie gemacht habe? „Ist das wirklich wahr?"

„Ja." Er nickte. „Es war richtig, dass der Tumor entfernt wurde. Aber nach einer solchen Operation müssen wir dem Körper bei der Selbstheilung helfen und das Immunsystem stärken. Chemotherapie zerstört nicht nur die Krebszellen, sondern auch die gesunden Zellen im gesamten Organismus."

Ich atmete durch. Genau deswegen war ich ja hierher gekommen.

Dr. S. hob die Schultern. „Chemotherapie ist ein Geschäft. Ein Arzt, der Chemotherapie verabreicht, verdient zehnmal mehr als einer, der das nicht tut."

Wenn das stimmte, dann stellte sich die Frage, warum das so war. Waren Chemotherapie-Ärzte fleißiger oder kompetenter als andere Ärzte? Mir fiel ein, dass ich mal irgendwo gelesen hatte, Ärzte seien die Sklaven der Pharmaindustrie. Demnach arbeiteten angeblich einige Hausärzte mit bestimmten Pharmaunternehmen zusammen und profitierten davon, wenn sie deren Produkte anstatt die möglicherweise wirkungsvolleren oder preisgünstigeren Medikamente eines anderen Unternehmens verordneten.

„Lehnen Sie denn die Chemotherapie grundsätzlich ab?", fragte ich Dr. S.

„Nein. Chemotherapie kann absolut Sinn machen. Vor allem in schweren, akuten Fällen als erste Maßnahme. Oder wenn der Krebs ein Organ befallen hat. Diese Patienten schicke ich zu einem Kollegen, der das Medikament dann direkt in das betroffene Organ gibt. Das ist sinnvoller, als es im ganzen Körper zu verteilen."

Das klang auch für mich als Laien logisch.

„Wichtig für Sie ist, dass Sie vierteljährlich zur Kontrolle wiederkommen. Dank der umfangreichen Blutuntersuchungen und auch des 3-D-Ultraschalls würden wir im Falle eines Falles sofort Veränderungen bemerken und könnten rasch reagieren. Hierin liegt meiner Meinung nach ein großes Versäumnis der konventionellen Medizin. Dort finden die Kontrollen in viel zu großen Abständen statt."

„Ich bin in drei Monaten wieder hier", versprach ich. „Na ja, eigentlich schon in vier Wochen." Dann war mein nächster Termin bei der schamanischen Heilpraktikerin. Ich würde den weiten Weg auf mich nehmen, die Psyche war ja meine wichtigste Baustelle. Außerdem hoffte ich, dass mir das CBD-Öl half. Das winzige Fläschchen hatte 150 Euro gekostet.

Dr. S. brachte mich zur Tür und gab mir zum Abschied die Hand. „Alles Gute für Sie!"

Ich hatte schon wieder einen Kloß im Hals. „Auf Wiedersehen", stammelte ich und trat einen Schritt hinaus. Dann drehte ich mich noch einmal zu ihm um und ließ mein Herz sprechen: „Danke für alles, Herr Dr. S.. Sie sind ein Segen!"

Er lächelte, ruhig und warmherzig. „Vielen Dank."

Kahlschlag

Lerne loszulassen, das ist der Schlüssel zum Glück.
(Buddha)

Ich spürte zwar, dass ich ein bisschen Zeit und Ruhe bräuchte, um wieder zu Hause anzukommen, aber ich stürzte mich gleich kopfüber in die Arbeit. Es war viel einfacher, mich mit Arbeit abzulenken als auszuruhen. Außerdem waren es nur noch drei Wochen bis zum Umzug und da kam Rumsitzen sowieso nicht in Frage. Ich packte an, wie ich es immer getan hatte, und fragte niemanden um Hilfe. Meine innere Stimme hatte keine Chance, ich funktionierte auf Autopilot.

Ich räumte die Schränke und Regale leer, packte die Sachen in Kartons und Kisten, und verkaufte und verschenkte alles, was ich nicht mitnehmen konnte. Gegen Ende der Woche wurden die schönen Möbel aus meinem Seminarraum abgeholt. Zwei Männer griffen zum Werkzeug und zerlegten den großen Tisch. Im Galopp trugen sie die Einzelteile und die Stühle die Treppe runter nach draußen und brausten davon. Nun war das Zimmer leer - nur die mit Farben, Zitaten und Büchern gestalteten Wände erinnerten noch an meine Schreibseminare.

Ich musste daran denken, mit welcher Freude ich den Raum renoviert und eingerichtet hatte. Loslassen heißt es so schön. Loslassen war offenbar momentan mein Thema. Allerdings war mir nicht klar, wie Loslassen ging. *Lass los*, das klang in den Büchern immer so einfach. Als würde das jeder selbstverständlich können. Ich biss die Zähne zusammen, holte das Kursmaterial aus dem Wandschrank und packte es in einen Umzugskarton.

Vielleicht konnte ich ja irgendwann wieder mal ein Schreibseminar geben, die Hoffnung wollte ich mir bewahren. Den Karton und einige andere Dinge konnte ich bei meiner Mutter auf dem Dachboden lagern. Abends hatte ich meinen PKW-Anhänger und das Auto vollgeladen, fuhr die 80 Kilometer zu meiner Mutter, lud alles aus und fuhr völlig erschöpft wieder zurück.

Am nächsten Morgen suchte ich alles zusammen, was Darius gehörte. Die Farben und Pinsel, die er mir geliehen hatte, sein Werkzeug aus der Garage, außerdem Utensilien von unseren gemeinsamen Auftritten. Ich ging auf den Dachboden, nahm die große Leinwand ab und musste an letzten Sommer denken, als ich draußen auf der Terrasse saß und meinen Liebesroman überarbeitete, während Darius hier oben Musikvideos produzierte.

Darius kam am Abend, um die Sachen abzuholen. Wir begrüßten uns mit einer kurzen Umarmung und setzten uns aufs Sofa im inzwischen ziemlich kahlen Wohnzimmer. Es war ein bisschen wie früher, aber wir hielten nicht Händchen. Doch ich hörte ihm so aufmerksam zu wie immer und bewunderte ihn, und wie immer war ich die Taffe und tat so, als wäre bei mir alles supi. Darius fand es cool, dass ich in eine WG zog. Nun, wenn er das sagte, dann war es wohl wirklich cool.

Anfang März war der Umzug. Ich hatte zwei Helfer zum günstigen Festpreis im Kleinanzeigenmarkt gefunden, zwei eifrige Jungs, die, wie sich bald herausstellte, noch nicht viele Umzüge gestemmt hatten. Sie schrammten mit den Möbeln an den Wänden entlang und ich zuckte bei jedem *Ritsch* zusammen. Im Nu war alles verstaut und wir fuhren los.

An diesem Tag schloss ich zum ersten Mal die ramponierte Eingangstür zu meiner neuen Bleibe auf. Ich ging durch die enge, vollgestellte Diele zur doppelt gesicherten Wohnungstür, die mit einem vergilbten Seidenblumengesteck verziert war. Ich wusste bereits, dass Astrid Angst vor Einbrechern hatte - nicht wegen irgendwelcher Wertgegenstände, sondern wegen ihres Chihuahuas. Astrid befürchtete tatsächlich, dass Einbrecher kommen und ihren kleinen Hund klauen könnten. Deswegen glich die Wohnung Fort Knox und deswegen waren auch alle Außenrollläden unten.

Der Geruch nach kaltem Rauch und Muff stieg mir in die Nase, die Wohnung war stockdunkel. Ich knipste das Licht an und zog eine Außenjalousie hoch, dann half ich mit, den ganzen Kram aus Diele und Wohnungsflur beiseite zu räumen. Kaum war die Bahn frei, trugen die beiden Helfer auch schon eines meiner Bücherregale rein. Dass sie wieder an den Wänden entlang schrammten, war kaum zu vermeiden, denn sie mussten dreimal scharf um die Ecke biegen und der Flur war wirklich sehr schmal.

Schnaufend stellten sie das Regal in meinem Zimmer ab, dann ließen sie den Blick durch das Zwölf-Quadratmeter-Zimmer gleiten. „Aha, zurück zu Mutti", meinte der eine gutmütig grinsend.

„Jaja, bei Mutti ist's doch immer noch am besten", sagte er andere, und schon verschwanden sie wieder nach draußen.

Als alle Sachen ausgeladen waren, bezahlte ich die beiden, wir verabschiedeten uns und schon fuhren sie davon. Hier würde ich also zukünftig wohnen. Mitten in der Stadt in einem Zwölf-Quadratmeter-Zimmer mit Küchen- und Badbenutzung. *Bei Mutti.* Bett, Nachtschrank, Bücherregale, Kleiderschrank, Schreibtisch und Stuhl. Ich hatte nicht mal Platz für ein kleines Sofa oder einen Sessel.

Energisch wischte ich mir die Tränen aus dem Gesicht. Ich war undankbar. Wie viele arme und obdachlose Menschen würden sofort mit mir tauschen! Es kommt immer auf die Sichtweise an. Hauptsache, ich blieb gesund. Wo und wie ich wohnte, war doch gar nicht so wichtig.

Direkt vor dem Fenster meines Zimmers war ein Streifen Gestrüpp, dann der Bürgersteig, die Straße mit einem einzigen mickrigen Baum, parkende Autos und hohe Häuser. Den ungepflegten Garten würde ich mir nicht lange angucken. Es juckte mich jetzt schon in den Fingern, ihn in Ordnung zu bringen. Aber erstmal musste ich mein Haus weiter leerräumen.

Ich ließ die Jalousie wieder runter, schaltete das Licht aus und schloss die Türen zweimal ab. Aufatmend setzte ich mich in mein Auto und fuhr nach Hause.

Beim Aussteigen wunderte ich mich über den Krach, der vom rückwärtigen Garten her zu hören war. Normalerweise war es hier immer herrlich ruhig, aber jetzt schien ein Bagger am Werk zu sein. Das ergab keinen Sinn. Rundherum waren nur Gärten und kein Nachbar hatte einen Bagger.

Mein Garten war an drei Seiten von Bäumen und Hecken umgeben und vorne standen die Garage und das Haus. Ich hätte das ganze Haus umrunden müssen, um dem Lärm auf die Spur zu kommen, also kümmerte ich mich erstmal nicht weiter darum und öffnete die Haustür.

Es war seltsam, durch die fast leeren Räume zu gehen. Ich verdrängte die Gefühle, die da in mir hochkommen wollten, und konzentrierte mich auf das Zeugs, das ich noch wegschaffen musste.

So trug ich einen leeren Umzugskarton ins Büro, um die Aktenordner einzupacken - und blieb wie angenagelt stehen, als mein Blick die Terrassentür streifte. Ich traute meinen Augen nicht.

Ein riesiger Bagger riss die Bäume auf der hinteren Grundstücksgrenze heraus, die halbe Baumreihe war schon weg. Der Bagger hatte eine Zange, die wie eine große Greifhand aussah. Schon packte sie den nächsten Baum, zog ihn wie ein Streichholz aus der Erde und warf ihn auf den großen Haufen zu den anderen.

Ich war fassungslos. Vorher waren die Bäume eine immergrüne, dichte Wand gewesen, die meinen Garten von den Nachbargrundstücken abgeschirmt hatte. Im Frühjahr hatten in den Zweigen Vögel gebrütet und das ganze Jahr hindurch waren Eichhörnchen und Igel dort zu Hause gewesen. Tränen schossen mir in die Augen, mein Herz tat mir weh. Wieso machen Menschen sowas? Zerstören einfach die Natur, wie es ihnen gefällt. Ich kapierte das nicht.

Wie sehr hatte ich diesen Garten geliebt, wie viele schöne Stunden hatte ich hier verbracht! Jetzt war meine Terrasse ein Präsentierteller mit freiem Blick auf die umliegenden Häuser.

Das war nicht mehr meine Terrasse und auch nicht mehr mein Garten, machte ich mir energisch klar. Was für ein unglaublicher Zufall, dass der Kahlschlag genau heute, am Tag meines Auszugs, geschah. So traurig die Zerstörungsaktion war - sie machte mir den Abschied ein kleines bisschen leichter.

Auf neuen Wegen

Und dann muss man ja auch noch Zeit haben,
einfach dazusitzen und vor sich hinzuschauen.
(Astrid Lindgren)

Eine unsichtbare Kraft schien mich immer wieder in einen dunklen Abgrund zu ziehen. An manchen Tagen war ich so erschöpft, dass mich schon ein einziges Telefonat überforderte. Nachts rissen mich Angstattacken und Alpträume aus dem Schlaf. Meine psychische Konstitution, die ja vermutlich die Ursache für den Brustkrebs war, hatte sich nicht gebessert, zumindest empfand ich es nicht so. Ich fragte die schamanische Therapeutin in Bonn um Rat.

„Sie brauchen mehr Unterstützung", meinte sie. „Sie wohnen zu weit weg und können nicht so oft hierher kommen. Am besten suchen Sie sich zusätzlich jemanden an Ihrem Wohnort."

Mit Grausen dachte ich an die beiden Psychotherapeuten, mit denen ich in den letzten Jahren Bekanntschaft gemacht hatte. Der eine ein herablassender Schnösel, der mir verbot zu weinen. Der andere ein buckliger, zittriger, völlig verwirrter, offensichtlich kranker alter Mann.

Ratlos hob ich die Schultern. „Wen soll ich denn da suchen?"

„Am besten jemanden, der Trauma- oder Körpertherapie macht", empfahl sie mir.

Bei dem alten, zittrigen Mann war ich zur Traumatherapie gewesen. Ich entschied mich also für Körpertherapie, auch wenn ich keinen Schimmer hatte, was das war.

Daheim setzte ich mich an den PC und fand ein paar Therapeutinnen in der Nähe. Ich überflog die Namen und dazugehörigen Gesichter, entschied mich für das Foto einer unscheinbar wirkenden grauhaarigen Frau und vereinbarte einen

Termin bei ihr. Körpertherapie wurde natürlich *nicht* von meiner Krankenkasse bezuschusst, was für eine Überraschung.

Ängste überwinden - angstfrei leben stand auf dem Praxisschild. Das klang ja schon mal prima. Ich freute mich auf sanfte Entspannungsmassagen, um die inneren Blockaden zu lösen. Vielleicht würde ich ja auch ein paar Bewegungen lernen, um Körper und Psyche in Einklang zu bringen. Ich trug bequeme Sachen und hatte meine Sporttasche dabei, war also für alle Eventualitäten gerüstet.

Die Therapeutin sah genauso unscheinbar aus wie auf dem Foto. Sie trug mehrere Lagen Baumwollklamotten, begrüßte mich mit einem warmherzigen Lächeln und bat mich, die Schuhe vor der Tür auszuziehen. Rustikale Fußbodendielen, die Wände in warmen Farben gestrichen, helle massive Holzmöbel. Ein Wohlfühlraum. Ah, und siehe da, eine Behandlungsliege. Perfekt.

Leider wurde ich nicht massiert. Und turnen sollte ich auch nicht. Stattdessen ging es in der Körpertherapie darum, Gefühle und körperliche Empfindungen wahrzunehmen. Dazu brauchte es Übung, zumindest für jemanden wie mich, die mit der Frage „Was fühlst du gerade?", nicht viel anfangen konnte.

Quasi zum Reinschnuppern machte die Therapeutin eine Wahrnehmungsübung mit mir. Dank ihrer ruhigen, einfühlsamen Stimme fiel es mir leicht, ihrer Anleitung zu folgen. So gelang es mir erstaunlich gut, bewusst zu atmen, mich auf mein Inneres zu fokussieren und „Antworten" von meinem Körper zu bekommen. Aber kaum war ich wieder zu Hause, schaffte ich es keinen einzigen Moment, präsent zu sein, meinen Körper zu spüren und meine Gefühle wahrzunehmen. Meine Gedanken führten wieder ihr Eigenleben und machten, was sie wollen. Ich war angespannt, gehetzt und wie getrieben.

Seit der Diagnose waren Monate vergangen, und obwohl ich es oft versuchte, konnte ich keinen Roman mehr zu Papier bringen. Selbst wenn ich stundenlang an den Sätzen feilte, blieben sie sperrig und verkrampft. Ich war jetzt gesund und hatte Zeit genug, aber ich brachte nichts Lesenswertes zustande. Der Schock der Diagnose hatte mir den Boden unter den Füßen weggezogen und mir mein Schreiben genommen. Was für ein Verlust! Keine rettende Insel der Phantasie mehr, kein Flow, keine Freude. Ich war keine Autorin mehr, ich war gar nichts mehr.

Ich führte zwar Tagebuch, aber das war was anderes. Ich produzierte nichts, ich leistete nichts Besonderes. Ich war nur müde, so müde, dass ich mich dauernd hinlegen musste. Wenn ich nicht gerade schlief, las ich Bücher über Krankheit, Heilung und Spiritualität. Ich meditierte, visualisierte, betete und machte jeden Morgen meine Yoga-Übungen. Manchmal traf ich mich mit einer Freundin. Ich ging zur Körpertherapie, zum Biodanza und zum Squaredance.

Außerdem ging ich täglich spazieren oder ich joggte, was in diesem Stadtteil kein Vergnügen war. Aber ich hatte die Gegend rundherum erkundet und einen schönen Naturpfad gefunden, der durch Wiesen an einem Kanal entlang führte. Dort konnte ich durchatmen. An den Wochenenden fuhr ich meistens zu meiner Mutter und arbeitete im Garten. Eigentlich machte ich eine Menge, aber im Vergleich zu den meisten Leuten, die jeden Tag zur Arbeit gingen und gemessen an den hohen Erwartungen an mich selbst, war das alles gar nichts.

„Nichtstun ist vollkommen in Ordnung", meinte die schamanische Therapeutin in Bonn. „Der Gesundungsprozess nach der Operation dauert mindestens ein Jahr. Diese Zeit sollten Sie sich auf jeden Fall nehmen."

„Ein ganzes Jahr?"

Die Therapeutin schaute mich unter zusammengeschobenen Brauen an. „Krankheit ist in unserer Gesellschaft oft die einzige akzeptierte Meditationsform. Wer mitten am Tag ein Schläfchen macht oder meditiert, um sich wieder aufzuladen und zu erfrischen, wird als hedonistisch oder verantwortungslos angesehen. Aber sich bei einer Grippe auszuruhen, ist sozial anerkannt. Da läuft doch was verkehrt, finden Sie nicht? Gönnen Sie sich Ruhe, Sie haben ja sogar das gesellschaftlich verbriefte Recht dazu!"

Bedeutete das etwa, dass ich noch monatelang weiter *nichts* tun sollte? Ja, richtig. Das beruhigte mich ein bisschen, weil ich ja oft so erschöpft war, und gleichzeitig stresste es mich. Ich hatte die Ursache für den Brustkrebs immer noch nicht gefunden, und wenn ich sie nicht bald fand, würde der Krebs zurückkommen. Ich vertrödelte die Zeit und war zu langsam.

Ja, und wann würde ich endlich herausfinden, was es bedeutete, richtig zu leben?

Absage

Es ist leichter, die Menschen zu täuschen, als sie davon zu überzeugen, dass sie getäuscht worden sind.
(Mark Twain)

Corona war auf einmal das Thema Nummer eins. Ich hielt mich von den Nachrichten fern, um mich nicht vom kollektiven Angst-Sog mitreißen zu lassen, ging lieber nach draußen an die frische Luft, machte Sport und ernährte mich gesund. Vermutlich schützte mich das besser vor krankmachenden Viren als Desinfektionsmittel und Masken.

Dass ein neuer Impfstoff normalerweise erst nach zehn Jahren der Erforschung und Prüfung die Zulassung bekommt, wurde erstaunlicherweise einfach ignoriert. Das stärkte mein ohnehin erschüttertes Vertrauen ins deutsche Gesundheitssystem nicht gerade. Ich fragte mich vielmehr, wer denn wohl finanziell von dieser Sache profitierte und empfand die öffentliche Berichterstattung als einseitig und unkritisch. Zu der sogenannten Risikogruppe zählte ich mich nicht, schließlich hatte ich Krebs überstanden, was konnte mir so ein blöder Virus schon anhaben?

Obwohl ich mich bewusst mit anderen Dingen beschäftigte, bekam ich mehr als genug von der allgemeinen Hysterie mit - vor allem dank meiner Mitbewohnerin Astrid. Astrid war bestens informiert, sie verbrachte den größten Teil des Tages mit ihrem kleinen Hund auf dem Sofa vorm Fernseher. Weil es angeblich bald keine Lebensmittel mehr geben sollte, hatte meine ohnehin zu Kaufsucht neigende Mitbewohnerin in allen Winkeln der Wohnung und im Keller Vorratslager angelegt. Falls eine Hungersnot ausbrechen oder die Toilettenpapierproduktion für immer eingestellt werden sollte, wäre Astrid dafür gerüstet. Sie redete von nichts anderem mehr als von der bevorstehenden Krise und so ertappte ich mich eines Tages dabei, dass ich Haferflocken auf Vorrat einkaufen wollte. Doch ich kam zu spät: Das Regal im Supermarkt war bereits leergefegt.

Angst beherrschte die Menschen und machte sie zu Gegnern. Es war erschreckend, wie schnell sich die Bevölkerung in zwei Lager spaltete. Eine Annäherung schien nicht möglich zu sein. Es gab die Unkritischen und die sogenannten Verschwörungstheoretiker. Die Spaltung ging bis in die Familien hinein, sie trennte Verwandte, Freunde und Kollegen.

Millionen Menschen lauschten den Mutmaßungen und Anweisungen des Gesundheitsministers, als verkünde er eine neue Religion. Also wenn *ich* für die Nachrichtensendungen zuständig gewesen wäre, dann hätte ich den Zuschauern Tipps gegeben, wie sie ihre Abwehrkräfte stärken können, damit sie gesund blieben. Doch von Gesundheit wurde nicht gesprochen, nur von Krankheit und Tod. Die Sender überboten sich mit Befürchtungen, Behauptungen und Horrorszenarien, untermalten das Ganze mit schrecklichen Bildern und verbreiteten ausnahmslos Angst. Angst verursacht Stress im Körper, schwächt das Immunsystem und macht krank, das ist wissenschaftlich erwiesen. Aber auch das interessierte wohl gerade niemanden.

Auf einmal waren die meisten Läden zu und man durfte sich nicht mehr mit anderen Leuten treffen. Für mich war das nicht so schlimm, denn draußen in der Natur war es wunderbar. Nur schade, dass Yoga und Biodanza nicht mehr stattfanden. Ich erkundete per Fahrrad die weitere Umgebung, entdeckte einen Wald und einen See, und radelte kilometerlang am Kanal entlang. Das Wetter war traumhaft, wochenlang, die Sonne strahlte vom hellblauen Himmel, der Frühling zeigte sich von seiner besten Seite.

Eines schönen Tages wollte ich es mir mit einem Buch im Garten auf der Liege gemütlich machen. Ich erwischte einen sonnigen Fleck an der Hecke zum Nachbargrundstück und mummelte mich in eine Wolldecke. Um zu entspannen, musste ich nur noch das verwahrloste Grundstück, die hohen Häuser mit ihren zahllosen Fenstern, die vorbeilaufenden Menschen und den Straßenverkehr ausblenden. Das klappte nicht besonders. Als plötzlich direkt neben mir Kinder durch die Hecke guckten und wild zu kreischen anfingen, rappelte ich mich wieder hoch, klappte die Liege zusammen, packte Buch, Getränke und eine Picknickdecke in meinen Fahrradkorb und suchte mir einen Platz in der Natur.

Am nächsten Tag nahm ich endlich den Garten in Angriff. Der hatte es mehr als dringend nötig. Müll stapelte sich an der Hauswand, das Unkraut wucherte kniehoch, unterm Efeu war ein Rattennest und der Plattenweg war von Wühlmäusen unterhöhlt. Offensichtlich hatte hier schon jahrelang niemand mehr richtig klar Schiff gemacht. Bewaffnet mit Hacke und Plattschaufel befreite ich ein zugewuchertes Beet von dicken Grasbüscheln und rückte dann dem Moos auf den schiefen Gehwegplatten zu Leibe.

Der Schweiß lief mir den Rücken runter, mein Shirt klebte auf meiner Haut. Puh, war das anstrengend! Ich ackerte weiter, bis ich irgendwann so außer Atem war, dass ich eine kleine Erholungspause einlegen musste. Mich auf die Schaufel abstützend, ließ ich meinen Blick über das Gestrüpp wandern. Da stand mir noch tagelange schwere Arbeit bevor. Plötzlich schoss mir ein Gedanke durch den Kopf. Was machte ich hier eigentlich - und vor allem, warum? War das *mein* Garten? Nein. Hatte ich irgendwas davon, außer Arbeit? Nein.

Der Garten war das absolute Chaos, aber wieso sollte *ich* ihn in Ordnung bringen? Astrid kümmerte sich nicht darum und der Mieter im ersten Stock auch nicht. Da konnte es mir doch genauso egal sein, wie es hier aussah. Ich brachte die Geräte wieder weg und zog die Arbeitshandschuhe aus. Nun musste ich nur lernen, den Wildwuchs draußen vor meinem Fenster und vor der Haustür zu ignorieren. Eine Herausforderung - und sicher eine hilfreiche Erfahrung.

Eines Tages empfing mich Astrid bester Laune. „Freitagabend kommen ein paar Freundinnen zu Besuch", trällerte sie. „Ich hab ihnen gesagt, dass du auch dabei bist. Sie freuen sich schon darauf, dich kennenzulernen!"

Ich schluckte. Hätte sie mich nicht erstmal fragen können, ob ich überhaupt Zeit habe? Und ob ich Lust dazu habe? Mein Magen zog sich zusammen, aber ich brachte kein Wort raus. Es war nicht das erste Mal, dass sie einfach über mich bestimmte. Ich mochte das überhaupt nicht, aber ich war nicht in der Lage, ihr das zu sagen. Ich war Meisterin im Umschiffen von Konflikten, hatte ein ausgeprägtes Harmoniebedürfnis und war überaus anpassungsfähig.

Mühsam zwang ich mich zu einem Lächeln. Astrid meint es doch nur gut mit mir, redete ich mir ein. Sie will, dass ich auch bei den tollen Partys und Unternehmungen mitmachen kann, von denen sie mir so viel vorschwärmt. Ich soll ihre Freundinnen kennenlernen und werde dann bald zur Single-Freizeitgruppe dazugehören. Ist es nicht wirklich nett von ihr, dass sie sich so sehr um mich bemüht? Warum freue ich mich nicht darüber, anstatt so undankbar zu sein?

Freitag nahte. Astrid schleppte Sektbuddeln und Berge von Fressalien ran und war allerbester Stimmung. Von Stunde zu Stunde wurde das dumpfe Gefühl in meinem Bauch bohrender, inzwischen hatte ich einen richtigen Horror vor diesem Abend. Ich wollte lieber alleine sein, ich hatte absolut keine Lust auf eine feucht-fröhliche Kennenlernrunde, bei der sich alle zuprosteten und ich mit Mineralwasser danebensaß. Ich wollte Astrid nicht enttäuschen, aber dieser *Mädels-Abend* überforderte mich total. Wahrscheinlich steigerte ich mich da gerade in was rein. Was war bloß mit mir los? Hatte ich mir das WG-Leben nicht genau so vorgestellt, mit lustigen Abenden in geselliger Runde? Warum freute ich mich nicht einfach darauf, neue Leute kennenzulernen? Hatte ich auf einmal eine Sozialphobie?

Nein, es gab einen anderen Grund. Nächste Woche würde ich nach Bonn zur Kontrolle fahren. Tief im Inneren hatte ich furchtbare Angst, dass der Krebs zurückgekommen war. Meistens konnte ich die dunklen Gedanken ausblenden, aber jetzt, wenige Tage vor dem Termin, war ich nervös und dünnhäutig. Das Trauma der Diagnose saß mir noch immer in den Knochen.

„Schicken Sie so oft wie möglich Licht in Ihren Körper!", sagte die Körpertherapeutin. „Damit tun Sie sich etwas Gutes. Füllen Sie jeden Winkel mit Licht. Das sollte Ihnen leichtfallen, Sie haben doch eine gute Vorstellungskraft."

Ich versuchte, meiner Angst mit Entspannungs- und Atemübungen zu begegnen, und füllte meine Zellen mit Licht. Gleichzeitig wälzte ich den bevorstehenden Mädelsabend in meinem Kopf hin und her und rang mit mir, bis ich endlich all meinen Mut zusammennahm und absagte. Mit wohlüberlegten Worten - ich wollte Astrid ja nicht kränken - erklärte ich ihr, dass es mir gerade nicht so gut ging und ich lieber allein sein wollte.

Sie guckte mich verständnislos an und ich kam mir vor wie eine Versagerin. Zerknirscht kroch ich zu Kreuze und entschuldigte mich wortreich. Aber Astrid war sauer. „Dann eben nicht! Ich hab's nur gut mit dir gemeint!", fauchte sie und stapfte davon.

Bekümmert schaute ich ihr hinterher und auf einmal schlug meine Hilflosigkeit in Ärger um. Hätte sie nicht wenigstens *versuchen* können, mich zu verstehen? Warum akzeptierte sie nicht einfach meine Entscheidung? Sie hatte kein Recht, mich so zu behandeln. Ich war wütend auf sie, aber in Wirklichkeit war ich wütend auf mich selbst. Ich hätte ihr *gleich* sagen müssen, dass sie keine Verabredungen über meinen Kopf hinweg machen soll. Aber weil es mir so unglaublich schwerfiel, Grenzen zu setzen, und ich obendrein Angst vor Auseinandersetzungen hatte, hatte ich mal wieder den Mund gehalten.

Um an dem besagten Abend nicht in meinem Zimmer zu hocken, Wand an Wand mit der fröhlichen Runde im Wohnzimmer, fuhr ich übers Wochenende zu meiner Mutter. Am Sonntag kehrte ich zurück. Astrid war immer noch eingeschnappt, also bemühte ich mich, ihr die Sache noch einmal zu erklären: Meine Absage hatte nichts mit ihr oder ihrer Singlegruppe zu tun, sondern nur mit meiner momentanen Verfassung.

„Meine Freundinnen hätten dich sehr gerne kennengelernt", zischte sie und funkelte mich böse an. „Hatten wir halt ohne dich einen netten Abend!" Damit ließ sie mich stehen und rauschte davon.

Ach, wenn ich doch nur *gleich* die Wahrheit gesagt und die Einladung dankend abgelehnt hätte! Ich war nicht ehrlich gewesen - weder Astrid noch mir selbst gegenüber. Jetzt war sie beleidigt und ich fühlte mich schuldig. Das hatte ich nun davon.

Am nächsten Tag schrieb mir meine einstige Vermieterin, dass der verloren geglaubte Koffer wieder da war. Monate nachdem er eigentlich in Bonn angekommen sein sollte, war er jetzt bei meinem ehemaligen Zuhause abgestellt worden. Ich verabredete ein Treffen und parkte auf dem Grünstreifen an der Straße. In der Einfahrt stand ein Van, das Garagentor war offen, ich sah die neue Mieterin in der Garage werkeln. Offenbar wollte sie das schöne Wetter ausnutzen, denn gerade schob sie einen blitzsauberen grün-weißen Rasenmäher raus.

Wehmut stieg in mir auf. Hach, wie gerne hatte ich mich immer um diesen Garten gekümmert. Aber ich freute mich mit ihr. „Oh, wie schön, Sie wollen den Rasen mähen", begrüßte ich sie herzlich. „Haben Sie sich schon ein bisschen eingelebt?"

Sie presste die Lippen zusammen und guckte mich grimmig an. „Ich zieh hier nicht ein", knurrte sie und wies auf die geöffnete Hecktür des Vans. „Ich bin gerade dabei, meine Sachen abzuholen."

„Aber wieso das denn?", fragte ich betroffen.

„Wegen des Gartens." Sie wies zum hinteren Grundstück. „Auf dem Nachbargrundstück wird gebaut. Ich will meine Ruhe haben und nicht auf einer Baustelle wohnen!"

164

Das konnte ich gut verstehen. An ihrer Stelle wäre ich auch sehr enttäuscht gewesen. Aber vom Mietvertrag wäre ich sicher nicht zurückgetreten. So ein schönes Haus fand man nur selten und irgendwann würde der Bau nebenan ja auch fertig sein.

„Ich bin mit den Vermietern im Streit und habe meinen Anwalt eingeschaltet", erklärte sie.

Na, das hatten die Vermieter sich bestimmt anders vorgestellt. Nun kostete der Rechtsstreit die beiden alten Leutchen sicher viele Nerven. Andererseits war der Ärger mit dieser Dame vorprogrammiert gewesen, die Vermieter hatten sich halt von dem tollen Posten bei der Stadtverwaltung blenden lassen. Ach, wenn sie mir doch bloß ein bisschen mit der Miete entgegengekommen wären! Dann hätten sie sich den Streit und den Mietausfall erspart. Und ich hätte mein schönes Zuhause behalten...

Mein Koffer stand vor der Haustür. Ich wuchtete ihn die beiden Treppenstufen runter, wünschte der Frau alles Gute und zog ihn die Auffahrt entlang zur Straße. Dann machte ich mich auf den Weg zurück zur WG.

Am Ufer

Mit dem Wissen wächst der Zweifel.
(Johann Wolfgang von Goethe)

Ich startete sehr früh am Morgen, um auf jeden Fall rechtzeitig in Bonn anzukommen. Wenn die Corona bedingten Zugausfälle nicht gewesen wären, hätte ich mich niemals alleine mit meinem alten Audi auf den Weg gemacht. Das hätte ich mir nicht zugetraut. Doch die Fahrt lief ruhig und entspannt, ich konnte sie sogar genießen, und war eine Stunde vorm Termin da. Manchmal schloss ich Dinge automatisch aus, weil ich sie noch nie gemacht hatte. Eine dumme Angewohnheit, die nichts brachte und mich nur einschränkte. Das wollte ich mir abgewöhnen.

Ich hätte noch genug Zeit für einen Spaziergang zum Rhein gehabt oder um mir beim Bäcker was zum Frühstück zu besorgen. Aber ich war zu unruhig. Also ging ich rein und setzte mich in den Wartebereich der Gynäkologin, trank Tee und versuchte zu lesen.

Eine Stunde kann lang sein.

Endlich wurde ich aufgerufen. Mein Herz klopfte mir bis zum Hals, ich war zwar äußerlich ruhig, aber innerlich ein einziges Nervenbündel. Die Ärztin tastete meine Brust ab, dann sollte ich mich für die 3-D-Ultraschall-Diagnose auf die Behandlungsliege legen.

Ich hätte auf den Monitor schauen können, aber das traute ich mich nicht. Ich hatte viel zuviel Angst, dass ich da irgendwas sehen könnte, und starrte stattdessen die weiße Wand an.

Langsam ließ die Ärztin die Sonde über meine Brust gleiten. Zentimeter für Zentimeter. Plötzlich hielt sie inne, es klickte, dann bewegte sie die Maus ein kleines Stück und es klickte wieder. Ich wusste genau, was das bedeutete. Die Ärztin markierte etwas und maß es aus. Mir rutschte das Herz in die Hose. Mein Hals schnürte sich zu, mir wurde ganz schlecht. Hatten die Krankenhausärzte also doch Recht. *Wenn Sie sich nicht behandeln lassen, sind Sie ganz schnell wieder hier.*

„Sie haben ein paar kleine Zysten", sagte die Ärztin.

Zysten. Der Brustkrebs war zuerst auch eine Zyste.

„Die sind harmlos", meinte sie. „Kleine Wasserbläschen. Kein Grund zur Sorge."

Ich schluckte.

Kein Grund zur Sorge. Ich hätte der Ärztin ja gerne geglaubt, aber *Zyste* war in meinem Hirn verankert als Vorstufe von *Tumor*.

Ich wischte das glibberige Gel mit einem Papiertuch ab und zog mich wieder an. Eigentlich hätte ich zufrieden sein können, die Ultraschalluntersuchung war gut gelaufen. Aber die Zysten, auch wenn sie angeblich harmlos waren, bedrückten mich.

Und nun stand auch noch das Gespräch mit Dr. S. über die Ergebnisse der Blutanalyse an. Das Blut war vor zwei Wochen entnommen worden, als ich zur energetischen Therapie hier war.

Mit wackligen Knien ging ich hoch in den dritten Stock und setzte mich in einen Sessel. Hoffentlich, hoffentlich waren meine Werte in Ordnung...

Ich hatte mir vorgenommen, zukünftige Untersuchungsergebnisse telefonisch mit Herrn Dr. S. zu besprechen. Aber heute war ich heilfroh, ihm persönlich gegenüberzusitzen. Falls er schlechte Nachrichten hatte, konnte er mich auffangen, mir das weitere Vorgehen erklären und mich ein bisschen beruhigen. Ich wollte nicht nochmal alleine zu Hause am Telefon mit einer Schreckensnachricht klarkommen müssen.

Der Arzt schaute mich ruhig an und fragte mich nach meinem Befinden. Ich stammelte irgendwas, ich wollte nicht quatschen. Ich wollte hören, dass alles in Ordnung war.

Er griff zur Maus und holte sich die Blutergebnisse auf den Bildschirm. Ruhig und viel zu langsam ging er jeden einzelnen der hunderttausend Werte durch. Erst sagte er, um welchen Wert es

sich handelte und was der aussagte, dann nannte er den Normbereich, also den Bereich, in dem der Wert in Ordnung wäre, und
dann endlich das Ergebnis. Jedes Mal blieb mir die Luft weg und
am Ende konnte ich immer wieder erleichtert aufatmen.

Bis der P1NP-Wert an der Reihe war. Er war erhöht, und zwar
deutlich.

„Was bedeutet das?", fragte ich bang.

„Der P1NP ist ein Marker der Kollagenbildung und des
Knochenaufbaus. Er zeigt Änderungen der Knochenstruktur an",
erklärte Dr. S.. „Haben Sie sich in letzter Zeit etwas gebrochen?"

„Nein."

„Prellungen, Quetschungen oder andere Verletzungen?"

Ich schüttelte den Kopf.

„Hm, dann behalten wir die Entwicklung im Auge, wahrscheinlich ist der Wert beim nächsten Mal wieder im Normbereich.
Wie viel Vitamin D nehmen Sie ein?"

„Fünf- bis sechstausend Einheiten pro Tag plus Vitamin K. So,
wie Sie empfohlen haben."

„Das ist gut, das machen Sie so weiter, dann wird sich der Wert
sicherlich normalisieren."

Ich nickte bedrückt. Eigentlich hatte ich gar keinen Grund,
bedrückt zu sein. Alles war in Ordnung. Aber da waren die Zysten
und der erhöhte Knochenstoffwechsel. Wie gerne hätte ich gehört,
dass alles, wirklich *alles* in bester Ordnung war.

Ich verließ das Sprechzimmer und spürte auf einmal, wie
erschöpft ich war. Die lange Fahrt am frühen Morgen, die Anspannung der Untersuchung und dann das Gespräch mit dem Arzt.
Doch der Tag war noch nicht zu Ende. Nachmittags hatte ich einen
Termin zur energetischen Therapie, die Fortsetzung der Sitzung von
vor zwei Wochen. Eine Familienaufstellung meiner Urgroßeltern
und deren Geschwister, um Familiengeheimnisse, alte Schuld und
Lasten aufzudecken und zu klären. Eigentlich war ich viel zu k.o.,
aber was nützte das, ich wollte ja meine Psyche kurieren. So lag ich

auf der Behandlungsliege unter einer Wolldecke, sank in einen tranceähnlichen Zustand, beantwortete die Fragen der Therapeutin und musste höllisch aufpassen, dass ich nicht einschlief. Die Reise in mein Unterbewusstsein vermischte sich mit kurzen, heftigen Träumen.

Als die Sitzung zu Ende war, fragte ich mich, was von der schamanischen Reise Trance und was Traum gewesen war und ob ich in meinem Bemühen, wach zu bleiben, nicht manche Antworten herbeiphantasiert hatte.

Draußen empfing mich herrlicher Sonnenschein, es war wunderbar warm, wärmer als bei uns in Norddeutschland. Kurzentschlossen holte ich meine Picknickdecke aus dem Auto und machte einen Spaziergang zur Rheinaue. Das hellgrüne Gras war von unzähligen Gänseblümchen übersät und die Bäume trugen Kleider aus Blüten und Knospen.

Ich fand einen schönen Platz am Ufer, breitete meine Decke aus, schaute über den Rhein und genoss die Sonnenstrahlen auf meinem Gesicht. Nach einer Weile machte ich mich über meinen Proviant her - Dinkelbrötchen, Tomaten und Obst - dann schob ich den Rucksack wie ein Kissen unter meinen Kopf. So lag ich da und lauschte dem sanften Schwappen, mit dem das Wasser über die Ufersteine glitt.

Allmählich wanderte die Sonne zum Horizont, die Bäume warfen lange Schatten. Es wurde Zeit, mich auf den Heimweg zu machen.

Platzmangel

Jedes Leben hat sein Maß an Leid.
Manchmal bewirkt eben dieses unser Erwachen.
(Buddha)

Ein paar Tage später überfiel Astrid mich freudestrahlend mit der Nachricht, dass sie einen neuen, größeren Kühlschrank kaufen wolle. Ihr Kühlschrank war völlig in Ordnung und so riesig, dass er locker für eine Familie ausgereicht hätte, aber das Sonderangebot in ihrem Lieblings-Billig-Möbelmarkt war wohl einfach zu verlockend. „Den kaufe ich nur deinetwegen!", behauptete sie mit unüberhörbarem Vorwurf.

„Warum denn meinetwegen?", wunderte ich mich. Schließlich durfte ich im Kühlschrank nur ein einziges Fach benutzen, die anderen Fächer brauchte sie für sich. Ich hatte mich damit abgefunden und mich nicht beschwert.

„Damit du mehr Platz hast!", erwiderte sie ungerührt.

„Du brauchst keinen neuen Kühlschrank zu kaufen. Wenn du nicht ganz so viel einkaufen würdest, hätten wir auch zu zweit mehr als genug Platz", merkte ich vorsichtig an. Astrid kaufte immer bergeweise ein, vor allem, wenn's billig war. Der Kühlschrank war stets übervoll, aber oft hatte sie Appetit auf was anderes und ging dann wieder einkaufen. So stapelten sich die Lebensmittel im Kühlschrank und vieles landete irgendwann im Müll.

Sie überhörte meinen Einwand und hielt mir einen Sonderangebots-Prospekt unter die Nase. Ich warf einen Blick darauf und zuckte die Schultern. Ein neuer Kühlschrank war rausgeschmissenes Geld. Aber Astrid war im Kaufrausch.

Am nächsten Nachmittag stand das gute Stück in unserer Wohnung. Ich half ihr, den alten Kühlschrank in den Anbau zu schleppen, da konnte er dem anderen Gerümpel Gesellschaft

170

leisten. Der neue Kühlschrank war ein Ungetüm und vermutlich für Großfamilien oder Gewerbebetriebe gedacht. Astrid teilte mir nun zwei Fächer zu.

Durch einen Heilpraktiker hörte ich von Johanna Budwig. Die Apothekerin und Biochemikerin starb Anfang dieses Jahrhunderts und gilt als Ernährungspionierin. Sie war überzeugt, dass Krebs durch die von ihr entwickelte Öl-Eiweiß-Kost heilbar sei. Die Budwig-Diät verzichtet auf Fleisch, Fisch, Butter, konservierte Nahrungsmittel, Margarine, Nudeln, Tiefkühlkost und Zucker. Schwer verdauliche und schwer bekömmliche Fette sind tabu, stattdessen sollen ungesättigte Fette einen Hauptteil der Nahrung ausmachen. Johanna Budwig empfahl außerdem tägliche Wechselduschen und die anschließende Hautpflege mit einem von ihr entwickelten Öl.

Ab sofort standen Leinsamen und hochwertiges Leinöl bei mir auf dem Speiseplan. Und ich war sehr mutig und stellte mich morgens unter die kalte Dusche. Arrrggh! Das war schrecklich, aber ich zog es durch. Nach der Dusche ruhte ich mich wie empfohlen zehn Minuten aus, danach rieb ich mich mit dem speziellen Körperöl ein.

Johanna Budwig zufolge sollte man keine geschroteten Leinsamen kaufen, weil die guten Inhaltsstoffe bereits zehn Minuten nach dem Schroten verflogen seien. Also besorgte ich mir eine kleine, elektrische Getreidemühle. Ich trug das gute Stück in die Küche, woraufhin Astrids Augen erst kugelrund und dann ganz schmal wurden.

„Was willst du denn damit?" Eine rhetorische Frage, denn Astrid hasste gesundes Essen und versuchte nicht mal, Interesse zu heucheln.

„Leinsamen mahlen", erklärte ich ihr geduldig. „Die soll man immer frisch geschrotet essen, sonst gehen die Vitamine flöten."

„Aha", murrte sie und beobachtete mit hochgezogenen Brauen, wie ich die Getreidemühle neben den Obstkorb auf mein zugeteiltes Stück Arbeitsplatte stellte.

„So!", sagte ich zufrieden. „Nun fehlt mir nur noch ein Entsafter."

„Ein Entsafter?", quiekte sie und schüttelte den Kopf. „Wo soll der denn noch hin? Dafür ist hier kein Platz!"

Am liebsten hätte ich ihr meine Meinung gesagt. Alle Küchenschränke waren proppenvoll. Vier verschiedene Kaffeeservices (Schnäppchen aus Sonderpostenläden), unzählige Vorratsbehälter, Töpfe, Schüsseln und was weiß ich noch alles. Wenn man eine Schranktür aufmachte, kamen einem garantiert irgendwelche Plastikschüsseln entgegen. Astrid hatte mir in der Küche insgesamt drei Regalfächer zugeteilt, das war wirklich wenig, und deshalb musste ich einen Teil meiner Lebensmittel in meinem Zimmer zwischen Büchern und Aktenordnern verstauen.

Natürlich wehrte ich mich nicht, dachte mir nur mein Teil, sagte kein Wort und verzichtete auf den Entsafter. Zwar hätte ich ihn noch auf die andere Seite neben meinen Obstkorb quetschen können, aber grundsätzlich hatte Astrid ja Recht: Wir hatten keinen Platz.

Ich probierte meine neue Getreidemühle gleich aus, woraufhin sie genervt die Augen verdrehte - und das nervte *mich*. Ihr Augenverdrehen war genauso blöd wie ihre gerümpfte Nase, mit der sie demonstrativ aus der Küche floh, wenn ich eine Gemüsesuppe kochte. Dabei fand ich den Geruch ihrer gebratenen Koteletts und Fritteusen-Hähnchen auch nicht gerade prickelnd.

Vermutlich kam Astrid meine Mietzahlung sehr gelegen, aber auf meine Anwesenheit hätte sie wohl lieber verzichtet. Ich bekam immer mehr Verhaltensregeln aufgebrummt: Nicht so oft duschen, nicht baden, die Heizung nicht benutzen, die alten, knarrenden Türen geräuschlos schließen.

Was hielt mich bloß davon ab, Astrid meine Meinung zu sagen? Angst? Ja. Aber wovor? Vor Konflikt, vor Gewalt, vor Auseinandersetzung, vor Ablehnung. Rein vom Verstand her war mir natürlich klar, dass Astrid nicht mit Fäusten auf mich losgehen würde. Auch war mir klar, dass ich einen Streit mit ihr überleben würde. Das Leben ging weiter, auch wenn sie eingeschnappt war. Aber trotzdem hielt ich den Mund und setzte mich nicht zur Wehr.

Ich hatte schon als kleines Kind gelernt, mich anzupassen, im Grunde hatte ich mich mein ganzes Leben lang angepasst. Und so bemühte ich mich automatisch, es Astrid recht zu machen. Ich kochte mein Essen frühmorgens, wenn sie noch schlief oder wenn sie nicht da war. Ich drehte meinen Heizkörper nur heimlich an und ich verzichtete auf die Badewanne. Ich tappte auf Zehenspitzen über den Flur und schloss leise die Türen. Insgeheim ärgerte ich mich über Astrid - aber viel mehr ärgerte ich mich über mich selbst. Mehr und mehr spürte ich den engen Käfig aus Regeln, Verboten und Vermeidungstaktiken, in dem ich gefangen war.

Vielleicht wäre es besser mit uns gelaufen, wenn ich Astrid mal Paroli geboten hätte. Vielleicht auch nicht, wer weiß das schon. Ich bemühte mich, sie zufriedenzustellen, aber trotzdem oder vielleicht gerade deswegen kam es mir vor, als würde ich auf einer tickenden Zeitbombe sitzen.

Guter Rat

Es gibt keine Sicherheit, nur verschiedene Grade der Unsicherheit.
(Anton Pawlowitsch Tschechow)

Drei Monate waren vergangen, der nächste Check in Bonn stand an.

Die 3-D-Ultraschalluntersuchung ergab nichts Neues, die Zysten waren immer noch da. Kein Grund zur Beunruhigung, meinte die Ärztin, es gebe keine Anzeichen für Tumorentwicklungen. Das war ja schon mal eine gute Nachricht. Die Ergebnisse der Blutuntersuchung würde ich knappe zwei Wochen später erfahren. Diesmal telefonisch.

Das Telefonat sollte mittags stattfinden. Ich bemühte mich, mir keine Sorgen zu machen, aber trotzdem spielten sich Horrorszenarien in meinem Kopf ab. Jetzt bereute ich, dass ich ein telefonisches Gespräch vereinbart hatte. Ich hätte hinfahren sollen, um persönlich mit dem Arzt zu sprechen.

Lauernd hockte ich neben dem Telefon, damit ich bloß das Klingeln nicht verpasste, und als es schließlich soweit war, blieb mir die Luft weg. Plötzlich saß ich wieder in meinem Büro am Schreibtisch, kriegte die Krebs-Diagnose entgegengeschleudert und musste alleine damit fertig werden.

Mit zitternden Fingern ging ich dran und erwiderte krächzend die Begrüßung. In seiner bedächtigen Art las Dr. S. den ersten Blutwert vor. Erst die Bezeichnung, dann den Normbereich und dann das Ergebnis. Er hatte die Ruhe weg und ich war kurz vorm Durchdrehen. Basophile, Calcium, CEA, Beta-Crosslaps, Vitamin B12, Folsäure, Gamma-GT und so weiter. Alles war in bester Ordnung. Atemlos hörte ich ihm zu und wartete auf den Donnerschlag. Das dicke Ende kommt noch, das hatte ich irgendwie im Gefühl.

174

„Es gibt keine Auffälligkeiten bei den Tumormarkern", sagte er und ich wollte gerade mal kurz durchatmen, da sagte er: „Aber Ihr P1NP-Wert hat sich noch einmal erhöht." Er klang besorgt. „Bis 80 wäre normal. Er liegt jetzt bei 138." Er schwieg einen Augenblick, dann fragte er: „Haben Sie sich in letzter Zeit irgendwo angeschlagen oder anderweitig verletzt?"

Ich wünschte, es wäre so. „Nein."

„Hm."

„Was könnte denn sonst dahinterstecken?", fragte ich und wollte die Antwort nicht hören. Jetzt kommt das dicke Ende, hatte ich es doch gewusst. Am liebsten hätte ich mir die Ohren zugehalten.

„Eine frühe Form der Knochenmetastasierung."

Mir blieb das Herz stehen. Krebs in den Knochen? *Nein! Das kann nicht sein!*, rief eine Stimme in mir. Sie klang überzeugend, aber warum sollte ich ihr glauben? Das wäre reines Wunschdenken.

Hatte sich der Krebs in meinem Körper ausgebreitet? Dann hatten die Krankenhausärzte am Ende doch Recht gehabt.

In meinem Kopf ging alles drunter und drüber - und in meinem Herzen sowieso. Ich startete einen hilflosen Versuch und griff nach einem Rettungsring, der gar nicht da war. „Es muss doch irgendeine andere Erklärung für diesen hohen Wert geben", bettelte ich.

Der Arzt schwieg einen Moment. „Keine, die mir bekannt wäre", bedauerte er.

Mein Herz plumpste mir in die Hose und mit Karacho auf den Fußboden.

„Und was... was jetzt?", stammelte ich.

„Sie sollten ein Knochenszintigramm machen lassen", sagte er. „Danach wissen wir mehr."

Ein Knochenszintigramm. Das war diese blöde Untersuchung, bei der man radioaktives Zeugs gespritzt kriegt und dann in die Röhre muss. Verdammt, ich wollte das nicht. Ich ernährte mich gesund, sanierte meinen Darm und bemühte mich, die Altlasten loszuwerden und meinem Körper Gutes zu tun. Das radioaktive Kontrastmittel würde all meine Bemühungen über den Haufen werfen.

Ich vertraute Dr. S., er war ein guter Arzt. Aber in diesem Moment hätte ich seine Erfahrung gerne angezweifelt. Wie aus weiter Ferne hörte ich, dass er sich verabschiedete und mir alles Gute wünschte.

Ich musste also wieder in den Keller und diese Untersuchung machen lassen. Welches Ergebnis würde dabei rauskommen? Nein, ich durfte nicht darüber nachdenken, ich musste handeln. So rief ich im Krankenhaus an und erfuhr, dass sie diese Untersuchungen nicht ambulant durchführten. Ich solle mich ans radiologische Zentrum wenden.

Verdammt, das war *das* radiologische Zentrum, das auch die Biopsie gemacht hatte. Ein schlechteres Omen gab's wohl kaum. Wie ferngesteuert wählte ich die Nummer und bekam einen Termin in dreieinhalb Wochen. Dreieinhalb Wochen warten und mir währenddessen das Schlimmste ausmalen...

Auf einmal fielen mir die Auffälligkeiten in der Lunge ein, die sie im Krankenhaus gefunden hatten. Daran hatte ich überhaupt nicht mehr gedacht. Die sollten nach einem halben Jahr kontrolliert werden, und das halbe Jahr war vorbei. Mich überkam die böse Ahnung, dass diese undifferenzierten Dinger ebenfalls Metastasen waren, genau wie die, die sich gerade durch meine Knochen fraßen.

Alles war umsonst. Ich war geliefert. Der Krebs breitete sich in meinem Körper aus und ich konnte nichts dagegen tun.

Tränen liefen mir die Wangen runter.

Mechanisch wischte ich sie weg, griff zum Telefon und bekam in einer anderen radiologischen Praxis einen Termin zur Thorax-Computertomographie in knapp zwei Wochen.

Ich notierte den Termin in meinen Kalender, er war drei Tage nach dem Urlaub mit meiner Tochter auf einem Reiterhof in der

Lüneburger Heide. Die Reiterferien hatte ich ihr zum Geburtstag geschenkt und wir freuten uns schon riesig darauf.

Meine Tochter hatte diesen Urlaub mehr als verdient. Sie war immer für mich da, sie hatte so viel für mich getan. Wegen mir hatte sie keine Freude an der Vorweihnachtszeit und am Weihnachtsfest gehabt. Da sollte sie jetzt wenigstens schöne Ferien auf dem Pferdehof haben. Die gemeinsame Zeit war wichtig für sie und für uns beide, und durfte auf keinen Fall von einer dunklen Wolke überschattet werden.

In diesen Tagen nach dem Telefontermin mit Dr. S. und vor den Reiterferien in der Lüneburger Heide war meine Angst vorm Tod größer als jemals zuvor. Ich musste mir immer wieder vorstellen, wie mich der Krebs innerlich auffrisst und ich elend vor die Hunde gehe.

Früher hatte ich mich nie mit dem Tod beschäftigt. Vermutlich ist das bei vielen Menschen so. Man lebt vor sich hin, ärgert sich über Kleinigkeiten, hängt in ungeliebten Jobs fest und bleibt in ungesunden Beziehungen. Man jagt Geld, Erfolg und Anerkennung hinterher und verschiebt seine Träume auf irgendwann. Als hätte man alle Zeit der Welt. Die Illusion der Unsterblichkeit.

Natürlich *wusste* ich, dass jeder irgendwann stirbt, und doch fiel ich jedes Mal aus allen Wolken, wenn es plötzlich jemanden aus meinem Verwandten- oder Bekanntenkreis traf. Es war immer viel zu früh. Wieso musste sie/er jetzt schon sterben? Was für ein schlimmes Schicksal! Nach einiger Zeit verblasste der Schreck, und die Illusion der Unsterblichkeit schlich sich wieder ein. Der Tod verschwand erneut von der Bildfläche.

Aber in diesen Tagen zwang ich mich dazu, mich mit dem Ende auseinanderzusetzen. Ich las Bücher über den Tod und über Reinkarnation, ich hörte Menschen von ihren Nahtoderfahrungen erzählen und fragte mich, was es mit dem ewigen Leben bei Gott auf sich haben könnte. War der Tod wirklich wie nach Hause kommen? War mein wahres Zuhause nicht hier auf der Erde, sondern in der

Ewigkeit? Ich meditierte und betete und allmählich wurde mir bewusst: Ich musste den Tod einkalkulieren. Garantien gab es nicht. Ich konnte jederzeit sterben: An Krebs, an irgendeiner anderen Krankheit, bei einem Unfall. Ich hatte keinen Einfluss auf den Zeitpunkt meines Todes, genauso wenig wie auf meine Geburt. Vielleicht konnte ich durch gesunde Lebensweise dabei helfen, meinen Körper und meine Psyche zu stärken. Aber wann ich sterben würde, lag nicht in meiner Hand.

DU HAST NOCH GAR NICHT RICHTIG GELEBT.

Würde ich sterben, bevor ich richtig gelebt hatte? Eine schreckliche Vorstellung. Nun, vielleicht wollte meine innere Stimme mich aber auch daran erinnern, nicht so viel über den Tod nachzudenken und mich lieber dem Leben zuzuwenden.

Immer wieder hörte ich, wie wichtig es war, im Jetzt zu leben. Achtsamkeit war das Modewort der Stunde. Dass man im Augenblick sein und sich nicht in Sorgen verlieren oder an Erinnerungen festhalten sollte. Das leuchtete mir ein, aber leider war diese wichtige Erkenntnis bisher nicht über meinen Verstand hinausgegangen. Ich konnte sie nicht umsetzen, ich wusste nicht, wie ich das bewerkstelligen sollte. Meine Gedanken führten ein Eigenleben und sprangen in die Vergangenheit oder in die Zukunft. Wie sollte ich da „im Moment" sein? Da waren die Schuldgefühle, weil ich es als Mutter, Partnerin, Freundin und im Beruf nicht besser hingekriegt hatte. Da waren die Sorgen um meinen jüngsten Sohn, um meine Finanzen und natürlich um meine Gesundheit. Um die Natur und die Tiere, und um andere Menschen. Meine Gedanken kreisten um die Frage, ob ich irgendwann noch einmal glücklich sein würde, erinnerten mich an all die schönen Dinge und Erlebnisse der Vergangenheit, und trauerten um die verpassten Chancen. Gedanken wie „*Hätte ich nur*" und „*Wäre ich nur*" wollten mich zermürben.

Dank der Körpertherapie schaffte ich es manchmal, mich für eine Weile auf meinen Atem zu konzentrieren, in meinen Körper

178

hinein zu spüren, oder mich auf das zu konzentrieren, was ich gerade mit meinen Sinnen wahrnahm. Doch seit dem Telefonat mit Dr. S. gelang mir das gar nicht mehr; seitdem hatte die Angst mich fest im Griff.

Nun standen die Ferien auf dem Reiterhof an, eine hoffentlich schöne gemeinsame Zeit mit meiner Tochter. Aber wie um alles in der Welt sollte ich die drohende Diagnose vor ihr verheimlichen? Meine Tochter kannte mich viel zu gut, sie merkte sofort, wenn ich etwas auf dem Herzen hatte. Sie durfte nichts von meinen Sorgen und Ängsten erfahren, sonst wäre der Urlaub gelaufen. Was konnte ich nur tun?

Ich wusste mir keinen Rat. Ich wusste wirklich nicht mehr aus noch ein.

„Lieber Gott, was soll ich nur machen?", flüsterte ich verzweifelt.

Die Antwort kam prompt - und sie war genial. Ich war baff. War das wirklich Gott, der da in mir sprach? Aber das war doch meine innere Stimme! Ganz egal, ich konnte plötzlich wieder klar sehen und wusste ganz genau, was ich zu tun hatte.

Leben und Tod

Der Anführer eines großen Heeres kann besiegt werden.
Aber den festen Entschluss eines Einzigen kannst du nicht
wankend machen.
(Konfuzius)

DIE VERGANGENHEIT IST VORBEI UND DIE ZUKUNFT STEHT
NOCH IN DEN STERNEN, sagte meine innere Stimme.

Wie wahr. Die Zukunft stand in den Sternen.

Sollte ich der *Zukunft* erlauben, die schönen Reiterferien mit meiner Tochter zu überschatten? Nein! Unsere gemeinsame Zeit in der Lüneburger Heide sollte frei von Sorgen und Befürchtungen sein.

Frühes Stadium von Knochenmetastasen, hatte Dr. S. gesagt. Ich vertraute ihm mehr als jedem anderen Arzt, ich schätzte ihn, ich hatte Hochachtung vor ihm. Aber sein Verdacht war nur eine *Vermutung.* Eine *Meinung.* Keine *Tatsache.*

„Eine andere Erklärung für den erhöhten Wert ist mir nicht bekannt", hatte er hinzugefügt.

Ihm war keine andere Erklärung bekannt. Das bedeutete aber nicht, dass es keine andere Erklärung gab.

Und so fasste ich den Entschluss: Solange ich die Diagnose nicht schwarz auf weiß hatte, würde ich mir keine Sorgen darüber machen. Ich würde niemandem von dem Verdacht des Arztes und den anstehenden Untersuchungen erzählen, schon gar nicht meiner Tochter. Es war nur eine Vermutung. Eine Meinung. Keine Tatsache. Ich würde niemanden damit belasten - auch mich selbst nicht.

Das gelang mir erstaunlich gut. So gut, dass meine Tochter überhaupt nichts merkte und wir einen herrlich entspannten, fröhlichen Urlaub in der Lüneburger Heide verbrachten. Wir machten Ausritte und wanderten durch die wunderschöne Natur und das war ein bisschen so, als würden wir uns einen kleinen Teil unserer Vergangenheit zurückholen. Den Teil, der unbeschwert und leicht und schön gewesen war.

Nur manchmal tauchte der Gedanke an die Knochenmetastasen in meinem Kopf auf. Aber dann sagte ich mir sofort: Das ist nur eine *Meinung*, mehr nicht!

Ohne mir darüber bewusst zu sein, gelang es mir in diesen Tagen zum ersten Mal, meine Gedanken im Zaum zu halten. Ich war dem Treiben in meinem Kopf nicht mehr hilflos ausgeliefert. Indem ich mich darauf fokussierte, nur das zu denken, was ich denken wollte, hatten die Ängste und Sorgen keine Chance. Dadurch ermöglichte ich meiner Tochter und mir ein paar schöne Tage, die wir beide sehr genossen.

LEBEN FINDET NUR JETZT, IN DIESEM MOMENT STATT. WENN DU DIESEN MOMENT VERPASST, VERPASST DU DAS LEBEN.

Wie wahr. Wann immer ich mit meinen Gedanken in der Vergangenheit hing oder über die Zukunft nachdachte, war ich nur körperlich anwesend. Dann bekam ich nicht mit, was dieser Augenblick für mich bereithielt. In diesem Sinne erlebte ich eine Menge wertvoller Momente während der gemeinsamen Tage in der Heide.

Auch die schönste Zeit ist irgendwann zu Ende. Ich brachte meine Tochter nach Soltau zum Bahnhof, der Abschied fiel uns schwer. Wir würden uns lange nicht wiedersehen und ich vermisste sie jetzt schon.

Der Zug kam, wir umarmen uns, hielten uns ganz fest und mussten beide weinen. Sie stieg ein, verschwand im Abteil und tauchte am ersten Fenster wieder auf. Wir winkten uns zu, mein Herz tat mir weh. Zischend schlossen sich die Türen, der Zug fuhr los. Ich schaute ihm hinterher, bis der letzte Waggon in der Ferne verschwunden war. Langsam ging ich zum Auto, stieg ein und fühlte mich auf einmal schrecklich einsam.

Ich drehte den Zündschlüssel, setzte zurück und rollte vom Parkplatz. Ich würde erst morgen in die WG zurückkehren und heute bei meiner Mutter übernachten. Trübe Gedanken zogen durch meinen Kopf. Ich versuchte, irgendwas zu finden, worauf ich mich freuen konnte, aber ich fand nichts. Im Gegenteil, ich musste an Astrid denken und spürte, wie sich mein Magen zusammenzog. Morgen war Samstag, da musste ich wieder zurück sein. Ich hatte mit Astrid abgemacht, dass ich spätestens mittags wieder daheim war, um ihr bei den Vorbereitungen für eine Grillparty ihrer Freizeitgruppe zu helfen.

Oh Mann, ich hatte überhaupt keine Lust auf die Feier, erst recht nicht mit Astrids Leuten. Aber es nützte nichts, ich hatte ihr versprochen, dass ich dabei war. Ein Versprechen muss man halten, auch wenn sich einem dabei der Magen umdreht.

Meine Gedanken wanderten weiter. Und plötzlich, mit einem Schlag, war die Realität wieder da. Metastasen in der Lunge und in den Knochen.

Möglicherweise.

Montag um zehn war die Thorax-CT, in anderthalb Wochen dann die Knochen-Szintigraphie.

Nicht gerade rosige Aussichten für die nächsten Tage...

Hach, wie schön war es doch auf dem Pferdehof gewesen! Da gab's keine doofen Grillfeiern und erst recht keine Untersuchungen. Nur meine Tochter und ich, die Pferde, die Natur. Niemand, der irgendwas von mir wollte.

Stopp, solche Gedanken halfen mir nicht, die zogen mich nur noch mehr runter. Eins nach dem anderen. Ich musste zurück zu Astrid, ihre Grillfeier überstehen und dann weitersehen.

Auf einmal schoss es mir wie ein Blitz durch den Kopf. Nein, es schoss mir nicht nur durch den Kopf, ich konnte es sogar hören.

DU MUSST ÜBERHAUPT NICHTS, sagte die klare Stimme in meinem Inneren zu meinen Ohren.

Ich muss überhaupt nichts? Tja, wenn das so einfach wäre... Ich hatte es Astrid schließlich versprochen.

DU KANNST ABSAGEN. DU MUSST NICHTS MACHEN, WOMIT DU NICHT IM FRIEDEN BIST.

Hm. Ich hatte mich noch nie gefragt, ob ich mit irgendwas im Frieden war oder nicht. Ich wusste nicht mal, wie ich das merken sollte. Aber dennoch wurde mir bewusst, wie Recht die Stimme hatte. Es war *wirklich* so einfach! *Ich muss gar nichts!* Niemand konnte mich zu irgendwas zwingen. Schon gar nicht zu einer feucht-fröhlichen Grillfeier, wenn ich absolut keine Lust dazu hatte.

Es ist *meine* Entscheidung, mit wem und womit ich meine Zeit verbringe. Zum vielleicht ersten Mal in meinem Leben spürte ich, dass ich den Lauf der Dinge verändern konnte. Dass ich handeln konnte und nicht immer nur ein Spielball des Schicksals und ein hilfloses Opfer war. Bisher hatte ich mit dem Begriff Selbst-wirksamkeit nichts anfangen können, aber jetzt bekam ich eine Ahnung davon, dass für sich selbst einzutreten ein Teil davon war. *Selbst wirksam* werden - für mich selbst. Erleichtert atmete ich auf, das beklemmende Gefühl in meinem Magen verschwand.

Kurz nachdem ich bei meiner Mutter ankam, rief ich Astrid an. Unangenehme Dinge erledigte ich lieber gleich, dann belasteten sie mich nicht länger. Hoffentlich hatte Astrid Verständnis für meine Absage.

Sie ging ran, mein Herz klopfte, ich hatte einen Kloß im Hals. Nein, ich würde jetzt nicht einknicken. Ich würde für mich eintreten. Ein bisschen heiser berichtete ich ihr von dem schönen Urlaub mit meiner Tochter, dem Abschied und dass ich gerade sehr traurig war. Ich erklärte ihr, dass mir am Montag eine Untersuchung bevorstand und mir überhaupt nicht nach Feiern zumute war. „Deswegen möchte ich lieber absagen. Ich wäre sowieso nur eine Spaßbremse."

Astrid zog hörbar ihren Atem ein. Sie sagte keinen Ton.

„Ich wünsche dir und deinen Freunden von Herzen einen schönen Abend. Es tut mir leid, dass ich absage, bitte sei mir nicht böse", fügte ich hinzu.

„Dann eben nicht!", fauchte sie und legte auf.

Ich hielt das Telefon in der Hand, starrte aufs Display und fühlte mich schrecklich. Irgendwo hatte ich mal gehört oder gelesen, dass man eine Entscheidung kurz und bestimmt mitteilen solle, denn dann könne der andere sie leichter akzeptieren. Keine langatmigen Erklärungen, damit mache man sich nur klein und unglaubwürdig. Dummerweise hatte ich mich nicht an diesen Rat gehalten. Ich hatte Astrid lang und breit meine Gründe erklärt und wie ein Wurm darauf gehofft, nicht von ihr zertreten zu werden. Wie immer hatte ich Ärger und Streit aus dem Weg gehen wollen, aber das war gründlich in die Hose gegangen. Astrid war jetzt beleidigt und würde es sicher auch noch eine ganze Weile bleiben.

Ich war betroffen und traurig wegen des Telefonats. Trotzdem war ich froh, dass ich abgesagt hatte und am Samstagabend früh ins Bett gehen konnte.

Sonntagmittag fuhr ich mit einem mulmigen Gefühl zurück in die Stadt. Rund ums Haus war kein freier Parkplatz zu finden, ich musste ein ganzes Stück weiter vor einem Wohnblock parken und das Gepäck ein paar hundert Meter die Straße entlang bis zur Haustür schleppen.

Eine Mischung aus kaltem Rauch, Alkohol und irgendwas Undefinierbarem kam mir entgegen, als ich die Tür aufschloss. Die Wohnung war stockdunkel, alle Zimmertüren zu. Ich schaltete das Flurlicht ein, trug die Sachen in mein Zimmer und lief ein paarmal die Straße zwischen Auto und Haus hin und her, bis ich alles ausgeladen hatte. Lustlos begann ich mit dem Auspacken. Die Klamotten in die Wäsche und in den Schrank. Die Getreidemühle, die Nahrungsergänzungsmittel und die übriggebliebenen Lebensmittel nach nebenan in die Küche.

Dort sah es aus wie nach einer Wikingerschlacht. Überall standen schmutzige Salatschüsseln, Töpfe und Teller mit abgenagten Knochen herum. Matschige Servietten klebten auf der Arbeitsplatte, Schranktüren standen offen, unzählige leere Flaschen standen und lagen auf dem Fußboden. Der Kühlschrank lief über vor lauter Fressalien, auch meine Fächer waren voll.

Ich hörte eine Tür klappen. Astrid schlurfte um die Ecke, blass, übernächtigt und mit strähnigen Haaren. Ihr finsterer Blick streifte mich wie einen ungebetenen Gast. Sie sagte kein Wort.

„Hallo." Meine Kehle war wie zugeschnürt und mir klopfte das Herz bis zum Hals. Verdammt, ich wäre wirklich gern souveräner.

Sie blieb stumm, tat, als wäre ich Luft, und stellte klappernd das Geschirr zusammen. Automatisch rückte ich beiseite und machte ihr Platz.

Ich versuchte durchzuatmen und nahm allen Mut zusammen. Meine Hände zitterten, ich versteckte sie hinterm Rücken, bekam die Kante der Arbeitsplatte zu fassen und hielt mich daran fest. „Du bist sauer auf mich, stimmt's?"

Astrid ignorierte mich.

Plötzlich fiel mir meine frühere Freundin Stephanie ein. Die hatte mich oft runtergeputzt und mich mit Nichtbeachtung bestraft. Ich hatte viele Jahre darunter gelitten, bis ich mich endlich einmal zur Wehr gesetzt hatte. Seitdem war die Freundschaft vorbei.

„Können wir vielleicht darüber reden?"

Ein kurzes Aufblitzen ihrer Brillengläser. „Da gibt's nichts zu reden", schnauzte Astrid und wandte sich wieder ab.

Ich holte Luft und erklärte ihr noch einmal ganz in Ruhe, warum ich abgesagt hatte.

Aber sie winkte ab. „Du brauchst nicht zu glauben, dass ich dich noch ein einziges Mal zu irgendwas einlade", spie sie. „Zukünftig finden die Feiern hier ohne dich statt!" Das klang, als hätte sie das nicht gerade eben erst beschlossen. Vermutlich hatte sie sich gestern beim Grillfest in Rage geredet. Jetzt war ich bei ihrer Freizeitgruppe garantiert untendurch.

Es hatte keinen Sinn, ich konnte nicht zu Astrid durchdringen. Bedröppelt schlich ich aus der Küche und verdrückte mich in mein Zimmer. Auf der Bettkante hockend blickte ich durchs Fenster auf den grauen Asphalt, die hohen Häuserblöcke und den einzigen Straßenbaum. Ach wäre ich doch bloß nicht hier eingezogen...

Erkenntnis

Irrtümer sind die Stationen auf dem Weg zur Wahrheit.
(Fjodor Michailowitsch Dostojewski)

Montagvormittag. Ich hatte die Computertomographie der Lunge hinter mir und saß wieder im Wartezimmer der modernen Radiologie-Praxis. Die Atmosphäre hier war angenehmer als im radiologischen Zentrum, aber das änderte nichts daran, dass ich nervös war. Unruhig flog mein Blick hin und her - auf mein Handy, aus dem Fenster und in die Gesichter der anderen Patienten. Irgendwann hörte ich meinen Namen.

„Frau Köster?"

Mit Beinen aus Wackelpudding ging ich der Stimme entgegen.

Ein gut gelaunter Arzt hielt mir eine Tür auf. Ich sah mehrere überdimensionale Bildschirme in seinem Sprechzimmer.

„Ich habe gute Nachrichten für Sie", flötete er.

Mein Herz stolperte. „Ja?"

„Die beiden Herde in Ihrer Lunge haben sich nicht verändert. Sie entsprechen dem Befund vom Januar. Wahrscheinlich haben sie nichts zu bedeuten. Sie sehen nicht wie Metastasen aus."

Es dauerte eine kleine Weile, bis ich kapierte, was er gerade gesagt hatte. Kein Krebs in der Lunge! Oh Gott, Danke! Danke, Danke, tausendmal Danke!

„Ich schlage vor, Sie lassen in einem halben Jahr noch einmal ein CT machen. Wenn sich dann wieder nichts verändert hat, wovon ich ausgehe, brauchen Sie das nicht weiter kontrollieren zu lassen."

Unfassbar erleichtert verabschiedete ich mich, sauste durchs Treppenhaus, und war draußen. Ich atmete tief ein und fühlte mich, als hätte ich ein neues Leben geschenkt bekommen. Die Betonstraße und die grauen Häuserzeilen waren auf einmal voller Farben. Die Sonne strahlte vom hellblauen Himmel, ich sah bunte

Blumen hinter Fensterscheiben, einen niedlichen wuscheligen Hund und eine freundlich lächelnde junge Frau mit Kinderwagen.

Daheim traf ich auf Astrid. Sie war immer noch sauer auf mich, aber das war mir jetzt ganz egal.

Ich strahlte sie an.

„Was is'n mit dir los?", blaffte sie.

„Heute wurde doch das CT von meiner Lunge gemacht", erinnerte ich sie. „Ich bin so froh. Es wurde nichts festgestellt!"

„Ich wusste gar nicht, dass du heute so einen Termin hast." Sie klang vorwurfsvoll.

„Davon habe ich dir erzählt, als ich die Grillparty abgesagt habe."

„Nein! Am Telefon hast du gesagt, dass du dich nicht von deiner Tochter trennen mochtest. Deswegen hast du abgesagt. Dabei kannst du jederzeit hinfahren und sie besuchen." Sie funkelte mich böse an, sie hatte mir immer noch nicht verziehen.

Wieder einmal wurde mir bewusst, dass es klüger war, auf langatmige Erklärungen zu verzichten und sich stattdessen lieber kurz und klar auszudrücken. Ich hatte in dem Telefongespräch viel zu viele Worte gemacht und bei Astrid war nur die Hälfte hängengeblieben. Obendrein hatte ich mich mehrmals entschuldigt, wodurch ich bei ihr vermutlich wie eine Bittstellerin rüber-gekommen war. Wie auch immer, das alles gab ihr trotzdem nicht das Recht, mich so abfällig zu behandeln.

Ich blieb entspannt. Heute war *mein* Tag, da konnte kommen, was wollte. „Der Abschied von meiner Tochter war nur der eine Grund. Der andere war die Untersuchung."

„Ach so", knurrte sie und ich hoffte, dass der Streit nun endlich vom Tisch war.

Anderthalb Wochen später trat ich durch die Tür zum Radiologischen Zentrum. Ich musste an den Tag vor fast genau acht Monaten denken, als ich zur Biopsie hier gewesen war. Nun war ich wieder hier, mit dem Verdacht auf Knochenmetastasen.

188

Es war wie ein Flashback. Ich stieg die Stufen bis zur dritten Etage rauf, meldete mich an der Anmeldung, irrte durch ein Labyrinth von Gängen und Fluren, und setzte mich schließlich irgendwo auf einen Stuhl.

Eine Mitarbeiterin brachte mich in einen kahlen, weißgetünchten Raum zu einem Radiologen. Zum Glück war das nicht der Biopsie-Arzt. Dieser hier hatte weiße Haare, wirkte sympathisch und war nicht annähernd so hektisch wie sein Kollege. Er verpasste mir das radioaktive Kontrastmittel für die Knochenszintigraphie und ich versuchte, die Vorstellung zu verdrängen, wie sich das giftige Zeugs jetzt in meinem Körper verteilte.

Nach einer Weile lag ich in der Röhre, stocksteif dem Knurren und Brummen des Geräts lauschend. Einem inneren Impuls folgend visualisierte ich meine Zellen und stellte sie mir wie helles Licht vor. Meine Zellen leuchteten in meinem ganzen Körper, in jeden Winkel hinein, und drangen durch die Haut, bis ich vollkommen von weißem Licht eingehüllt war. *Göttliches Licht*, schoss es mir durch den Kopf, und ich fing an zu beten. Das lenkte mich ab und beruhigte mich.

Nach der Szintigraphie war ich erstaunlich cool. Ich wunderte mich sehr, dass ich plötzlich so gelassen war. Weil ich gebetet hatte? Wenn ja, dann musste im Beten viel Kraft stecken.

Heute Nachmittag würde ich mit Dr. S. telefonieren, um das Ergebnis der Szintigraphie und das weitere Vorgehen zu besprechen. Wenn ich Knochenmetastasen haben sollte, wie Dr. S. vermutete, dann würde ich auch diese Herausforderung meistern. Knochenmetastasen wären eine weitere Hürde auf meinem Weg, aber sie wären nicht das Ende. Ich war viel stärker und mutiger, als ich für möglich gehalten hatte. Ich ließ mich nicht unterkriegen.

„Frau Köster?"

Ich stand auf und ging in das kahle Zimmer des Radiologen.

„Nehmen Sie bitte Platz." Er zeigte auf einen Stuhl.

Mit gerunzelter Stirn studierte er die Aufnahmen, strich eine dünne weiße Haarsträhne aus seiner Stirn und wandte sich mir schließlich zu. „Warum hat Ihr Arzt Sie zur Szintigraphie überwiesen?"

Wieso fragte er das? Weshalb sagte er mir nicht einfach das Untersuchungsergebnis? „Weil der P1NP-Wert zu hoch ist. Er ist bei 138", erklärte ich.

Er zog die Brauen hoch und guckte mich über den Rand seiner Brille an. „P1NP?", sagte er. „Das kenne ich nicht. Was soll das sein?"

Er wusste nicht, was das für ein Wert war? Obwohl er Arzt war? Nun, er war halt Schulmediziner, da wurden Blutanalysen längst nicht so umfangreich gemacht wie in der ganzheitlichen Medizin bei Dr. S.. Aber was sollte *ich* ihm schon groß erklären? „Das ist ein Blutwert, der die Aktivität des Knochenstoffwechsels anzeigt. Viel mehr weiß ich auch nicht", gestand ich. „Mein Arzt meint, dass ich Knochenmetastasen haben könnte."

„Hm", machte der Radiologe, guckte sich wieder die Aufnahmen an und schüttelte nachdenklich den Kopf.

Hallo? Coolness hin oder her, ich wollte jetzt bitte das Ergebnis erfahren!

Endlich rückte er mit der Sprache raus. „Skelettszintigraphisch gibt es keinen Hinweis auf eine Knochenmetastasierung."

Wie bitte? Es dauerte eine Ewigkeit, bis seine Aussage durch meine Gehirnwindungen rutschte und ich endlich checkte, was das bedeutete.

„Ich habe *keine* Knochenmetastasen?", fragte ich atemlos. Mein Herz schlug einen Salto.

Er nickte. „An Ihren Knochen ist nichts Auffälliges zu sehen. Nur ein bisschen Verschleiß in den Fußwurzelknochen, aber der ist degenerativ, also altersbedingt." Er hob die Schultern. „Es ist alles in Ordnung. Da muss ich was zusammenkratzen, damit ich überhaupt etwas in den Befund schreiben kann."

190

Ich strahlte den Arzt an. Am liebsten hätte ich die ganze Welt umarmt.

Danke, lieber Gott! Danke! Hundertmillionenmal Danke!

Überglücklich sprang ich die Treppen runter, schnappte mein Fahrrad und düste los.

Zwei Straßen weiter stach mir ein Gedanke wie ein Messer durch die Brust. Die Szintigraphie wäre gar nicht nötig gewesen.

Wieso hatte Dr. S. mich dazu gedrängt, wenn doch gar kein Grund dafür bestanden hatte? Er war doch ein erfahrener Arzt! Seinetwegen hatte ich jetzt diese scheußliche radioaktive Substanz im Körper.

Wie verabredet rief er mich am Nachmittag an. Eigentlich sollte er mich nach der Diagnose auffangen und mir erklären, wie es nun weiterging. Jetzt sah die Sache glücklicherweise anders aus. Er brauchte mich nicht aufzufangen, ich hatte keine Knochenmetastasen.

Ich wollte wissen, wieso er mir zu der Untersuchung geraten hatte.

„Ich bin positiv überrascht", erwiderte er. „Gut, dass sich meine Befürchtung nicht bestätigt hat. Ich habe keine Erklärung, warum der Wert bei Ihnen so deutlich erhöht ist."

Bisher hatte ich Dr. S. blind vertraut. Nun geriet mein Vertrauen ins Wanken und bekam Risse.

Wir verabschiedeten uns, nachdenklich legte ich auf.

Nichts geschieht einfach nur so, davon war ich überzeugt. Was hatte diese Sache zu bedeuten? Die Antwort kam prompt. Offenbar hatte sie in meinem Inneren nur auf meine Frage gewartet.

Dr. S. war der einzige Arzt, dem ich absolut vertraute. Mehr noch, nach den Erfahrungen mit den anderen Ärzten hatte ich ihn idealisiert und auf einen goldenen Sockel gestellt. Ich hatte ihn zu meinem Retter und Heilsbringer gemacht. Aber Dr. S. war auch nur ein Mensch und wie es bei Menschen nun mal so ist, waren sein Wissen und seine Erfahrung begrenzt.

Die Knochenmetastasen waren nur seine *Vermutung*, seine *Meinung* gewesen. Wie gut, dass ich seiner Vermutung nicht erlaubt hatte, die schönen Reiterferien zu überschatten.

Nach dem erfreulichen Untersuchungsergebnis hatte ich Dr. S. automatisch die Schuld für das radioaktive Zeugs in meinem Körper gegeben. Er war verantwortlich und ich war das Opfer. Dabei war ich doch für mich selbst verantwortlich! Es war *meine* Entscheidung gewesen, seinem Rat zu folgen und die Szintigraphie machen zu lassen. Ich hätte mich auch dagegen entscheiden können. Ich war kein Opfer. Ich war verantwortlich. Das wurde mir auf einmal klar.

Im Geiste bat ich Dr. S. um Verzeihung und merkte, wie mein Groll allmählich verschwand. Mir wurde leichter ums Herz und auf einmal spürte ich eine neue Kraft in mir. Es fühlte sich richtig gut an, kein Opfer zu sein. Was für eine großartige Erfahrung!

Ich nahm mir fest vor, nie wieder in mein altes Opferverhalten hineinzurutschen. Schon bald wurde mein Entschluss auf die Probe gestellt.

Coaching

Glaube nicht alles, was du über dich denkst.
(Byron Katie)

Vielleicht kennst du das auch. Du hast irgendwas gemeistert und denkst: „Oh wow, jetzt hab ich's geschafft, jetzt hab ich's begriffen, die alten Fehler passieren mir nicht nochmal." Und dann, zack, kommt von hintenrum irgendwer oder irgendwas um die Ecke und testet, ob du diese Sache wirklich gecheckt hast oder ob du doch wieder ins alte Verhaltensmuster zurückrutschst.

Er hieß Christoph. Ein großer, schwergewichtiger Mann, umgeben von einer Aura der Selbstgefälligkeit, rhetorisch fit, überzeugend in seinem Auftreten als Coach. Nebenbei erzählte er, dass er ehrenamtlich in der Sterbebegleitung gearbeitet hatte, und das interessierte mich sehr. Ich wollte gerne mehr darüber erfahren, aber es war schon später Abend.

So trafen wir uns am nächsten Tag wieder. Obwohl ich ein paarmal nachfragte, streifte Christoph das Thema Hospiz nur flüchtig. Vielmehr musterte er mich forschend und wollte wissen, ob ich Gewalterfahrungen gemacht hatte. Er sprach nüchtern, ohne erkennbares Mitgefühl, und während er so zielgewiss nachbohrte, schrumpfte ich innerlich zusammen. Die Gewalt, die mir widerfahren war, lag lange zurück, aber in diesem Moment war sie wieder da. Es war, als steckte ich mittendrin.

Christoph fragte mich aus und begann, mich zu analysieren. „Du hast eine tiefe Traurigkeit in deinen Augen", meinte er und wollte den Grund dafür wissen. Ich schluckte betroffen. So berichtete ich ihm also von der Krebsdiagnose und er nickte bestätigend, als hätte er sich sowas schon gedacht. Unter seinem prüfenden und fachkundigen Blick wurde ich immer kleiner.

Erst im Nachhinein wurde mir klar, dass ich in diesem Moment wieder in mein Opferbewusstsein gerutscht war. Meine Leidensgeschichte war mit einem Mal wieder präsent und raubte mir die Kraft.

„Du hast eine Energieblockade. Du bist unterhalb der Brust abgeschnitten." Christoph machte eine entsprechende Handbewegung.

„Abgeschnitten?", wiederholte ich verwirrt.

Er nickte geduldig. „Deine Energiebahnen sind in dem Bereich komplett durchtrennt."

Ich bekam einen kleinen Schrecken und schaute ihn abwartend an. Dieser große, intelligente Mann mit seinem umfangreichen Erfahrungsschatz schien genau zu wissen, was mit mir nicht stimmte.

„Mir ist dein Bauch aufgefallen", fuhr er fort, wies auf die leichte Wölbung und erwischte mich damit an einem sensiblen Punkt.

„Dein Oberkörper ist schlank und deine Beine auch. Dein Bauch passt nicht zu deiner Figur. Das kommt, weil die Energie deiner unteren Chakren gestaut ist."

„Ich hatte schon mit 16 einen leichten Bauch", warf ich kleinlaut ein.

„Du bist in dir gefangen, das sehe ich in deiner Physiologie. Du lebst dich nicht aus, du stehst auf der Bremse."

Was genau meinte er damit? Ich kapierte gar nichts mehr.

„Ich kann das in Ordnung bringen", beruhigte er mich. „Es gibt da ein paar sehr wirkungsvolle Techniken, die können wahre Wunder bewirken."

Erleichtert atmete ich auf. Am liebsten hätte ich lieber heute als morgen einen Termin mit ihm vereinbart. Schließlich wollte ich ja weiterhin alles tun, was mir zu einem gesunden, glücklichen Leben verhalf.

Ein paar Tage später fand die Behandlung statt. Für die Anamnese wollte er Details aus meinen bisherigen Beziehungen wissen und dabei interessierte ihn vor allem meine Sexualität. Mir war nicht wohl dabei, seine Fragen zu beantworten - ein deutliches Zeichen, das ich leider ignorierte. Christoph wusste nun eine Menge intimer Dinge über mich.

„Du brauchst einen Mann!", war er überzeugt und fixierte mich durchdringend.

Ich wusste nicht, was ich darauf sagen sollte, und während ich noch nach Worten suchte, meinte er selbstsicher: „Tut mir leid, *ich bin es nicht!*"

„Äh, nein, natürlich nicht!", entgegnete ich, denn Christoph war nun so überhaupt nicht mein Typ.

Es schien, als hätte er mich gar nicht gehört. „Ja, echt schade, nicht? Aber ich bin's nicht!"

Christoph war Single, aber ich wusste zufällig, dass er aktuell eine Frau am Start hatte. Ich kannte die Frau und auch ihre Neigung zu schnellen Abenteuern. Die beiden waren für den Abend verabredet und so hatte er also allen Grund zu sagen: „Ich bin es nicht."

Mit einem etwas unguten Gefühl legte ich mich aufs Sofa, machte mir aber klar, dass ich Christoph vertrauen konnte. Wir hatten einige gemeinsame Bekannte und er würde sicherlich nichts tun, was seinem Ansehen schaden konnte. Ich versuchte, mich zu entspannen.

Christoph wollte meinen Bauch behandeln und setzte sich neben mich. Etwas widerstrebend schob ich mein Shirt hoch und die Hose etwas runter und schon legte er seine große Hand auf meinen Bauch. Er ließ sie eine ganze Weile an diesem Platz liegen, dann begann er, sanfte Kreise zu ziehen.

Ein beängstigendes, aber auch ungewohnt wohliges Gefühl breitete sich aus. Im Zusammensein mit Partnern hatte ich meinen Bauch immer entweder eingezogen oder versteckt. Noch nie hatte irgendein Mann meinen Bauch gestreichelt. Ich konnte mich bei Christophs Behandlung zwar nicht entspannen, aber sie war trotzdem angenehm.

Nach einer Weile hörte er auf. „Eigentlich wäre es ratsam, wenn ich dasselbe auch an deinem Wurzelchakra machen würde", meinte er und wies auf den Bereich zwischen meinen Beinen.

Ich lehnte sofort ab. Mein Bauch, gut und schön, aber nicht weiter abwärts.

„Vielleicht beim nächsten Mal", meinte er, nahm wieder auf dem Stuhl Platz und machte sich Notizen.

Dann erklärte er mir, dass ich sexuell frei werden musste, um die Blockade der unteren Chakren zu lösen. „Du hast deine Sexualität eingesperrt. Dein Beckenbereich sollte weich und nachgiebig sein, du bist sexuell total unterversorgt. Das musst du dringend ändern und dich ab jetzt richtig ausleben. Im Sexual-chakra liegt die Lebensfreude und davon hast du ganz eindeutig zu wenig."

„Was bitte meinst du mit ‚ausleben'?", rätselte ich.

„Na, ganz einfach: Du gehst los, reißt einen Mann auf, der dir gefällt und nimmst ihn mit nach Hause. Und dann lässt du dich von ihm verwöhnen. Er soll dich befriedigen, du gibst ihm Anweisungen, was er machen soll, damit er dir alle Freuden der Welt beschert und dich zum Orgasmus bringt. Seine eigenen Bedürfnisse sind nicht wichtig. Es ist nicht mal gesagt, dass er überhaupt zum Zuge kommt. Hauptsache, er besorgt es dir, das alleine zählt. Er darf und soll dich verwöhnen, darum geht's. Das ist deine Hausaufgabe."

Ich protestierte. „Ich hab noch nie einen Mann gleich am ersten Abend mit nach Hause genommen. One-Night-Stands sind überhaupt nicht mein Ding."

„Dann änderst du das eben. Andere Frauen machen das schließlich auch und finden überhaupt nichts dabei. Am besten

196

nimmst du jeden Abend einen anderen. Fang gleich heute Abend damit an."

Alles in mir wehrte sich.

„Du musst sexuell frei werden", beharrte er.

Ich wand mich unbehaglich.

„Ich verlange von dir kein Geld für mein Coaching. Du musst dafür allerdings das Doppelte der Stunden, die ich dir schenke, an Lebensfreude an die Welt zurückgeben. Das ist der energetische Ausgleich."

Ich schaute zur Uhr, es waren dreieinhalb Stunden vergangen.

Bis die Sitzung zu Ende war, waren es vier Stunden, was nach seiner Rechnung acht Stunden Sex mit fremden Männern bedeutete. Kurz bevor er ging, erzählte er mir, dass er eine Gruppe eröffnen wolle. Falls ich Frauen kannte, die ebenfalls sexuelle Probleme hatten, sollte ich sie mitbringen.

Nachdem Christoph weg war, fühlte ich mich saumiserabel. Irgendwas war passiert, was mir sehr zusetzte. Ich brauchte eine Weile, bis ich den Grund herausfand.

Zwei Tage nach dem Coaching rief Christoph mich an. Er wollte wissen, wie erfolgreich ich mit meiner Hausaufgabe war.

Welcher gute Coach machte denn sowas? Telefonierte hinter seinen Klienten hinterher? War das nicht total unprofessionell?

Plötzlich fiel es mir wie Schuppen von den Augen. Christoph hatte meine empfindlichen Knöpfe gedrückt, wodurch ich wieder zum Opfer geworden war. Zudem hatte er meinen Glaubenssatz „Mit mir stimmt etwas nicht" aktiviert, indem er meinen Bauch ins Visier genommen hatte.

Wie schon so oft hatte ich mal wieder geglaubt, dass andere Menschen besser über mich Bescheid wissen als ich selbst. Ich hatte mich von Christophs vermeintlicher Kompetenz einschüchtern und blenden lassen, hatte ihm wie paralysiert geglaubt, war wieder zum Opfer meiner Vergangenheit geworden und hatte tatsächlich gehofft, er könne meine Probleme lösen.

Wie kam er eigentlich darauf zu behaupten, ich sei „energetisch abgeschnitten"? Sowas gibt es doch gar nicht! Allmählich, mit nüchternem Abstand betrachtet, stieg in mir die Vermutung auf, dass Christoph vor allem eines wollte: Macht. Er bot kostenlose Wochenendseminare an und wollte eine Gruppe für Frauen gründen. Vielleicht wollte er Guru werden, vielleicht wollte er alle sexuell verklemmten Frauen heilen, was weiß ich.

Ich ärgerte mich über mich selbst, dass ich ihm so viele persönliche Details erzählt hatte, aber das half mir nicht und machte die Sache auch nicht besser. Also schaute ich, was das Gute an der Situation war und was ich daraus lernen konnte. Mit meinem geringen Selbstwertgefühl und dem Drang nach Selbstoptimierung war ich jahrelang von einem selbsternannten Heiler zum nächsten gelaufen. Die Erfahrung mit Christoph lehrte mich, viel mehr darauf zu achten, wem ich mich anvertraue.

Ein Gespräch kann sehr hilfreich sein, um sich über die eigene Situation klarer zu werden oder um sie von einem anderen Standpunkt aus zu betrachten. Es gibt immer wieder Momente im Leben, in denen man das offene Ohr eines anderen Menschen braucht. Oftmals hilft schon ein Gespräch mit einer guten Freundin, um Antworten zu finden und den nächsten Schritt zu gehen. Der Gesprächspartner kann natürlich auch ein Coach sein, ein Heilpraktiker, ein Arzt, ein Lehrer, Kursleiter oder irgendeine andere Person.

Ein guter Mentor wird sich nicht anmaßen zu wissen, was mit mir los ist. Er wird nicht so tun, als wüsste er mehr über mich als ich selbst. Er wird auch nicht behaupten, dass mit mir irgendwas nicht stimmt und ich mich verändern muss. Er wird vielmehr bekräftigen, dass ich genau richtig bin, so wie ich bin - weil jeder Mensch genau richtig ist, so wie er ist.

Ist mein Gesprächspartner schon da, wo ich hinwill? Welchen Weg ist er gegangen? Wenn er nur theoretisches Wissen hat, dann sind seine Ratschläge mit Vorsicht zu genießen. Das weiß ich heute.

Wichtig ist außerdem seine wohlwollende, unterstützende und ermunternde Haltung. Irgendwo hab ich mal gehört: „Kleine Menschen machen Menschen klein, große Menschen machen Menschen groß". Da ist was dran.

Letztlich ist ja alles, was andere Menschen behaupten oder von mir wollen, fordern oder worum sie mich bitten, ein Angebot. Es liegt immer an mir, das Angebot anzunehmen oder abzulehnen. Niemand kann etwas von mir etwas verlangen, nur ich von mir selbst. Und niemand wird mich von irgendwas überzeugen, was mir nicht entspricht.

Das Erlebnis mit Christoph machte mir noch einmal deutlich, wie wichtig es ist, in mich hinein zu spüren. Wenn ich mit mir selbst verbunden bin, können mich Angebote anderer Menschen nicht so schnell aus der Bahn werfen oder mich zu vorschnellen Entscheidungen treiben. Mein Gefühl ist immer ein guter Ratgeber.

Viele Jahre hatte ich geglaubt, ich müsste besser, erfolgreicher, spiritueller, erfüllter, schöner, weiser und was weiß ich noch alles sein. Immer hatte ich mich selbst niedergemacht. Damit sollte nun endgültig Schluss sein. Nie wieder wollte ich jemandem glauben, der mir sagte, dass ich nicht gut genug war. Aber dafür musste ich das erstmal selber glauben.

Andere Menschen sind der Spiegel. Sie spiegeln mir meine eigenen blinden Flecken und meine Überzeugungen. Wann immer mich das Verhalten eines Mitmenschen aufregt, verunsichert oder erschüttert, steckt dahinter ein eigenes Thema, das ich mir angucken darf. Die Außenwelt präsentiert mir eins zu eins meine Innenwelt.

Meistens ist die spontane Reaktion auf das „unmögliche" Verhalten eines anderen Menschen nicht sonderlich reflektiert: „Wie kann man nur so gemein sein!", „So ein Idiot!", „Das ist ja wohl das Allerletzte!", und so weiter. Typischerweise ergeht man sich in Vorwürfen und wird zum Opfer: „Wie konnte er mich nur so hintergehen?", „Der lügt wie gedruckt!", „Ich bin auf ihn reingefallen!".

Meine Themen werden mir immer wieder begegnen - ob als ungerechter Chef, untreuer Partner, unzuverlässige Freundin oder rücksichtsloser Passant - so lange, bis ich das Geschenk darin erkenne. Mein Gefühl weist mir den Weg. Das Geschenk ist, diesem Thema auf den Grund zu kommen, um Erkenntnis, Versöhnung und ein neues Selbstbild zu erlangen. Sobald ich meine Innenwelt verändere, ändert sich meine Außenwelt.

Treffen am Kanal

Der eigentliche Sinn unseres Lebens besteht im Streben nach
Glück.
(Tenzin Gyatso, 14. Dalai Lama)

Ich hatte schon lange nichts mehr von Darius gehört. Das war auch besser so, ich musste ohnehin viel zu oft an ihn denken. Nun schrieb ich ihm eine Mail, rein freundschaftlich und ohne Hintergedanken - zumindest redete ich mir das ein. Ich fragte ihn, wie es ihm ging und wie er mit der Corona-Situation klarkam. Der Lockdown war zwar vorbei, aber Darius hatte noch immer nur wenig Möglichkeiten, aufzutreten. Er antwortete prompt und schlug vor, dass wir uns ja mal treffen könnten.

Wir verabredeten uns vor einer neuen Kneipe am Kanal, auf halber Strecke zwischen unseren beiden Wohnungen. Ich war sehr gespannt und hatte Herzklopfen.

Wir begrüßten uns mit einer freundschaftlichen Umarmung, (hach, tat das gut, Darius zu spüren, er fühlte sich so vertraut an), und betraten die Kneipe. Da erwartete uns eine Überraschung. Das war keine Kneipe, sondern ein Restaurant mit gehobenem Ambiente. Sofort merkte ich Darius an, wie unwohl er sich fühlte, er wäre wohl am liebsten auf der Stelle umgedreht. Er wagte kaum einen Blick auf die Karte und auch nicht auf den vornehmen Kellner, und bestellte schnell für sich ein kleines Bier. Ich gönnte mir einen lieblichen Rotwein an diesem besonderen Abend.

Der Wein wurde in einem hauchfeinen, bauchigen Glas serviert. Ich war Alkohol ja überhaupt nicht mehr gewöhnt und so stieg mir schon der erste Schluck direkt in den Kopf. Mir sausten die Ohren und mir war leicht und lustig zumute.

Wir hatten uns viel zu erzählen, besser gesagt, ich ließ Darius reden, stellte ihm Fragen und hörte ihm aufmerksam zu. Er war seit

Monaten nicht mehr aufgetreten und das tat mir sehr leid für ihn. Es war schlimm, Musik war ja sein Leben. Die Anerkennung vom Publikum fehlte ihm viel mehr als die Gage, was mich nicht wunderte, denn Geld war ihm ja noch nie wichtig gewesen. Aufgebracht wetterte er über die Demonstranten und gab ihnen die Schuld, dass er nicht mehr auftreten durfte. So wütend und verbittert kannte ich ihn gar nicht. Ja, Corona veränderte die Menschen.

Nun erkundigte er sich, wie es mir in den letzten Monaten ergangen war. Es stellte sich heraus, dass er niemandem von meiner Diagnose erzählt hatte. Das fand ich seltsam und auch enttäuschend, schließlich war ich sieben Jahre lang Teil seines Familien-, Freundes- und Bekanntenkreises gewesen. Vielleicht warf er sich insgeheim vor, dass er in der schweren Zeit nicht für mich da gewesen war. Vielleicht auch nicht, ich weiß es nicht und ich fragte ihn auch nicht danach. Und natürlich konfrontierte ich ihn auch nicht damit, dass ich enttäuscht von ihm war.

Wir saßen uns gegenüber, redeten miteinander und ich horchte immer wieder in mich hinein. Meine linke Seite tat weh, von Kopf bis Fuß. Was wollten mir die Schmerzen sagen? Wollten sie mich warnen? Mein Körper sprach mit mir, aber ich verstand ihn nicht.

So verliebt wie früher war ich nicht mehr in Darius, das spürte ich. Und ich wusste vom Verstand her ganz genau, dass ich mit ihm nicht glücklich werden konnte. Hatte ich noch Gefühle für ihn? Ja, hatte ich. Ach, wenn ich doch nur die Zeit bis zu dem Tag zurückdrehen könnte, an dem wir uns zum ersten Mal trafen. Dann würde ich vieles anders und besser machen, redete ich mir ein. Ja, tief in meinem Herzen liebte ich Darius immer noch. Oder war das gar keine Liebe? War das die Sehnsucht meines einsamen Herzens? Der Wunsch, an Darius' Leben teilzunehmen und ihn zu unterstützen und zu umsorgen, anstatt mich um mich selbst kümmern zu müssen?

Wie gerne hätte ich mich wieder so lebendig gefühlt wie damals. Da hatte ich gestrahlt und war überglücklich durchs Leben getanzt. Und wie war mein Leben jetzt? Ich arbeitete täglich mein Gesundheits-Programm ab und fühlte mich weder lebendig noch verliebt.

Draußen bei den Fahrrädern verabschiedeten wir uns. Eine Frage brannte in mir, ich fürchtete mich vor der Antwort, aber ich musste sie dennoch stellen.

„Bist du eigentlich wieder in einer Beziehung?", fragte ich betont leichthin.

Darius guckte mich forschend an. „Wieso willst du das denn wissen?", druckste er herum.

„Ach, nur so", meinte ich achselzuckend.

Er schaute runter auf seine Schuhe. „Ja, bin ich. Meine Freundin wohnt aber nicht hier, ist ne Fernbeziehung, wir sehen uns nur am Wochenende."

Meine Freundin, hallte es wie ein Echo in meinem Kopf wider. Darius hatte eine Neue.

Mein Herz zog sich vor Schmerz zusammen. Es war, als hätte die Realität mit einer Lanze ausgeholt und sie mir geradewegs in die Brust gerammt. Hatte ich wirklich geglaubt, dass Darius lange allein bleiben würde? Dass er mir genauso sehr hinterher trauerte wie ich ihm? Ich versuchte, mir meine Bestürzung nicht anmerken zu lassen, und wurde doch von Wehmut und Traurigkeit übermannt.

Während ich nach Hause radelte, schoben sich Darius und seine Freundin in meinen Kopf. Wie sie sich küssten, Händchen hielten, was sie miteinander im Bett machten. Bestimmt war sie jünger als ich und bestimmt auch attraktiver. Jetzt spielte er *ihr* seine Songs auf der Gitarre vor. Vielleicht hatte sie viel mehr Ahnung von Musik als ich. Ob sie ihn genauso unterstützte, wie ich es getan hatte? Meine Gedanken führten mal wieder ein Eigenleben. Ich schien ihnen ausgeliefert zu sein und war nicht in der Lage, sie zu stoppen. Schon landete ich in der Abwärtsspirale aus Selbstabwertung, Eifersucht und grenzenloser Traurigkeit.

Um endlich von Darius loszukommen, packte ich sämtliche CDs, Briefe, Songtexte, Bilder und alles, was mich an ihn erinnern könnte, weit weg. Ich trennte mich von Klamotten, die ich in unserer gemeinsamen Zeit getragen hatte, und blockierte ihn bei Facebook & Co., damit ich keine Posts mehr von ihm zu Gesicht bekam.

Es sollte noch lange dauern, bis ich wirklich mit unserer gemeinsamen Vergangenheit abschließen konnte. Erst im Laufe der nächsten Jahre erkannte ich, wie sehr ich meine Sehnsüchte und Bedürfnisse auf Darius projiziert hatte. Ich hatte mich auf ihn fokussiert und nicht auf mich selbst. Ich hatte mir Nähe von ihm gewünscht, ohne mir selbst nahe zu sein. Ich hatte erwartet, dass er meine Wunden heilt und mich glücklich macht. Doch kein Mensch kann mich glücklich *machen*, wenn ich nicht mit mir selbst glücklich bin. Es beginnt immer bei mir selbst.

Zurück blieb große Dankbarkeit. Ich bin unendlich dankbar, dass ich einen Teil meines Lebens mit Darius verbracht habe.

Eine neue Gemeinschaft

Liebe siegt über alles.

(Leonardo da Vinci)

Mein jüngster Sohn erzählte mir, dass er sich in einer christlichen Reha-Einrichtung im Weserbergland angemeldet habe. „Ich werde mehrere Monate da bleiben. Vorher muss ich für drei Wochen ins Krankenhaus zum Entzug." Die Anträge liefen, er hatte alles selbst organisiert. Er hatte sogar schon einen Aufnahmetermin im Krankenhaus.

Ich war unendlich froh und sehr stolz auf ihn, wusste ich doch, wie aufwändig die Antragstellungen waren. Da waren feste Termine einzuhalten, Formulare auszufüllen und Beratungsgespräche zu führen. Außerdem musste der Betroffene wochenlang jeden Dienstag zwischen 11 und 14 Uhr im Krankenhaus anrufen, um den Platz auf der Warteliste für den Entzug zu behalten. Das war für einen Drogenabhängigen, der oft gar nicht wusste, welcher Wochentag heute war, kaum zu bewältigen. Doch diese Eigeninitiative war Voraussetzung, um den Absprung zu schaffen. Ganz offensichtlich hatte mein Sohn die Hürden genommen und war fest entschlossen, seinem Leben eine neue Richtung zu geben.

Er habe ganz bewusst nach einer christlichen Einrichtung gesucht, sagte er, und kam auf das Thema Glauben zu sprechen. Bei unserem letzten Treffen hatte er mir bereits erzählt, dass er neuerdings in der Bibel las.

„Hast du dir schon mal auf Youtube diese Sendung angeschaut?", fragte er mich und hielt mir sein Handy hin.

Ich schüttelte den Kopf.

Er suchte eine bestimmte Folge und ich schlug vor, dass wir sie jetzt gleich zusammen angucken könnten.

Darin berichtete eine Schweizerin, wie sie seit der Kindheit auf der Suche nach sich selbst war. Sie wurde von Sinn- und Identitäts-fragen, innerer Unruhe und Schuldgefühlen getrieben, hoffte, die Lösung in Büchern und Seminaren zu finden, und machte unter anderem eine Ausbildung zur Schamanin. Doch nach kurzem Hoch-gefühl ging es für sie psychisch immer weiter bergab.

Das könnte ja *ich* sein!, schoss es mir durch den Kopf. Wie gebannt starrte ich auf das Video. Die Frau sprach mir aus der Seele. Auch ich strengte mich seit Jahrzehnten an, ein besserer Mensch zu werden. Ich hatte eine Menge an mir auszusetzen, wollte spiritueller, gelassener, liebevoller, selbstbewusster, heiler, reicher, gesünder und vor allem glücklicher sein. Ich war auf der Suche nach Erfolg, Erfüllung und Erleuchtung und nach Liebe.

Auf einmal wurde mir klar: Jedes Seminar, Kartenlegen, jeder Lebensratgeber war wie eine Droge. Jedes Mal hatte ich gedacht: Jetzt hab ich's, jetzt erfahre ich endlich, wie es geht, jetzt finde ich, was ich suche. Jedes Mal war ich total euphorisch, doch immer ließ die Wirkung schnell nach und ich brauchte eine neue Dosis. Ich war geradezu süchtig nach Selbstoptimierung. Wie die Schweizerin im Video war auch ich emotional ausgehungert und konnte mit meinen Gefühlen nicht viel anfangen. Genau wie sie hatte ich Alpträume, Angstzustände und Depressionen.

Die Schweizerin berichtete, dass eine Freundin sie zu einem Gottesdienst mitnahm. Mittendrin und ohne besonderen Anlass hatte sie plötzlich gespürt, wie unendliche Liebe, Wärme, Geborgen-heit und Zuversicht sie durchströmte. Moment mal: Hatte sie im Gottesdienst etwa dasselbe erlebt wie ich im Kranken-hausflur?

Sie besuchte weitere Gottesdienste und entschied sich schließ-lich für ein Leben als Christin. Sie hörte auf zu suchen und kam zur Ruhe. Sie habe jetzt die Gewissheit, dass sie geliebt wird, und müsse dafür gar nichts tun. Sie musste nicht mehr besser werden, sie hatte die Antworten auf ihre Fragen gefunden, sie war angekommen.

Oh, das hätte ich auch gerne! Allerdings konnte ich mir nicht vorstellen, dass das alles möglich war, nur weil man an Gott glaubte. Was war mit all den spirituellen Richtungen, Energien und Techniken, den vielen schlauen Büchern, Seminaren, Heilerinnen, Wahrsagerinnen, Lichtarbeiterinnen, aufgestiegenen Meistern, Geisterbeschwörern und Lebenslehrern, von denen ich mir mein Seelenheil versprochen hatte?

Nur Gott? Konnte es wirklich so einfach sein?

Ich bezweifelte das sehr, doch gleichzeitig kam es mir vor, als hätte ich gerade eine Tür aufgestoßen.

Wenig später fiel mir das Buch *The Healing Code* in die Hände. Nun sprach ich nach der Anleitung im Buch jeden Morgen und jeden Abend ein bestimmtes Heilungsgebet und hielt dabei meine Hände in den entsprechenden Positionen. Eigentlich waren die Handhaltungen auch nur wieder Techniken. Das Beten an sich war bestimmt viel wichtiger, vermutete ich. Vielleicht hatte der Autor die Handhaltungen ja erfunden, damit man sich für eine Weile auf das Gebet konzentrierte und es nicht einfach nur aufsagte. Oder er hatte sie für Leute wie mich erfunden, die glaubten, dass sie immer etwas *tun* mussten. Das wäre wirklich clever von dem Autor.

Man konnte von dem Buch halten, was man wollte. Ich wusste nicht mal, ob das überhaupt ein christliches Buch war. Aber es bewirkte, dass ich nun zweimal am Tag intensiv betete.

Heute weiß ich, dass es weniger die Worte als vielmehr die Gefühle sind, die einem Gebet Kraft verleihen und den Wunsch Wirklichkeit werden lassen. So ist es nicht sinnvoll, um Gesundheit zu beten, denn damit bin auf den Mangel - die Krankheit - fokussiert. Ich kann ganz sicher davon ausgehen, dass Gott jedes Gebet erhört, also nehme ich innerlich den Zustand der Wunscherfüllung an und erlebe meinen Wunsch bereits als Wirklichkeit. Diese schöne Wirklichkeit koste ich nun mit allen Sinnen aus, spüre die Freude und beende das Gebet schließlich mit

Dankbarkeit. Danken ist das Amen beim Beten. Also nicht betteln und flehen, sondern fühlen und danken.

Die Schweizerin hatte von den Gottesdiensten in einer freikirchlichen Gemeinde geschwärmt, welche sich offenbar deutlich von evangelischen oder katholischen Glaubensge-meinschaften unterschied. Bis zu diesem Tag hatte ich noch nie von Freikirchen gehört, aber nun schaute ich bei Google nach. Ich fand eine Baptistengemeinde etwa zwanzig Kilometer entfernt und nahm Kontakt auf.

In der Baptistengemeinde fand wegen Corona momentan kein Gottesdienst statt, aber meine Ansprechpartnerin Silke wollte sich gerne mit mir im Gemeindesaal treffen. Sie wartete am Eingang auf mich, eine unscheinbare Endfünfzigerin mit rötlich gefärbten Haaren und Brille, die mich mit einem sanften, etwas scheuen Lächeln empfing. Der Gemeindesaal war ein großer, lichtdurchfluteter Raum, der mit Teppichboden ausgelegt war. Normalerweise standen dort Polsterstühle für den Gottesdienst, aber jetzt waren Decken und Tücher mit Bildern, Büchern und selbstgemachten Plakaten auf dem Fußboden ausgebreitet.

„Das sind Gebetsstationen", erklärte Silke, die mehrere Jahre als Missionarin in China gewesen war. Sie war überzeugt von der Kraft des Gebets und bot an, für mich zu beten. Ich wählte einen Platz am Fenster, durch das die Sonne hereinschien, und setzte mich auf ein Kissen.

Silke kannte sich in der Bibel sehr gut aus und war unerschütterlich in ihrem Glauben. Sie meinte, dass ich durch all die spirituellen Seminare und esoterischen Bücher und Praktiken mit Satan in Kontakt gekommen sei und deshalb unter Depressionen und Angstattacken litt. Jesus würde mich davon heilen, denn er war stärker als der Teufel.

Bislang hatte ich Satan für eine Erfindung gehalten, aber Silke war eine erfahrene Christin und wusste es sicher besser. Sie fragte, ob sie mich berühren dürfe, legte ihre Hand sanft auf meine Schulter und betete für mich. Ihre Stimme war liebevoll und ihre Worte voller Kraft und Vertrauen in meine Heilung. Ich genoss ihre Berührung und ihre ruhige Stimme und schloss die Augen.

Mit dieser ersten Begegnung begann eine intensive Zeit. Wir trafen uns von nun an häufig und telefonierten beinah täglich, denn Silke wollte mich auf meinem weiteren Weg begleiten. Sie hörte sich all meine Sorgen und Probleme an - das waren eine Menge - und betete jeden Tag für mich. Sie war immer für mich da und es tat mir gut, sie als Vertraute zu haben. Oftmals ermunterte sie mich, alles zu beichten, was mich belastete und wofür ich mir die Schuld gab. Jesus starb für unsere Sünden, sagte sie, er verzeiht uns alles, wir brauchen uns nur an ihn zu wenden. Nach und nach wurde mir leichter ums Herz und ich sah Licht in meinen dunklen Phasen. Irgendwann hörten auch die Alpträume und Angstattacken auf, unter denen ich seit Jahren gelitten hatte. Was für ein Segen! Wodurch genau dieses Wunder geschehen war, wusste ich nicht. Silke war überzeugt, dass Jesus in mir gewirkt hatte.

Nach einer Weile nahm sie mich mit zu ihrem christlichen Hauskreis, wo sich fünf gleichgesinnte Frauen trafen, um einen Abschnitt aus der Bibel zu lesen, zu besprechen und füreinander zu beten. Ich fühlte mich wohl in der Gruppe, alle waren offen und von Herzen umeinander bemüht.

Die anderen Frauen waren wie Silke schon lange Christinnen. Sie waren überzeugt, dass Jesus nicht nur in den biblischen Geschichten Wunder vollbracht hatte, sondern dies immer noch tat, jeden Tag. Sie lobten und besangen und feierten Jesus als ihren Retter und ihr Heil und ihren Begleiter. Er allein wusste, was gut und richtig für sie war. Sie alle lebten in bescheidenen Verhältnissen, beschränkten sich auf das Wesentliche und spendeten ihr Geld der Kirchengemeinde.

Jesus war in der Lage, verirrte Schäfchen wie mich auf den richtigen Weg zu bringen, erklärten mir die Hauskreis-Frauen, und es gab für sie keinen Zweifel, dass der Brustkrebs gekommen war, um mich zu Jesus zu führen. Wenn ich mich ab jetzt von den weltlichen Versuchungen abwandte und Jesus folgte, stand ich unter dem Schutz des Herrn und dann konnte der Brustkrebs auf keinen Fall zurückkommen.

Ich machte viele schöne und tiefgehende Erfahrungen in der Gemeinschaft der christlichen Frauen. Gleichzeitig war es aber vor allem die Angst vor dem Brustkrebs, die mich dazu trieb, mich ihnen vorbehaltlos anzuschließen. Noch immer saß der Schock der Diagnose tief in jeder Faser meines Seins und ich befürchtete weiterhin das Schlimmste. Ich fühlte mich wie ein Schaf, das dem Wolf hilflos ausgeliefert war. Ab jetzt würde der Herr mich verteidigen und mich beschützen, darauf konnte ich mich verlassen.

Als ich den Hauskreis-Frauen von der Botschaft DU HAST NOCH GAR NICHT RICHTIG GELEBT erzählte, strahlten sie mich selig an und umarmten mich. „Das kommt direkt von Jesus!", waren sie überzeugt. „Das *richtige* Leben ist das Leben als Christin!" Ergriffen priesen sie den Herrn und versprachen feierlich, mich auf meinem Weg in mein neues, *richtiges* Leben zu unterstützen.

So bemühte ich mich eifrig, eine gute Christin zu werden, und nahm an einem Glaubenskurs und an einer Bibelschule teil. Bald würde ich endlich wissen, was *richtiges Leben* war. Ich würde all das finden, wonach ich schon immer gesucht hatte, und endlich zur Ruhe kommen.

Und weil Jesus mir als gute Christin Heilung zusicherte, würde der Brustkrebs garantiert nicht zurückkommen. Mein Deal mit Jesus war die Illusion von Kontrolle und Sicherheit, das weiß ich heute.

Nach Anweisung der Hauskreis-Frauen las ich jeden Tag in der Bibel und betete eifrig. Außerdem musste ich gründlich ausmisten: Ich sollte alle Lebensratgeber und Bücher zu spirituellen Themen und Heilung, sämtliche Unterlagen von Seminaren, CDs und Dateien entsorgen. Diese Sachen kamen nicht von Gott, sondern von Satan, hieß es. Ich schluckte hart. Einige Bücher lagen mir sehr am Herzen, hatten mich über etliche Jahre begleitet und hatten außerdem viel Geld gekostet. Wenn ich sie wenigstens verkaufen oder verschenken dürfte! Aber das ging nicht, weil ich dann anderen Menschen geschadet hätte. Ich musste sie in die Mülltonne werfen. Das fiel mir schwer, zumal es mir als Bücher-Liebhaberin ganz grundsätzlich widerstrebte, Bücher wegzuwerfen. Wacker trennte ich mich von dem Jin Shin Jyutsu-Buch, den Rezepten von Johanna Budwig und von liebgewonnenen Autoren wie Sabrina Fox, Robert Betz, Eckart Tolle, Rüdiger Dahlke, Kurt Tepperwein, Joe Dispenza, Chuck Spezzano und vielen, vielen mehr.

Ich sollte auch den kleinen Buddha aus meinem Regal, die niedlichen Engelfiguren und die Mandalas wegwerfen. Meine schöne Sammlung Heilsteine wanderte ebenfalls in die Mülltonne, außerdem sämtliche homöopathischen Mittel (ich besaß eine umfangreiche homöopathische Hausapotheke), Schüssler Salze, die Bachblüten-Sammlung, Duftöle und Räucherstäbchen.

Außerdem musste ich meine Pflegeprodukte und Lebensmittelvorräte überprüfen. Ein Duschbad mit dem Namen „Harmonie" oder ein Tee, der „Innere Ruhe" versprach, war Götzenanbetung. Allein der Herr konnte Harmonie oder innere Ruhe bringen, nur er konnte heilen und positive Gemütszustände bewirken. So trennte mich unter anderem auch von meiner Gesichtscreme, weil die Hauskreis-Frauen meinten, dass der Hersteller zweifelhafte Absichten habe. Ich sollte nur noch christliche Musik hören, denn bei weltlicher Musik hatte sich häufig Satan in die Texte eingeschlichen. Aber das war noch nicht alles.

„Wie bitte, ich soll kein Yoga mehr machen?" Ich war fassungslos. „Warum das denn?" Ich machte seit Jahren jeden Morgen meine Übungsreihe. Einmal pro Woche nahm ich an einer Gruppe teil, momentan per Zoom.

Silke sah mich liebevoll an und lächelte nachsichtig. Sie hatte viel Geduld mit mir. „Schau, Karin, was genau machst du beim Yoga?"

„Den Sonnengruß zum Beispiel", entgegnete ich und begann, ihr die Bewegungsfolge zu erklären. Arme gestreckt nach oben, dann gestreckt nach unten, einen Fuß nach hinten, anderen Fuß ...

Sie schüttelte den Kopf. „Du betest Satan an!"

„Nein, nein, Yoga besteht aus körperlichen und geistigen Übungen, um sich zu zentrieren und um die tieferen Muskelschichten zu stärken", widersprach ich.

Silke schaute bekümmert drein. „Yoga kommt aus dem Hinduismus. Darin werden Götter verehrt, die nichts mit unserem christlichen Glauben zu tun haben. Da steckt Satan dahinter."

„So viele Menschen machen Yoga, weil es ihnen guttut", hielt ich dagegen und verschwieg lieber, dass wir am Ende der Yogastunde immer gemeinsam ein Mantra sangen.

„Satan ist sehr geschickt darin, die Menschen auf seine Seite zu holen", erinnerte sie mich.

Seufzend gab ich mich geschlagen, meldete mich bei der Yogagruppe ab und ersetzte Sonnengruß & Co. gegen harmlose Gymnastikübungen.

Als Christin sollte ich nicht zu einer Heilpraktikerin oder einem Heilpraktiker gehen, denn Akupunktur & Co. kamen nicht von Jesus. Zum Glück war Dr. S. in Bonn ja ein richtiger Arzt und die Gynäkologin eine Ärztin, aber für die energetische Therapie war ich bei einer Schamanin und das ging gar nicht. Zufälligerweise verließ die Schamanin genau zu dieser Zeit die Praxisklinik von Dr. S., und somit löste sich das Problem von allein. Wie viele meiner Altlasten ihre Rückführungen und die Reisen ins Unterbewusstsein wirklich aufgelöst hatten, wusste ich nicht. Die Hauskreis-Frauen waren sich jedenfalls sicher, dass mir die Behandlungen mehr geschadet als genutzt hatten.

Je länger ich zur Gemeinschaft der freien Christen gehörte, umso mehr lernte ich ihre Regeln kennen, beispielsweise zum Thema Partnerschaft. So durften Jugendliche und Erwachsene keinen Sex vor der Ehe haben und nicht vor der Hochzeit zusammen wohnen. Die Ehe zwischen Christen und Nichtgläubigen war nicht gewünscht. Man fand die Partnerin oder den Partner entweder innerhalb der eigenen oder in anderen freichristlichen Gemeinde - oder man blieb allein. Silkes Töchter waren mit über 30 noch immer Single, obwohl sie sehr gerne heiraten und Kinder haben wollten.

Selbstbefriedigung war verboten, außereheliche Beziehungen und Pornografie sowieso. Homosexualität gab es nicht, wer „sexuell fehlgeleitet" war, musste Heilung im Gebet finden.

Scheidung war ein Makel und war unbedingt zu verhindern. Wer geschieden war, hatte vor Gott kein Anrecht auf einen neuen Partner, sondern durfte höchstens den geschiedenen Ehepartner noch einmal heiraten. Nur Verwitweten war ein neuer Partner erlaubt.

Ich war geschieden und wollte ganz bestimmt nicht bis an mein Lebensende alleine bleiben. Im Gegenteil, ich wünschte mir einen lieben Partner und eine glückliche Beziehung. Das war mir sehr wichtig und ich hoffte, dass ich mein Liebesglück nochmal irgendwann finden würde.

Als gläubige Christin hatte ich nur eine einzige legitime Option auf eine Partnerschaft: Ich müsste meinen Ex-Mann wieder heiraten. Das kam natürlich nicht in Frage, denn sonst hätte ich mich wohl kaum von ihm scheiden lassen. Davon abgesehen ginge das sowieso nicht, denn er hatte mit Glauben nichts am Hut.

Energisch versuchte Silke, mir meinen Partnerwunsch auszureden. „Du hast jetzt Jesus. Er ist dein Partner, er liebt dich und er gibt dir alles, was du brauchst. Von ihm bekommst du viel mehr, als ein Mann dir geben könnte."

Auch Silke war geschieden und obwohl die Scheidung schon viele Jahre zurücklag, litten sie und ihre vier erwachsenen Kinder sehr darunter. Die anderen Frauen im Hauskreis waren ebenfalls geschieden, die Hauskreis-Leiterin lebte getrennt. Alle haderten sehr damit, in ihrer Ehe versagt zu haben, und fast alle bemühten sich, ihren Mann zurückzugewinnen und es nochmal miteinander zu versuchen.

Manchmal entbrannten im Hauskreis Diskussionen, weil vereinzelte Gemeindemitglieder es offenbar mit Gottes Wort nicht so genau nahmen. Kürzlich war bekannt geworden, dass ein Christ aus der Gemeinde seine Ehefrau verlassen hatte und jetzt mit einer anderen zusammen war. Er traf sich zwar nicht öffentlich mit der Neuen, aber es hieß, dass er sogar schon bei ihr übernachtet habe. Nun hätte der Mann eigentlich aus der Gemeinde ausgeschlossen werden müssen, aber die Mitglieder des Kirchenvorstands taten offenbar, als wüssten sie von nichts. Meine Freundinnen waren darüber sehr ungehalten und baten Jesus im Gebet um seine Führung.

Im Hauskreis wurde ja viel gebetet und oft ging es darum, Gott „zu hören". Ein bestimmtes Problem wurde besprochen oder eine Frage gestellt und dann warteten alle auf eine Antwort vom Herrn. Nach einer solchen stillen Runde erklärte die Leiterin des Hauskreises feierlich: „Gott hat gesagt...", woraufhin alle anderen ehrfürchtig schwiegen. Auch ich vernahm in diesen Stillezeiten manchmal eine Stimme - Gottes Stimme? -, aber ich erzählte den anderen nichts davon, denn die Leiterin war ja viel erfahrener und christlicher als ich.

Mein Gehorsam geriet gehörig ins Wanken, als ich meine selbstgeschriebenen lustigen Liebesromane aus meinen Regalen verbannen sollte, weil das Götzenverehrung sei. Ich wollte ja eine gute Christin sein und der Brustkrebs sollte nicht zurückkommen, also packte ich schweren Herzens meine Bücher in einen Karton. Doch die fröhlichen, bunten Cover fehlten mir sehr und so holte ich

214

meine Bücher nach einer Weile heimlich aus der Versenkung und stellte sie wieder auf.

Die Hilfsbereitschaft in der Gemeinde war toll, ich mochte die modernen Musikstücke, die Live-Band und auch die lebensnahen Predigten. Es gab verschiedene Angebote für Kinder und Jugendliche, und eine Gruppe für Suchtkranke. Doch obwohl ich mich so sehr anstrengte und mich die Gemeindemitglieder mit offenen Armen aufnahmen, schien ich einfach nicht hierher zu passen. Mein Kopf und mein Herz kämpften miteinander.

Gleichzeitig wuchsen meine Zweifel. Ich konnte mir einfach nicht vorstellen, dass Gott nur die gläubigen Christen liebte. Nur die Christen, die ihr Leben Jesus übergeben hatten und sich gottgefällig benahmen, waren Gottes Kinder, hieß es. Sie allein kamen nach dem Tod zu Gott, der Rest der Menschheit landete bei Satan in der Hölle.

Das Leben der Christen schien sich ohnehin mehr um den Tod beziehungsweise die Zeit danach, als um das irdische Leben zu drehen. Der Tod, das war der Eingang in den Himmel zu Gott - oder eben in die Hölle zu Satan. Zu Lebzeiten galt es, ein gottesfürchtiges Leben zu führen, um für die Ewigkeit in den Himmel zu kommen.

Satan lauerte überall, hatte miese Tricks auf Lager und griff die Gläubigen hinterrücks an, um sie auf seine Seite zu ziehen. Eine satanische Anfeindung machte sich beim Betroffenen durch unchristliche Gedanken, Verwirrung oder körperliches Unwohlsein bemerkbar. Kürzlich wurde Silkes Sohn Jonas das Opfer eines satanischen Angriffs, weil er sich bei einem türkischen Friseur die Haare schneiden ließ. Satan war angeblich während der Kopfmassage, die Jonas gratis dazubekommen hatte, in seinen Geist geschlüpft.

Der getrennt lebende Mann der Hauskreis-Leiterin hingegen geriet öfter in den Bann des Teufels, weil er abends mit seinen Kumpels Darts spielte, Alkohol trank und seine Wohnung nicht vernünftig aufräumte.

Die Leute in der Gemeinde glaubten, dass wir Menschen als Sünder geboren werden und auch bei größter Anstrengung niemals sündenfrei sein können. Demütig dankten sie Gott, dass er sie trotzdem liebte und ihnen ihr sündiges Wesen vergab. Einige Gemeindemitglieder, vor allem die jüngeren, litten unter Depressionen. Allein von Silkes vier Kindern waren zwei depressiv. Vielleicht lag das daran, dass sie so vielen Dogmen unterworfen waren, sich zeitlebens als Sünder fühlen mussten und überzeugt waren, Gottes Liebe eigentlich gar nicht verdient zu haben.

Was spricht dagegen, fröhlich und glücklich zu sein, zu feiern, zu tanzen oder auch Darts zu spielen?, fragte ich mich. Wenn Gott uns Menschen erschaffen hat und uns liebt, war es dann *wirklich* sein Wille, dass wir uns klein und unwürdig fühlen sollten? Mein Herz sagte Nein.

Wofür hatte Gott den Menschen einen freien Willen gegeben? Um sie zu bestrafen, wenn sie sich nicht gottgefällig benahmen? Das war doch total widersinnig.

Endlich erkannte, ja, *fühlte* ich den Irrglauben, zu dem mich meine menschlichen Sehnsüchte und die Angst vor Krebs getrieben hatten. Jetzt *wusste* ich plötzlich, dass ich in Wirklichkeit kein verängstigtes Schaf war. Ich hatte das starke Gefühl von Gewissheit. Dieses Wissen war, wie meine innere Stimme, frei von Zweifeln. Gott hatte die Menschen nach seinem Ebenbild erschaffen.

Ich erkannte: Als gottesfürchtige Christin zu leben würde mich nicht vor einer neuen Krebsdiagnose schützen. *Wer brav ist, kommt in den Himmel* - das war ein Kuhhandel, die Illusion vermeintlicher Sicherheit. Ein Deal, der nicht funktionierte, weil er mich klein und abhängig hielt.

Die Erfahrungen in der Baptistengemeinde hatten mir geholfen zu erkennen, was ich *nicht* wollte und was für mich nicht stimmte. Es ging in meinem Leben *nicht* darum, in einem Käfig aus religiösen Dogmen zu sitzen und auf Erlösung zu hoffen. Einen Käfig hatte ich mir doch längst selbst erschaffen, indem ich mich permanent bemühte, anderen zu gefallen. Ich hockte in diesem Käfig aus selbstabwertenden Gedanken und Schuldgefühlen und hatte die Hoffnung auf Erlösung längst aufgegeben. Nein, um mich klein zu halten brauchte ich keine Instanz, das bekam ich auch alleine hin, denn ich selbst war meine größte Kritikerin.

Ich war Silke, den Hauskreis-Frauen und der freien Christengemeinde sehr dankbar. Durch sie war mein Glauben an Gott sehr viel stärker geworden. Allerdings glaubte ich nicht an ihre Religion.

Einmal mehr fühlte, spürte, *wusste* ich, dass ich mit einer Kraft verbunden war, die mich durchströmte, mich führte und mir tiefe Einsichten ermöglichte. Sie war in mir und außerhalb von mir, sie erfüllte und umgab mich. Auch wenn ich diese Kraft oft nicht wahrnahm, ahnte ich doch, dass sie immer da war. Dieser Kraft hatte ich das wunderbare Erlebnis auf dem Krankenhausflur zu verdanken und vermutlich auch die Botschaften meiner inneren Stimme. Diese Kraft kam vom Schöpfer und ich musste nichts tun oder mich verändern, um mit ihr verbunden zu sein. Das Einzige, was ich tun musste, war zu lernen, meinem Herzen zu folgen und zu vertrauen.

Es ist an der Zeit, die Wahrheit ans Licht zu bringen und Gott zu rehabilitieren. Gott ist nicht der Mann mit dem weißen Bart und er ist auch nicht der strenge Richter an der Himmelspforte. Gott ist unendlich viel mehr als Worte beschreiben können.

Gott und Religion sind nicht dasselbe, ganz im Gegenteil. Religion ist menschengemacht. Menschen erschufen Religionen, damit sie in *Gottes Namen* andere Menschen ausbeuten und klein halten konnten. Seit Menschheitsgedenken wird *Gottes Wille* als Rechtfertigung für Machtstreben, Habgier und Selbstsucht benutzt. Religion, das sind Regeln und Verbote, mit denen Menschen sich selbst dazu ermächtigen, sich über andere Menschen zu stellen, sie zu töten und Kriege zu führen. Gott, die Quelle, die Kraft hat mit Religion nichts zu tun. Kein Mensch ist besser oder wird mehr von Gott geliebt, weil er einer bestimmten Religion folgt. Das ist mein Empfinden und meine Wahrheit.

Die Bibel ist ein magisches Buch mit metaphorischem Inhalt und dient der Bewusstwerdung des Menschen. Leider wird sie oftmals wörtlich zitiert und wiederum für religiöse Zwecke verwendet.

Gott ist da, wo Menschen in aufrichtigem Interesse, in liebevollem und wertschätzendem Miteinander zusammenkommen - ob das nun in einer Kirche, einem Gemeindehaus oder in einer Bahnhofskneipe ist. Wo immer Menschen anderen Menschen von Herzen helfen wollen, da ist Gott.

Und so beschloss ich, zukünftig meinen eigenen Weg zu gehen - mit Gott, der Kraft und der Quelle meiner Intuition - aber ohne Religion und Dogmen.

Erfahrungen

Jede Erfahrung, selbst die schmerzhafteste,
ist ein Schritt nach vorn.
(Henry Ford)

Draußen war es warm und sonnig, ein herrlicher Spätsommertag. Ich war stundenlang in der Natur gewesen, kam am frühen Nachmittag zurück in die Wohnung und betrat eine Dunkelkammer.

Die Rollläden waren unten, Muff und abgestandener Zigarettenqualm schlugen mir entgegen. Der Fernseher lief, computeranimierte Figuren rannten quäkend über den Bildschirm. Astrid lag mit ihrem kleinen Hund auf dem Sofa und tippte gelangweilt auf ihrem Handy herum.

Meine Nackenhaare stellten sich auf. Ich widerstand dem Impuls, auf dem Absatz kehrtzumachen.

DIES IST NICHT DEIN ZUHAUSE.

Meine innere Stimme. Sie hatte ja so Recht, das war mir völlig klar. Aber was sollte ich machen? Meine Sachen packen und ausziehen? Mir grauste bei dem Gedanken, schon wieder umzuziehen. Außerdem hatte ich wahrscheinlich eh keine Alternative. Wohnungen waren Mangelware und sehr teuer. Nein, ich würde nicht weiter darüber nachdenken und mir lieber die Vorteile der WG bewusst machen. Die zentrale Lage war superpraktisch, ich konnte überall bequem mit dem Fahrrad hin. Die Miete war zwar kein Geschenk, aber doch verhältnismäßig günstig.

Ich sollte mich wirklich nicht so anstellen. In genau diesem Moment saßen vermutlich Millionen Leute hinter runtergezogenen Rollläden vor der Glotze. Das war ganz normal und absolut kein Drama. Ich musste die Sache einfach anders sehen, realistisch! Und überhaupt: *Zuhause* - was war das eigentlich? Ein Ort zum Wohnen, mehr nicht.

Mein Verstand redete mir ein, dass ich vernünftig sein musste - das Leben war schließlich kein Wunschkonzert. Anstatt meiner inneren Stimme und meinem Impuls zu folgen, legte ich mir selbst Steine in den Weg, indem ich *vernünftig* sein wollte. Diese WG war definitiv nicht der richtige Platz für mich, ich fühlte mich hier nicht wohl und erst recht nicht zuhause. *Vernünftig* blieb ich länger in dieser unguten Situation und ich litt länger.

Vernünftig folge ich nicht meinem Herzen.

Ich blieb also in der WG und gab mir viel Mühe, um mit Astrid gut auszukommen. Das klappte nur leidlich und allmählich sah ich ein, dass unser Verhältnis wahrscheinlich nie so richtig gut werden würde. Irgendwann kam der Winter und ich durfte den Heizkörper nicht benutzen, obwohl ich furchtbar fror. Ich sollte weniger duschen, die Badewanne gar nicht benutzen und so weiter. Am besten, ich bezahlte die Miete und war ansonsten unsichtbar.

Natürlich ging das Leben weiter - für mich vor allem mit meinem selbstauferlegten Programm aus Fitness, Behandlungen und gesunder Ernährung. Die Krankenkasse bewilligte eine Psychotherapie und ich ging einmal die Woche hin. Das brachte mich nicht wirklich weiter, weder kam ich auf neue Ideen noch hatte ich irgendwelche Aha-Erlebnisse. Eigentlich saß ich nur meine Zeit ab und ärgerte mich über das nervöse Kichern der offensichtlich recht unerfahrenen Therapeutin.

Weitaus hilfreicher waren die Gesprächstermine in einer sozialen Einrichtung, die mir einst Silke empfohlen hatte. Mir gegenüber saß ein empathischer und sehr kompetenter Pädagoge, der in seine Arbeit auch Jesus mit einbezog, sofern ich das wollte. Er tat das auf unaufgeregte Weise, ganz natürlich und ohne irgendwelche Vorschriften. Jesus war einfach ein zuverlässiger Helfer an meiner Seite. Die Gespräche mit dem Pädagogen ließen mich allmählich klarer auf mich und mein Verhalten schauen. Nach jedem Termin ging ich inspiriert und gestärkt heim.

Für meine körperliche Gesundheit bekam ich Lymphdrainage, bei der eine sympathische Physiotherapeutin sanft meine linke Körperseite massierte. Ich genoss die Behandlungen und dabei wurde mir bewusst, wie sehr mir menschliche Berührungen in meinem Alltag fehlten.

Heute weiß ich, dass ich mich damals vor allem nach meiner eigenen Berührung sehnte. All die Jahre hatte ich meinen Körper nur benutzt und von ihm verlangt, zu funktionieren. Ich hatte ihn für selbstverständlich gehalten, ohne Wertschätzung, und oft war ich ungeduldig mit ihm. Ich hatte ihm zugemutet, schwere Lasten zu schleppen, und nahm ihm übel, wenn er mich durch Schmerzen darauf aufmerksam machte, dass ich ihn überforderte. Ich war nie stolz auf meinen Körper gewesen, im Gegenteil, ich hatte mich oft für ihn geschämt. Ich reinigte ihn und wenn nötig, cremte ich ihn ein. Aber ich hatte keine liebevollen Gefühle für ihn und habe ihn nie gestreichelt. Ich habe nie Danke gesagt.

Die Wochenenden verbrachte ich meistens bei meiner Mutter, um mich in ihrem Haus und auf dem großen Grundstück nützlich zu machen. Eines Tages kam dort überraschend mein geschiedener Mann - der Vater meiner Kinder - mit seiner Freundin zu Besuch. Ich kannte die Freundin von früher vom Reiten, sie war eine quirlige, laute Person. Die beiden waren mega-verliebt und überglücklich, hielten die ganze Zeit Händchen und streichelten oder küssten sich. Ich war mit meinem Ex-Mann im Frieden und freute mich für die beiden, dass sie sich gefunden hatten. Doch ich spürte meine Sehnsucht.

Als wir uns später verabschiedeten, sagte ich ihnen, dass ich mich von Herzen für sie beide freute. Sie waren gerührt. Doch kaum waren sie aus der Tür, brach ich in Tränen aus. Ich konnte gar nicht wieder aufhören zu weinen. Wie gerne würde auch ich mich wieder verlieben. Wie sehr sehnte ich mich nach einem Menschen, der zu mir gehörte...

Angetrieben von meiner Sehnsucht meldete ich mich noch am selben Abend bei einem Partnerschaftsportal an. All die vielen Single-Männer, die eine Frau suchten, wie spannend!

Im Laufe der nächsten Zeit bekam ich einen Haufen virtueller Rosen und einige E-Mails. Immer wieder keimte ein Hoffnungsschimmer in mir auf, während ich mit einem vermeintlich interessanten Mann Nachrichten hin und her schickte. Doch schon nach kurzer Zeit überkam mich der Frust und spätestens nach dem ersten Treffen war klar, dass er nicht derjenige war, nach dem sich mein Herz sehnte.

Doch die Sehnsucht trieb mich weiter und mein Verstand redete mir ein, dass ich Abstriche machen müsse. Ich konnte nicht erwarten, dass ich mich nochmal genauso sehr in einen Mann verlieben würde wie damals in Darius. Ich war älter geworden, hatte viel erlebt, und da waren solche überschäumenden Gefühle wahrscheinlich gar nicht mehr möglich. Viel wichtiger war doch, dass mein nächster Partner zuverlässig an meiner Seite war und auch in schwierigen Zeiten zu mir hielt. Womöglich würde ich mich ja später, wenn ich ihn besser kennengelernt hatte, in ihn verlieben.

Und so geriet ich an Werner. Bei unserem ersten Treffen saßen wir draußen und noch bevor es kühl wurde, lief er schnell los, um eine Wolldecke für mich zu holen. Er umsorgte mich hingebungsvoll und las mir jeden Wunsch von den Lippen ab. Nach drei Tagen erzählte er überall in seinem Bekanntenkreis herum, dass ich seine absolute Traumfrau sei. Wenig später hatte ich nachts einen warnenden Traum, der sich schon am nächsten Nachmittag bewahrheitete. Werner war plötzlich aus heiterem Himmel übertrieben eifersüchtig und sehr aggressiv. Ich ließ mich nie wieder bei ihm blicken. Kurz darauf hörte ich, dass er eine bipolare Störung habe.

Als ich den Schrecken mit Werner halbwegs verdaut hatte, lernte ich Mirco kennen, einen selbständigen Hufschmied, was ich als Pferdeliebhaberin natürlich super fand. Er teilte seine Bude mit hunderten Fliegen und Mücken und einer Menge Dreck, was mich sehr, ihn aber überhaupt nicht störte. Meine erste Amtshandlung war, ihn zu Fliegenfenstern zu überreden. Als Nächstes half ich ihm tatkräftig beim Renovieren, bevor mir schließlich klar wurde, dass wir überhaupt nicht zusammen passten.

Dann traf ich Carl, einen sympathischen Landwirt, der gemeinsam mit seinem Sohn einen großen Hof bewirtschaftete. Ich wurde sofort herzlich in seiner netten Familie und in seinem Freundeskreis aufgenommen, und da Carl ein geselliger Mensch war, hatte ich plötzlich einen gut gefüllten Kalender. Wir gingen feiern, das war toll. Musik und Tanzen hatte mir lange gefehlt. Ich half kräftig auf dem Hof mit, kochte und backte, und freute mich, dass es allen so gut schmeckte. Ich mochte Carl, ja, aber das war auch alles. Ein Schmatzer zur Begrüßung und hin und wieder eine Umarmung, mehr ging für mich nicht. Das war bei Werner und Mirco genauso gewesen.

Carl wollte, dass ich bald bei ihm einzog. Er bot mir das Königreich auf Erden an, Geld spielte keine Rolle. Ich konnte alles haben, was ich mir wünschte, ein Pferd, ein neues Auto, was auch immer. Ich bräuchte dafür nicht mal mitzuhelfen, Hauptsache, ich wäre da. Das klang natürlich sehr schmeichelhaft, aber alles in mir wehrte sich. Es war vor allem die Arbeit auf dem Hof, die mich zu Carl hinzog, und die vielen Unternehmungen. Schließlich war ich mir sicher: Auch Carl war nicht der richtige Partner für mich.

Vermutlich sind Beziehungen unter anderem dafür da, um mir selbst auf die Schliche zu kommen. Werner rief nochmal die Angst vor Gewalt in mir hervor, aber ich blieb nicht in der Erstarrung, sondern zog sogleich die Konsequenzen. Bei Mirco und Carl sprang ich in mein altes Muster und glänzte mit Fleiß und Tatkraft, doch ich spürte bald, dass das nicht meine Erfüllung war.

Damals war mir das noch nicht bewusst, aber heute kann ich sehen, dass dies wichtige Erfahrungen waren. Sie ermöglichten mir, auf meinen Körper und mein Herz zu hören. Ich hatte mich tatsächlich verändert. Ich war nicht mehr bereit, einem Mann alles von mir zu geben, nur weil er das gerne wollte. Ich hängte mich nicht mehr aus lauter Sehnsucht an einen Mann und gab mich selbst nicht mehr für ihn auf.

Ich weiß nicht, ob es wirklich den *einen* Seelenpartner gibt. Wahrscheinlich ist jede Beziehung zum jeweiligen Zeitpunkt immer genau richtig, um den Beteiligten wichtige Erfahrungen zu ermöglichen und sich weiterzuentwickeln.

Wenn ein Paar sich trennt, heißt es oft, die Beziehung sei gescheitert. Aber stimmt das eigentlich? Vermutlich stammt diese Bewertung aus früheren Zeiten. Zwei Menschen sind eine gewisse Wegstrecke miteinander gegangen, haben Erfahrungen gemacht, haben voneinander gelernt, sich entwickelt und gehen in unterschiedlichen Richtungen weiter. Das ist doch kein Scheitern. Erst recht nicht, wenn in dieser Zeit Kinder entstanden sind. Ein gemeinsamer Weg hat seinen Wert, auch wenn er nicht bis zum Lebensende führte.

In die Ferne

Was wäre das Leben, hätten wir nicht den Mut,
etwas zu riskieren?
(Vincent van Gogh)

Ich war an einem Punkt in meinem Leben angelangt, an dem ich nur noch Fragezeichen sah. Partnerschaft, Beruf, Wohnen - alles war offen. Inzwischen war es für mich ausgeschlossen, langfristig weiter mit Astrid zusammenzuleben. Ich musste also wieder einmal umziehen, aber wohin? Kein Ort ergab irgendeinen Sinn, nirgendwo zog es mich hin. Die Dörfer oder Städte, die mir einfielen und in denen ich zuvor gewohnt hatte, befanden sich im Umkreis von etwa siebzig Kilometern und erschienen mir wie Wiederholungen bereits abgeschlossener Kapitel.

Halbherzig durchstöberte ich eines Abends den Wohnungsmarkt im Kleinanzeigenportal, als sich auf einmal überraschend meine innere Stimme meldete. Sie durchdrang mich, klar und unmissverständlich, und sie schien keinen Widerspruch zu dulden.

GEH WEIT WEG UND SCHAU AUS DER FERNE AUF DEIN LEBEN.

Ach du Schreck!

Ich spürte, wie sich mein Magen zusammenzog. Gleichzeitig begann mein Herz heftig zu pochen.

Ich war überhaupt keine Weltenbummlerin. Außer mal für kurze Urlaube war ich nie von zu Hause weggewesen. Ich war sehr heimatverbunden, ich liebte die norddeutsche Landschaft. Mich zog es nicht in ferne Länder und schon gar nicht ganz alleine auf eigene Faust.

PLANE EIN HALBES JAHR EIN.

Auch das noch. Alleine *ein halbes Jahr* lang in der Ferne? Doch nicht ich. Das war wirklich ausgeschlossen. Das war nichts für mich, definitiv nicht. Wie sollte das überhaupt gehen, ich hatte regelmäßige Termine wahrzunehmen, was würden meine Familie und Freunde sagen und wovon bitteschön sollte ich so eine lange Reise überhaupt finanzieren? Die Stimmen der Angst überschlugen sich und fanden immer mehr Gründe, warum dies eine absolut dumme und völlig abwegige Idee meiner inneren Stimme war.

Und doch erschien mir meine momentane Situation auf einmal klar vor Augen. Es war, als läge sie wie auf einem Silbertablett vor mir: Ich hatte keinen Partner. Ich konnte keinen fröhlichen Liebesroman mehr zu Papier bringen. Ich musste umziehen und wusste nicht wohin. Ich hatte die Ursache für den Brustkrebs noch immer nicht gefunden. Und ich wusste nach wie vor nicht, was es bedeutete, richtig zu leben.

Ja, es gab eine Menge Argumente gegen die verrückte Idee meiner inneren Stimme, aber irgendwie ließ mich der Gedanke dennoch nicht los, aus der Ferne auf mein Leben zu schauen. Raus aus dem Trott und dem gewohnten Umfeld. Weit weg, wo alles neu und fremd war und das Leben einem anderen Rhythmus folgte. Wenn ich Abstand zwischen mich und meine Fragezeichen bringen würde, dann bekäme ich bestimmt mehr Klarheit und neue Erkenntnisse.

Meine Mutter fand die Idee unmöglich und bemühte sich, sie mir auszureden. Mein Bruder Bernd bestärkte mich, meine beiden Söhne auch. Meine Tochter wünschte sich nur, dass es mir gut gehen möge, egal wie und wo.

Wenn man neue Erfahrungen machen will und unsicher ist, dann spricht man am besten mit jemandem, der solche Erfahrungen schon gemacht hat. Also rief ich meine Freundin Tanja an, die seit sieben Jahren auf Teneriffa lebte, drei Hunde hatte und in einem Wohnmobil zu Hause war. Tanja machte mir Mut und schlug mir vor, doch ebenfalls nach Teneriffa zu kommen.

Da fiel mir wieder ein, dass ich doch eigentlich schon lange den Wunsch hatte, in die USA zu reisen. Bisher hatte es aus verschiedenen Gründen nicht geklappt, aber vielleicht war jetzt der richtige Zeitpunkt gekommen. Ich knüpfte per Facebook Kontakte und fand für den ersten Monat meines Aufenthalts eine kostenlose Bleibe als Tierpflegerin bei einer Familie. Nun brauchte ich nur noch den Flug zu buchen. Doch im letzten Moment fand ich heraus, dass man noch immer nicht ohne Corona-Impfung in die USA einreisen durfte, obwohl die Epidemie doch längst vorbei war. Somit war diese Option wieder vom Tisch.

Die Angst in meinem Kopf atmete erleichtert auf. Vergiss die dumme Schnapsidee! Wir kehren jetzt schön in unseren sicheren, gewohnten Alltag zurück.

SCHAU AUS DER FERNE AUF DEIN LEBEN, beharrte meine innere Stimme.

Schön und gut, aber woher sollte ich wissen, ob meine innere Stimme tatsächlich den richtigen Weg für mich kannte? Schließlich hatte ich auch noch andere Stimmen im Kopf. Die sagten genau das Gegenteil, nämlich, dass ich auf gar keinen Fall eine solche Reise ins Ungewisse machen sollte. Dass ich lieber in der gewohnten Umgebung bleiben sollte, wo mir alles vertraut war. Dass ich nicht genug Geld hatte. Dass ich meine Termine wahrnehmen musste. Dass ich ganz furchtbares Heimweh kriegen würde, wenn ich so lange von zu Hause weg war.

Auf welche Stimme sollte ich nun hören? Ich wusste es nicht. Oder sollte ich vielleicht nach meinem Gefühl gehen? Okay, das könnte helfen. Hm, der Gedanke an ein halbes Jahr in der Ferne fühlte sich nicht verlockend an. Wenn ich mir vorstellte, meine Koffer zu packen und fortzugehen, bekam ich Herzklopfen und mir brach der Schweiß aus. Der Gedanke, hier in meinem gewohnten Umfeld zu bleiben, beruhigte mich und ließ mich erleichtert aufatmen, fühlte sich aber dennoch nicht richtig an. So kam ich nicht weiter.

Meine innere Stimme blieb hartnäckig und gleichzeitig heizte die Angst mir mächtig ein.

Allmählich fand ich den Unterschied zwischen den Stimmen heraus. Meine innere Stimme war ruhig und bestimmt und ohne Drama. Manchmal war sie nur ein Impuls, ein kleiner Schubs in eine bestimmte Richtung, wohlwollend und liebevoll. Die Stimmen der Angst hingegen waren laut und aufdringlich. Sie drängten und forderten und machten großes Tamtam.

Meine innere Stimme hatte bisher immer Recht gehabt. Sie hatte mir nach der Diagnose den Weg gezeigt und hatte stets gewusst, was richtig für mich war. Wenn ich allerdings in der Angst gefangen gewesen war, dann hatte sie sich manchmal zurückgezogen, so dass ich sie nicht hören konnte.

Somit war die Entscheidung klar, aber nicht weniger furchterregend: Ich würde ein halbes Jahr nach Teneriffa gehen, um aus der Ferne auf mein Leben zu schauen.

Ich hatte Tanja vor drei oder vier Jahren mal für ein paar Tage auf der Insel besucht. Somit wusste ich schon in etwa, was mich erwartete, und es war nicht alles vollkommen fremd. Außerdem war ich dort nicht ganz alleine auf mich gestellt, ich hatte ja Tanja.

Bevor mich der Mut wieder verließ, buchte ich einen One-Way-Flug für Anfang November nach Teneriffa. Wie und wo ich auf der Insel leben sollte, stand in den Sternen. Für die ersten Tage fand ich ein preisgünstiges Zimmer im Süden, danach wollte ich drei Wochen in Santa Cruz Sprachunterricht nehmen und die restlichen fünf Monate in Puerto de la Cruz im Norden verbringen, wo auch Tanja wohnte.

Nun hatte ich einiges zu tun: Arzt- und Zahnarzttermine, Nahrungsergänzungsmittel für sechs Monate kaufen, mich von der Familie und Freunden verabschieden. Je näher das Datum rückte, umso nervöser wurde ich. Die Angst-Stimmen in meinem Kopf ließen mich nicht schlafen und wollten mich überreden, die ganze Sache doch noch abzublasen. Meine Mutter redete mit Engelszungen auf mich ein, damit ich bloß hierblieb. Sie wollte sogar die Kosten für den stornierten Flug übernehmen. Aber ich ließ mich nicht umstimmen. Meine innere Stimme schickte mich raus aus meiner Komfortzone und rein ins Ungewisse.

Und so fand ich mich Anfang November an einem Sandstrand wieder, umgeben von grünen Hügeln und Vulkansteinen, wo warmer Wind über meine Haut strich und Salz meine Lippen benetzte. Ich saß auf einem Felsen, hörte der Brandung zu und beobachtete die Wellen, wie sie den Sand überspülten und sich wieder zurückzogen. Vor und zurück, in sanfter, kraftvoller Gleich- mäßigkeit. Als würde die Welt ein- und ausatmen, immer wieder ein und aus, ein nie endender Atemrhythmus.

Am Meer war ein guter Platz. Mein Geist kam ein wenig zur Ruhe, der Horizont wurde weit. Ich schaute den Leuten im Wasser zu und lernte, dass man besser mit den Wellen ging, anstatt sich ihnen entgegenzustellen, so wie ich das vorhin gemacht hatte. Dann wurde man auch nicht unfreiwillig umgeworfen.

Ich sah Frauen in knappen Bikinis und oben ohne. Bis auf eine oder zwei Ausnahmen entsprachen sie keineswegs dem gängigen Schönheitsideal. Speckrollen an den Hüften, Dellen an den Ober- schenkeln, schlaffer Bauch, hängende Brüste. Würde ich mich das trauen? Ich, die stets darum bemüht war, meinen Bauch zu verstecken, und die ständig etwas an ihrem Äußeren auszusetzen hatte? Nein, wenn ich *so* aussehen würde, dann würde ich garan- tiert keinen Bikini tragen. Und warum nicht? Weil ich mich schä- men würde. Weil ich mir Gedanken machen würde, was andere Leute von mir denken könnten.

Hach, wie entspannt wäre es, wenn ich mich einfach in meinem Körper wohlfühlen könnte. Wenn ich nicht ständig an mir herum- kritisieren würde. Wenn ich keine Schönheitsideale im Kopf hätte. Wenn es mir total egal wäre, was andere von mir denken.

Wer sagt eigentlich, dass breite Hüften nicht schön sind? Wer sagt, dass Haut unbedingt glatt sein muss? Wieso darf man meinem

Bauch nicht ansehen, dass ich drei Kinder bekommen habe? Im Nachhinein bin ich den Frauen, die hier so unbekümmert ihre Kurven zeigten, sehr dankbar. Sie gaben mir einen Schubs in die richtige Richtung. Schönheitsideale werden uns von den Medien vorgegeben, aber sie sind nicht das Maß aller Dinge. Wenn ich solche Ideale im Kopf habe und mich damit vergleiche, dann kann ich nur verlieren.

Äußerliche Schönheit liegt im Auge des Betrachters, ist kulturbedingt und eine Zeiterscheinung. In manchen Völkern sind dicke Frauen die schönsten Frauen. In Kriegs- und Nachkriegs-zeiten ließen wohlgenährte Menschen auf materiellen Reichtum schließen. Falten erzählen die Lebensgeschichte. Ein Mensch ohne Falten hat noch nicht viel erlebt - oder er hat sich Botox spritzen lassen.

Ein Segelboot glitt vorbei, ich sah ihm lange nach. Allmählich näherte sich die Sonne dem Horizont. Ich verließ den Felsen, aß im Ort eine Kleinigkeit und ging zur Unterkunft zurück.

Mein Zimmer war sehr preisgünstig, ich hatte nichts Beson-deres erwartet, aber es war wirklich schäbig. Eine herunter-gekommene Bude mit drei Zimmern, die zeitgleich an unter-schiedliche Leute vermietet wurden. Die Gemeinschaftsküche würde ich ganz bestimmt nicht benutzen, und das winzige Bad war eine Katastrophe. Zwar konnte ich meine Zimmertür abschließen, aber sie war kaum stabiler als Sperrholz. Ich fühlte mich alles andere als sicher.

Am zweiten Abend, es war schon spät, hörte ich jemanden in die Wohnung poltern. Kurz darauf rüttelte es laut an meiner Tür. Erschrocken fuhr ich aus dem Bett hoch, mein Herz klopfte mir bis zum Hals. Ich rief sowas wie „Hey, was soll das?", atmete ein paar-mal tief durch, ging nachschauen und stand zwei ungepflegten, dunkelhäutigen Männern gegenüber. Die beiden wirkten nicht gerade vertrauenswürdig. „Verschwindet!", knurrte ich und guckte sie böse an. Sie hauten ab und machten sich nun an der gegenüberliegenden Tür zu schaffen. Wahrscheinlich hatten sie sich einfach nur in der Tür geirrt, aber für mich war diese nächtliche Aktion ein ziemlicher Schrecken. Und doch war ich nicht erstarrt. Ich war aufgestanden und war für mich eingetreten.

Ich kroch zurück ins Bett. Einsamkeit und Heimweh stiegen in mir auf. Am liebsten wäre ich sofort wieder nach Hause geflogen. Ich fühlte mich in dieser grässlichen Unterkunft sowieso nicht wohl und nach dieser Begegnung erst recht nicht. Der Gedanke, einem von den Typen zu begegnen, wenn ich nachts mal zum Klo musste, machte mir Angst.

Obwohl ich das Zimmer eigentlich für drei weitere Übernachtungen bezahlt hatte, packte ich am nächsten Tag meine Sachen und machte mich auf den Weg nach Norden. Der Bus entpuppte sich als verbeulter Opel Corsa mit einem fröhlichen Spanier am Steuer. Eingepfercht mit fünf Leuten plus Gepäck brausten wir bei offenen Fenstern über die Schnellstraße. Ich vertraute darauf, dass sich alles fügte, und genoss das Abenteuer. Erstaunlich, denn normalerweise war ich ja nicht besonders abenteuerlustig. Vertrauen - eine neue und wichtige Erfahrung.

Tanja und ich waren schon lange befreundet. Wir telefonierten von Zeit zu Zeit, hatten uns aber länger nicht gesehen, doch das machte unserer Freundschaft nichts aus. Tanja gehört zu den Menschen, bei denen es keinen Vorlauf braucht, um miteinander warm zu werden. Mit Tanja ist es immer so, als gäbe es keine Trennung. Es war ein schönes Wiedersehen.

Wir verbrachten drei Tage zusammen, bummelten durch Puerto de la Cruz, bewunderten die üppige Pflanzenwelt und genossen traumhafte Sonnenuntergänge. Mir gefiel die entspannte Atmosphäre in der Stadt, die unbändige Brandung der Wellen, die Musik, die Leichtigkeit. Das Leben war hier so ganz anders als in Deutschland - schön und auch fremd.

Jetzt im Winter war Hochsaison, die meisten Ferienwohnungen und Apartments waren an Residenten und Urlauber vermietet.

Keiner von Tanjas Freunden hatte eine Idee, wo ich eine freie und bezahlbare Wohnung finden könnte. Ich verteilte Zettel in der Stadt und bemühte mich, im Vertrauen zu bleiben, dass meine Wohnung schon auf mich wartete.

Für die nächsten drei Wochen würde ich in Santa Cruz bei einer Gastfamilie leben. Ich stellte mir vor, wie ich inmitten einer fröhlich plappernden Großfamilie ganz von allein Spanisch lernte.

Am späten Sonntagnachmittag verabschiedete ich mich von Tanja und machte mich mitsamt meinem Gepäck auf den Weg zur Bushaltestelle. Dort wartete ich sehr lange, zusammen ein paar anderen Leuten. Der Bus hatte total Verspätung und als er endlich kam, fuhr er ohne anzuhalten weiter, weil er voll war.

Es wurde dunkel und ich stand immer noch an der Haltestelle. Allmählich wurde ich nervös, ich hatte einen weiten Weg vor mir und musste in Santa Cruz umsteigen und dann auch noch die Adresse der Familie finden. Doch weiterhin war kein Bus in Sicht.

Irgendwann hielt ein Taxi an, ich handelte mit dem Fahrer einen Preis aus, der natürlich viel höher war, als wenn ich mit dem Bus gefahren wäre. Aber immerhin kam ich nun nach Santa Cruz. Der Fahrer konnte Deutsch und so machten wir während der Fahrt ein bisschen Smalltalk. Ich saß auf dem Beifahrersitz, in der Mittelkonsole lag Kleingeld.

Es war nicht so einfach, die richtige Adresse zu finden. Straßenschilder waren Mangelware und Hausnummern gab es fast gar nicht. Der Fahrer stieg zweimal aus, fuhr weiter und hielt schließlich an einer breiten Straße an, in deren Mitte Straßenbahnschienen verliefen. Die Gegend wirkte düster und verlassen, was an der vorgerückten Stunde und am Sonntagabend liegen mochte.

Ich bezahlte den Fahrer, und da beschuldigte er mich plötzlich, ihn bestohlen zu haben. Angeblich hätte ich einen 10 Euro-Schein aus der Mittelkonsole genommen, als er vorhin ausgestiegen war. Sofort wurde er laut und beleidigend, wollte mich nicht gehen lassen und ließ mich nicht an den Kofferraum. Mein Herz raste und ich spürte, wie mir der Schweiß ausbrach. Es war eine beängstigende Situation, zumal die Umgebung nicht gerade einladend war und die Straßenlaternen nur schummriges Licht spendeten. Der Mann bedrohte und beschimpfte mich, und da wäre ich normalerweise vor Angst erstarrt. Doch ich blieb standhaft und sagte ihm mit fester Stimme, er solle die Polizei holen. Er schrie weiter und ich wiederholte: Hol die Polizei.

Endlich gab er klein bei. Ich konnte an den Kofferraum und mein Gepäck rausnehmen. Dann schwang sich der Fahrer wutschnaubend und fluchend ins Auto und fuhr davon.

Danach war ich noch eine ganze Weile ziemlich aufgeregt, aber ich war auch sehr stolz auf mich.

Lichtblick

Nichts ist so beständig wie der Wandel.
(Heraklit von Ephesus)

Die fröhlich plappernde spanische Großfamilie entpuppte sich als alleinstehende ältere Dame, die mir ihr Handy unter die Nase hielt. Dank der Übersetzungsfunktion war die Frühstücksfrage geklärt. Außerdem demonstrierte sie mir, dass die Wohnungstür mit zwei Schlüsseln abgeschlossen wurde. Das war alles an Konversation.

In der Wohnung gab es kein einziges Fenster und somit auch kein Tageslicht. Es gab auch keinen Balkon und so ließ sich nicht mal erahnen, ob es draußen regnete oder ob die Sonne schien. Die Fleischberge im Kühlschrank, die Fritteuse und der permanent laufende Fernseher erinnerten mich an die WG mit Astrid.

Am Morgen war der kleine Tisch in der Küche für mich allein gedeckt. Ich kochte mir einen Tee und starrte gegen die Wand.

Die Schule war 25 Minuten entfernt, ich schlug mich mit Google Maps durch. Die Lehrerin war Ende 20 und sprach kein Deutsch. Der Unterricht lief auf Englisch und Spanisch und war ein einziges Durcheinander, weil die Teilnehmer nicht auf dem gleichen Level waren. Die anderen - drei Männer und eine Frau namens Monika - hatten einige Vorkenntnisse und ich war absolute Anfängerin.

Monika war nicht wirklich sympathisch. Schon am zweiten Tag pflaumte sie mich an, dass ich diese und jene spanische Formulierung wissen müsste, schließlich hätten wir die gestern schon gehabt. Ich war ziemlich frustriert, hatte ich doch gedacht, dass ich in der Schule ein paar Leute kennenlernen würde, mit denen ich nachmittags was unternehmen konnte. Aber Monika, die mir im Laufe der Tage immer unangenehmer wurde, war mit Mann und Boot auf Weltumseglung und stürmte nach Unterrichtsschluss sofort zum Hafen. Mit den drei Männern war auch nicht viel los. Der eine wollte nach Hause zu seinem Partner, der andere zu seiner Familie und der dritte war total abweisend. Die Woche zog sich zäh dahin und so war ich heilfroh, dass Tanja mir anbot, das Wochenende mit ihr zu verbringen. Ein Lichtblick.

Ich brauchte eine spanische Steuernummer. Angeblich konnte man ohne diese Nummer weder eine Wohnung mieten, eine Rechnung bezahlen noch ein Paket von der Post holen. Die Informationen, wie man an die Nummer gelangen konnte, waren widersprüchlich. Ich brachte viele Stunden damit zu, das Formular auf Spanisch auszufüllen, wurde von einer Polizeistation zur nächsten gejagt und nach langem Warten ziemlich unfreundlich wieder weggeschickt. Am Ende der ersten Woche war ich den Tränen nahe. Der schwierige Unterricht, die Einsamkeit, das Ernährungsproblem (ich hatte keine Möglichkeit, mir was Gesundes zuzubereiten) und diese doofe Steuernummer setzten mir zu. Und dann teilte mir Tanja auch noch mit, dass sie die Zeit am Wochenende für sich allein bräuchte und ich sie nicht besuchen solle. Das zog mir für einen Moment den Boden weg.

Ich hatte zu nichts richtig Lust und bezweifelte, dass ich es schaffen würde, das halbe Jahr durchzuhalten. Die Einsamkeit wollte mich zerreißen. Das Gefühl kannte ich und auch die tiefe Traurigkeit, aus der es scheinbar kein Entkommen gab. Ich war mir nicht sicher, ob es gut war, das Buch über Traumata zu lesen, das Tanja mir empfohlen hatte. Je mehr ich mich mit meinen traumatischen Erlebnissen und meinen Persönlichkeitsanteilen beschäftigte, umso mehr zog es mich runter. Das war in meiner momentanen Verfassung bestimmt keine gute Idee.

Tanja beschloss, Teneriffa zu verlassen. Sie hatte das Wochenende gebraucht, um sich darüber klar zu werden. Eine seltsame Fügung, wo ich doch gerade angekommen war. Nun würden wir wieder aus der Ferne in Verbindung bleiben. Ihr

Entschluss hatte nichts mit mir zu tun, war für mich aber doch sehr schade.

Bei Tanjas Abschiedsfeier in einer Pizzeria lernte ich Anette kennen. Anette war eine lebenslustige Frau, die auf ihrer Harley von Braunschweig bis nach Teneriffa gefahren war. Fasziniert hörte ich ihr zu, was für aufregende Sachen sie erlebte. Kürzlich hatte sie mitten am Tag auf der Straße einen tollen Mann kennengelernt, der sich Hals über Kopf in sie verliebt hatte. Sowas gab es also auch.

Ich war auf der Insel auch schon Männern begegnet, aber bei mir tat sich in Sachen Verlieben gar nichts. Dabei wünschte ich mir doch so sehr einen Partner. Mit einem Partner wäre ich nicht mehr einsam, redete ich mir ein. Mit einem Partner ginge es mir besser und mein Leben wäre erfüllter. Das alte Spiel, das - wie ich inzwischen gelernt haben sollte - nicht funktionierte.

ALLES GESCHIEHT, WENN DU BEREIT DAFÜR BIST.

Ja, es gibt für alles den richtigen Zeitpunkt. Mir kam eine Metapher in den Sinn: Erst muss das Haus geräumt und der Boden ausgefegt sein, bevor etwas Neues kommen kann.

Mir blieb also nichts anderes übrig, als zu vertrauen und mich führen zu lassen.

Im Unterricht war ich so still, dass ich für die anderen unsichtbar war und bei Übungen einfach übergangen wurde, so als wäre ich gar nicht da. Das kannte ich von früher, hatte allerdings gedacht, dass ich das nicht nochmal erleben müsste. Es war wohl meiner traurigen Verfassung geschuldet, dass ich nicht präsent war.

Die Wellen des Ozeans warfen mich in alle Richtungen. Vor und zurück, hoch und runter. Als würde die Flut den alten Schmerz hochspülen, damit ich ihn mir nochmal anschaute. In diesen Tagen und Nächten wollten die Tränen nicht aufhören zu fließen. Das viele Weinen war nicht unbedingt das, was ich mir unter *„aus der Ferne auf mein Leben schauen"* vorgestellt hatte. Doch so anstrengend und schmerzhaft diese Zeit auch war: Das waren keine Tränen der

Verzweiflung, sondern der Heilung. Die Tränen begannen, meine Wunden reinzuwaschen.

Wollte ich wirklich ein halbes Jahr auf der Insel bleiben? Ich horchte in mich hinein und hörte trotz allem ein deutliches Ja. Ich wollte mit mir selbst eine gute Zeit haben, mich selbst besser kennenlernen und Klarheit für mein weiteres Leben bekommen.

Über eine Teneriffa-Facebookgruppe startete ich ein Kontaktgesuch, worauf sich eine junge Frau meldete. Wir trafen uns in der Stadt und ich freute mich über den Austausch. Sie lebte im Süden, außerdem wollte sie in ein paar Tagen nach Italien fliegen und somit blieb es vorerst bei diesem einen Treffen. Aber es war ein Anfang.

Ich besuchte ein Schwimmbad und hatte in diesen Tagen ein bisschen mehr um die Ohren, aber trotzdem brach sich der alte Schmerz Bahn. Während mir in meinem fensterlosen Zimmer die Tränen herunterliefen, nahm ich mich selbst in den Arm - wie ein Kind, das Trost braucht. Meine Umarmung gab mir Halt, ich spürte meinen Körper, ich spürte den Schmerz, die Einsamkeit und die Traurigkeit. Es wurde nicht unbedingt besser, aber etwas leichter.

Eines Tages machte Monika mich in der Sprachschule mal wieder blöd an und spielte sich als Oberlehrerin auf. Diesmal sagte ihr deutlich, dass sie das lassen solle, und siehe da, nach Schulschluss kam sie auf mich zu und entschuldigte sich bei mir. Sie hatte mir nur helfen wollen.

Eine wunderbare Entdeckung

Nur im Alleinsein können wir uns selber finden.
Alleinsein ist nicht Einsamkeit, sie ist das größte Abenteuer.
(Hermann Hesse)

Nach drei Wochen verabschiedete ich mich von der Sprachschule, packte meinen Koffer und fuhr zurück nach Puerto de la Cruz. Ich vertraute darauf, dass sich eine neue Tür öffnete - und fand tatsächlich ein Apartment, das ich für die nächsten fünf Monate mieten konnte. Entgegen allen Unkenrufen brauchte ich dafür nicht mal diese doofe Steuernummer.

Hach, war ich happy, nun eine kleine Wohnung für mich ganz allein zu haben. Ein eigenes Bad und eine eigene Küchenzeile, was für ein Luxus! Das Apartment war mit dem Nötigsten eingerichtet, doch mir wurde mehr und mehr bewusst, wie wenig materielle Dinge ich eigentlich wirklich zum Leben brauchte.

Nachts wollten mich heftige Gefühlsaufwallungen nicht zur Ruhe kommen lassen. War ich endlich eingeschlafen, schreckte ich kurz darauf schon wieder hoch. Einsamkeit und Trauer übermannten mich, ich war angespannt, wie unter Strom. Ich kämpfte einen innerlichen Kampf und wusste nicht, wogegen.

EINSAMKEIT ENTSTEHT IN DEM MOMENT, IN DEM DU DEN KONTAKT ZU DIR VERLIERST. VERBINDE DICH MIT DIR SELBST, WENDE DICH DIR SELBST ZU.

Ja, ich hatte die meiste Zeit meines Lebens keinen Kontakt zu mir gehabt. Ich hatte mich bemüht, es meinen Mitmenschen recht zu machen. Ich hatte dafür gesorgt, dass es ihnen gut ging, statt mich auch um mein eigenes Wohlergehen zu kümmern. Ich hatte kaum eine Ahnung, wer ich überhaupt war und was ich fühlte. Jahrelang hatte ich mich mit Arbeit abgelenkt und betäubt. Und immer wieder hatte die Einsamkeit mich gequält.

Doch nun, in der Ferne, wo alles neu und fremd war, wo die Sonne am hellblauen Himmel strahlte, wo üppige Blütenmeere die Mauern in den schönsten Farben überfluteten und schäumende Gischt den Strand bedeckte, nun kam ich mir endlich selbst näher. Ich verbrachte viel Zeit allein, saß im Sessel in meinem Apartment oder an einem schönen Platz am Meer und wandte mich nach innen. Ich horchte in mich hinein, nahm meinen Körper und meinen Atem wahr. Ich meditierte und erforschte meine Innenwelt und das war weiß Gott nicht immer angenehm. Alte Wunden zeigten sich mir, Angst, Schuld, Enttäuschung, Trauer, Verzweiflung, Einsamkeit. Ich durfte mir das alles nochmal anschauen und nahm mich dabei wie ein Kind in den Arm, um mich zu trösten. Ich hatte keine Schuld. Ich hatte es immer so gut gemacht, wie ich konnte. Das wurde mir wieder und wieder bewusst.

Eines Tages machte ich dabei eine wunderbare Entdeckung: Ich spürte und erkannte, dass es in mir einen heilen Kern gab. Einen Ort in meinem Inneren, der vollkommen unversehrt war. Einen Raum, der frei von Verletzungen war, in dem Ruhe und Frieden herrschten und eine sanfte, tragende Beständigkeit. Dieser Raum war hell und warm und leicht. Es war unglaublich, kaum zu fassen und nicht zu erklären. Was auch immer mir in meinem Leben widerfahren war, dieser Teil in mir war davon unberührt geblieben.

Der heile Kern war kein Phantasiegebilde und keine Ausgeburt meiner Gedanken oder Wünsche. Er war real, wenngleich er für die Augen nicht zu sehen war. Ich entdeckte diesen Ort in meinem Herzraum in der Mitte meiner Brust. Von dort aus strahlt er in meinen ganzen Körper und darüber hinaus. Bin ich mit meinem heilen Raum verbunden, bin ich mit mir selbst verbunden.

Als ich an diesem Tag im Sessel meines Apartment saß und diese Entdeckung machte, geschah etwas unfassbar Großes. Verbunden mit diesem heilen Ort in mir fühlte ich mich angekommen. Als hätte ich endlich ein Zuhause gefunden, mein

Zuhause in mir. Die lange, lange Suche war zu Ende, das spürte ich ganz deutlich. Ich war angekommen. Ich hatte mich selbst - meine Seele - gefunden.

Dies war der Moment, an dem ich begann, *richtig zu leben*.

Die Diagnose Brustkrebs. Die Stimme in meinem Innern. Sie hatte mich geführt und ich war ihr gefolgt. Genau hierher, in diesen Moment, zu dieser Erfahrung. Ich war so unfassbar dankbar, dass ich es nicht mit Worten beschreiben kann. Es war, als hätte sich der Nebel gelichtet, als wäre ich aus einem Dämmerschlaf aufgewacht. Das Leben zog nicht mehr an mir vorbei. Ich fühlte das Leben in mir, ich war *da*, präsent, verbunden. Angekommen bei mir.

Inzwischen *weiß* ich, dass der heile Herzensraum meine Seele, die Verbindung zum Schöpfer, ist. Sie ist der göttliche Funke, die reine, bedingungslose Liebe, mein wahres Ich. Es ist die Seele, die göttliche Verbindung, die meinen Körper mit Energie versorgt und ihn am Leben hält. Meine Seele kennt meinen Lebensweg und sie kennt auch das Ende meines irdischen Daseins. Sie ist der helle, friedliche Raum in mir, die Gewissheit, dass alles gut so ist, wie es ist. Die Seele ist ein Teil des großen Ganzen, das Gott ist, sie ist verbunden mit Gott, gespeist von Gott. Sie ist meine weise innere Stimme, die viel klüger ist als der menschliche Verstand.

Wie die meisten Menschen hatte ich, wenn ich „ich" sagte, damit bislang meine Persönlichkeit mit all meinen Konditionierungen und Wertvorstellungen gemeint. „Ich", das war mein Charakter, mein Intellekt und meine Begabungen, meine Erfahrungen und Beschränkungen. Jetzt fühlte, ja, *wusste* ich, dass meine Seele viel größer als „ich" ist. Sie ist der göttliche Ausdruck, eine einzigartige und unverwechselbare Facette des Schöpfers.

Mein Körper und meine Psyche hatten viele Wunden davongetragen. Aber meine Seele ist heil und unverletzt. Sie ist das Ich, das ich wirklich bin. Sie kann nicht sterben, so wie auch Gott nicht sterben kann.

So lange war ich auf der Suche gewesen und hatte mir sehnlich gewünscht, endlich „anzukommen". Ich glaubte, dafür einen Partner, mehr Weisheit, mehr Fähigkeiten, mehr Erfolg, ein Haus, mehr Geld oder irgendwas anderes zu brauchen. Doch die Wahrheit ist: Das, wonach ich mich sehnte, wonach ich so verzweifelt suchte, das fand ich in mir selbst.

Liebe.

Das ist die Erlösung, der Weg hinaus aus allem Leid, aller Bedürftigkeit, allem Schmerz. In der Seele gibt es einen großen Tank voller Liebe, der niemals leer wird. Der übersprudelt und das Leben reich und bunt macht. Das ist nicht die Liebe, die an Erwartungen geknüpft ist, denn sie fordert gar nichts. Diese Liebe lässt mich so sein, wie ich bin, mit all meinen Schwächen, Fehlern und Unzulänglichkeiten - und sie lässt auch andere Menschen so sein, wie sie sind. Diese Liebe vereint alles Gute und Böse in sich, es ist die bedingungslose Liebe, die alles ist und nichts erhofft.

Diese Liebe ist die Heilung. Sie wartet auf dich und mich und uns in unserem Herzraum. Liebe ist der Stoff, aus dem die Seele gemacht ist. Sie ist unsere Verbindung zueinander und zu Gott. Sie ist unsichtbar, unfassbar, unerklärbar. Doch ich kann sie fühlen und *weiß*, dass sie da ist.

Liebe ist Urvertrauen und das Gegenteil von Angst. Angst lähmt, blockiert und versetzt das Nervensystem in Stress. Liebe öffnet, entspannt und beruhigt. Sie ist das Licht, das die Dunkelheit erhellt - denn wo Licht ist, kann es nicht mehr dunkel sein.

Liebe ist die stärkste Kraft. Sie ist in mir und in dir und in jedem anderen Menschen. Sie mag verschüttet sein unter Verletzungen, Angst, Erwartungen und dem Willen des Verstands. Vielleicht blickt sie nur manchmal hervor, aber sie ist immer da. Das ist meine Wahrheit.

Ich glaube, dass jeder Mensch sein einzigartiges und unvergängliches Selbst, die Seele, in sich trägt. Die Seele ist das lebensspendende Kraftwerk im Menschen, und wenn der Körper stirbt, lebt die Seele in einer anderen Dimension weiter. Sie ist die Liebe, die Verbindung zur göttlichen Weisheit und zu allem Leben. Sie ist das Licht, das nur darauf wartet, endlich aus dem Schatten treten zu dürfen und seine ganze Strahlkraft zu entfalten.

Träume

Es gibt keine Wirklichkeit als die, die wir in uns haben. Deshalb leben die meisten Menschen so unwirklich, weil sie die Bilder außerhalb für das Wirkliche halten und ihre eigene Welt in sich gar nicht zu Wort kommen lassen. Man kann glücklich dabei sein. Aber wenn man einmal das andere weiß, dann hat man die Wahl nicht mehr, den Weg der meisten zu gehen.
(Hermann Hesse)

An einem Sonntagnachmittag besuchte ich einen Stammtisch für Deutsche, wo mich zwei fröhliche bayrische Ehepaare in ihrer Mitte aufnahmen. In ihrer Gesellschaft wurde mir deutlich bewusst, wie lange ich für mich allein gewesen war und dass ich Plaudern und Lachen erst mal wieder üben musste. Ein paar Tage später nahmen die vier mich mit auf eine Finca, wo einheimische Frauen selbstgekochtes Essen anboten.

Um mich in Puerto heimisch zu fühlen und eine gute Zeit mit mir zu haben, schaute ich mich nach Aktivitäten um, die mir Spaß machen könnten: Salsa, Line-Dance, Spanischunterricht, Zumba, Tai Chi, Yoga, Sensual Fighting, Qigong. Schon bald hatte ich so viel um die Ohren, dass ich einen Kalender brauchte. Einige Aktivitäten überschnitten sich sogar. Ich lief von einem Termin zum anderen, es gab zwar Lücken, aber die Tage waren durchgeplant.

Halt, stopp, war ich dafür nach Teneriffa gekommen? Um nach einem Terminkalender zu leben und Freizeitstress zu haben? Nein. Ich war nicht hier, um mich in Aktivitäten zu verlieren und mich abzulenken. Ich war hier, um aus der Ferne auf mein Leben zu schauen und mich selbst kennenzulernen. Darum ging es. Also strich ich die meisten Aktivitäten wieder von meinem Kalender und ging lieber öfter mal allein ans Meer oder in die blühende Natur.

Im Taoro-Park traf ich Ilse-Marie - und das war eine geradezu magische Begegnung. Wir hatten sofort eine besondere Verbindung, es fühlte sich an, als würden wir uns schon ewig kennen. Ilse-Marie ist ein großes Geschenk. Sie ist eine wundervolle mütterliche Freundin und Begleiterin auf meinem Weg.

Schon bald nach unserer ersten Begegnung schenkte sie mir ein Traumbuch, ein Heftchen mit handbemaltem Deckblatt. Dieses Traumbuch lag nun auf meinem Nachtschrank und ich schrieb all meine nächtlichen Träume hinein. Das war interessant, denn oftmals bekam ich schon während des Aufschreibens eine Idee, was der Traum mir sagen wollte.

Einer der Träume zeigte mir deutlich, wie ich mich bisher im Kontakt mit Männern verhalten hatte. Wie ich mich auf den jeweiligen Mann konzentriert und mich selbst dabei vergessen hatte. Nun beschloss ich zu üben, mich in der Gegenwart von Männern bewusst auf meinen heilen Herzensraum zu konzentrieren, damit ich mit mir selbst verbunden blieb und mich nicht wieder im Kontakt verlor.

Es kam so viel hoch in meinen Träumen. In einer Nacht war es der Verlust von Jack, einem Pferd, das ich sehr geliebt hatte. Offenbar wollte auch dieses Ereignis nochmal angeschaut werden. Manchmal erschienen mir Träume wie ein Durcheinander der Erlebnisse des vorigen Tages. Oftmals trugen die nächtlichen Träume aber auch eine Botschaft in sich. Durch das Aufschreiben widmete ich ihnen mehr Aufmerksamkeit und ich konnte mich nach dem Aufwachen öfter an sie erinnern. Meine Träume halfen mir dabei, mich selbst besser kennenzulernen.

Der Schlüssel zum Glück

Jedes Mal wenn du dich selbst verurteilst,
bricht es dir das Herz.
(Kirpal Venanji, hinduistischer Mönch)

Wir selbst sind unsere größten Feinde. Das ist der eigentliche Krieg der Menschheit. Solange wir mit uns selbst - im Innen - keinen Frieden schließen, wird es in der Welt - im Außen - Krieg geben.

Ich hatte über niemanden eine so schlechte Meinung wie über mich selbst. Über niemanden hatte ich so schäbige Gedanken, ich ließ kaum ein gutes Haar an mir. So hatte ich meinen ohnehin schon zahlreichen Verletzungen immer weitere zugefügt. Warum war das so, und vor allem: Könnte ich das ändern?

Die längste Zeit meines Lebens hatte ich mir über meine Gedanken keine großen Gedanken gemacht. Sie rauschten durch meinen Kopf, den ganzen Tag lang und auch wenn ich nachts wach im Bett lag. Natürlich waren sie auch mal positiv oder belanglos. Oft aber beschäftigten sie sich mit der Vergangenheit, haderten mit der Gegenwart und sorgten sich um die Zukunft. Sie bedrückten und ängstigten mich, und vor allem sagten sie mir, was alles nicht mit mir stimmte.

Inzwischen wusste ich, dass es wichtig war, meine Gedanken zu hinterfragen, weil sie nicht unbedingt wahr sein mussten. Wie Heinz Erhardt so schön sagte: „Sie dürfen nicht alles glauben, was Sie denken". Mit der Macht der Gedanken hatte ich mich damals in Bayern ja schon eine Weile beschäftigt. Trotzdem passierte es mir meistens unbemerkt und ganz automatisch, dass genau das geschah: Ich *glaubte*, was ich dachte. Meine Gedanken galoppierten mit mir davon wie ein Rennpferd beim Startschuss. Doch statt das Pferd mit den Zügeln zu lenken, schien ich *eins* mit ihm zu sein. So, als wäre *ich* die Gedanken. Oftmals sauste ich mit meinen

Gedanken in eine Abwärtsspirale, die zu unguten Gefühlen, Hoffnungslosigkeit und Lethargie führte.

Es gibt Forschungen, nach denen ein Mensch 60.000 bis 70.000 Gedanken pro Tag denkt. Rund 90 Prozent davon sind Wiederholungen, die wie eine Endlosschleife aus dem Unterbewusstsein aufsteigen. Im Unterbewusstsein ist alles gespeichert, was ich jemals gehört, gesehen, erlebt, erfahren, gefühlt und gelernt habe. Das Gedankenfundament wird in der frühen Kindheit gelegt, denn da geschieht die Prägung von den Eltern und dem Umfeld. Wer sich als Erwachsener nicht über sein Denken, Fühlen und Handeln bewusst wird, reagiert in vielen Situationen automatisch wie das Kind von damals.

Die Gedanken sausten durch meinen Kopf wie ein ständiger, unzusammenhängender Kinofilm. Sie sprangen vor und zurück, drehten sich um sich selbst, machten Saltos und Loopings, waren Blitzgewitter im Nebel. Wer dachte das eigentlich alles? Ich hatte nicht den Eindruck, dass ich selbst das war. Vielmehr schien es, als würden die Gedanken automatisch und ohne mein Zutun durch meinen Kopf laufen. Wer auch immer da in meinem Gehirn dachte, hatte eine Menge Kritik auf Lager. Er kritisierte vor allem mich selbst, aber auch andere Menschen, bedauerte meine Vergangenheit, haderte mit der Gegenwart und jagte mir Angst vor der Zukunft ein. Immer wieder tauchte die Sorge um meine finanzielle Situation auf und die Frage, wo ich zukünftig wohnen würde, außerdem natürlich auch die Befürchtung, dass der Brustkrebs zurückkommen könnte.

Einige Gedanken flogen vorbei, an anderen blieb ich hängen. Vor allem an Gedanken der Angst, der Sorgen, des Kummers, der Selbstvorwürfe und der Selbstkritik. Sogleich fühlte ich mich mies, denn negative Gedanken haben negative Gefühle im Gepäck.

Denkst du zum Beispiel: „Das kann ich nicht. Dazu bin ich zu dumm", fühlst du dich klein und ohnmächtig, traurig, verärgert oder wie auch immer. Es ist jedenfalls kein angenehmes Gefühl.

Gedanken und Gefühle lösen chemische Reaktionen im Körper aus und die wirken bis in die Zellen. Je öfter ich denselben negativen Gedanken denke und die entsprechenden Gefühle habe, umso fester verankern sie sich in meinem Unterbewusstsein und in meinen Zellen.

Krankheiten beginnen in den Zellen. Sind die Zellen gesund, ist auch der Körper gesund. Damit liegt es doch eigentlich auf der Hand, was für ein machtvolles Werkzeug die eigenen Gedanken sind. Wenn ich denke, dass etwas schlimm ausgehen wird, dann füttere ich meine Zellen mit Stress. Wenn ich mich auf etwas freue, füttere ich meine Zellen mit Freude.

Wann würde ich endlich aufhören, mich ständig zu kritisieren, zu bewerten und mir Lügen über mich zu erzählen?

Ich wandte mich nach innen und forschte nach. Ich wollte wissen, was genau mir da ständig durch den Kopf rauschte. Ich hatte Mühe, meine Gedanken einzufangen, zu schnell waren sie schon wieder vorbeigerast. Weil sie mich so oft deprimierten, vermutete ich, dass sie mit meinen alten Überzeugungen zu tun hatten. Ich holte Papier und Stift und begann, meine Glaubenssätze aufzuschreiben. *Ich bin nicht gut genug. Ich muss mich anstrengen. Ich darf nicht auffallen. Ich darf nicht laut sein. Ich darf nicht wütend sein. Ich muss dafür sorgen, dass es anderen gut geht. Ich habe Glück und Erfolg nicht verdient. Ich muss mich beherrschen. Ich muss fleißig sein. Ich muss ordentlich sein. Mir darf es nicht dauerhaft gut gehen. An mir gibt es vieles auszusetzen. Ich müsste besser sein. Ich bin nicht schön. Ich habe Schuld, so viel Schuld...*

Welche Gefühle holten mich immer wieder ein? *Traurigkeit und Angst, Schuldgefühle, Verzweiflung, Hilflosigkeit, Ausgeliefertsein, Kleinheit, Leere und Einsamkeit.*

Aber wie sollte ich meine Gedanken in eine positive, aufbauende Richtung lenken? Viele Lebenslehrer schwören auf Affirmationen, und so hatte auch ich es in der Vergangenheit schon oft mit Affirmationen versucht, aber vergeblich. Sätze wie „Ich bin reich", „Ich liebe mich" oder „Ich bin wunderbar" stimmten für mich einfach nicht, auch wenn ich sie mir tausendmal wie ein Mantra vorbetete. Ich hatte das intensiv praktiziert, wochenlang, aber die Sätze waren immer nur in meinem Verstand geblieben und nicht in mein Gefühl gerutscht. Es war, als würde ich mir selbst Lügen erzählen und als wollte mich davon überzeugen, diesen Lügen zu glauben.

Wir sind, was wir denken.
Alles was wir sind, entsteht mit unseren Gedanken.
Mit unseren Gedanken erschaffen wir die Welt.
Sprich und handle mit unreiner Gesinnung
und Leid wird dir folgen
wie das Rad dem Ochsen folgt,
der einen Wagen zieht.

Wir sind, was wir denken.
Alles, was wir sind, entsteht mit unseren Gedanken.
Mit unseren Gedanken erschaffen wir die Welt.
Sprich und handle mit reiner Gesinnung
und Glück wird dir folgen
wie dein unteilbarer Schatten.

„Schau doch, wie er mich misshandelte und verletzte,
wie er mich niederschlug und ausraubte."
Lebe mit solchen Gedanken und du wirst den Ärger nie beenden.

„Schau doch, wie er mich misshandelte und verletzte,
wie er mich niederschlug und ausraubte."
Meide solchen Gedanken
Und du wirst das Ärgernis beenden.
In dieser Welt hat

Hass noch niemals Hass aufgelöst.
Nur Liebe löst den Hass.
Dies ist das Gesetz,
uralt und unerschöpflich.

Dhammapada, 1. Abschnitt, Vers 1-5
(Das Dhammapada ist eine Sammlung von Versen des Buddha)

Wie also konnte ich mein Denken verändern? Ich begann damit, meine Gedanken zu beobachten. Für den Anfang setzte ich mich in meinen Sessel und nahm etwa eine Viertelstunde lang nur wahr, welcher Gedanke mir gerade durch den Kopf ging. Recht bald bemerkte ich, dass ich nicht wusste, wo der jeweilige Gedanke herkam, warum ich ihn dachte, und ob wirklich *ich* es war, die das dachte. Ein Gedanke löste den anderen ab, es ging hin und her, Gedanken wiederholten sich, manchmal tauchten neue auf. Ein permanentes Rauschen, ein Durcheinander, kaum greifbar. Das Aufspüren der Gedanken wurde mir schnell ziemlich langweilig, aber ich bemühte mich trotzdem, sie wahrzunehmen und zu beobachten, ohne sie zu bewerten, zu kommentieren oder weiterzudenken. Also nur sitzen und beobachten. Das musste ich ein Weilchen üben, aber Übung macht bekanntlich den Meister.

Meine Gedanken zu beobachten war der Anfang. Allmählich wurde mir dabei bewusst, was genau ich da eigentlich so alles dachte. Das ständige Rauschen und Durcheinander in meinem Kopf bekam Konturen. Ganz automatisch fielen mir meine Gedanken nun auch öfter im Alltag auf. Viele davon gefielen mir nicht, waren negativ und bedrückten mich. Aber wie konnte ich sie verändern?

Tatsächlich musste ich erst den Boden für ein gesundes Denken vorbereiten. So lange ich mich selbst runtermachte - angetrieben von meinen Schuldgefühlen und tief sitzenden Überzeugungen - würden mir positive Affirmationen immer wie Lügen vorkommen. Der schlechte Boden war der Grund, warum Affirmationen bei mir nicht funktioniert hatten. Ich konnte meine negativen Gedanken nicht einfach gegen positive eintauschen. Sie fühlten sich für mich total falsch an, denn sie fanden keinen Nährboden, in dem sie wachsen konnten.

Logisch, dass man sein Gehirn nicht mal eben von heute auf morgen umprogrammiert. Es war ein Prozess. Mir half besonders die Zeit der Ruhe und Innenschau, die für mich auf Teneriffa ihren Anfang nahm. Im bequemen Sessel in meinem Apartment sitzend, entwickelte ich intuitiv meine eigene Meditation. Darin visualisierte ich mich hinter meinen geschlossenen Augen an einen schönen Platz und rief dort mein inneres Kind zu mir. Es kam. Ich konnte sehen und spüren, wie es sich fühlte. Wie es litt. Anfangs war es, als würde ich von außen auf dieses Kind schauen, ich sah das Leid, die Angst, den Schmerz, die Einsamkeit.

In den Meditationen nahm ich das Kind immer und immer wieder in den Arm und dabei stellte sich das Mitgefühl ein. Ich spürte in meinem Herzen, wie sehr sich das Kind nach meiner Liebe sehnte. Und allmählich dämmerte mir: Das innere Kind, das war ich.

Ich spürte Mitgefühl für mich als Kind, als Jugendliche und als Erwachsene. Nach und nach empfand ich Verständnis und liebevolle Gefühle für mich selbst. Mir wurde mehr und mehr bewusst, was ich schon alles in meinem Leben gemeistert hatte. Wie stark ich eigentlich war. Was ich alles überlebt hatte. Wie viel Liebe, Güte und Humor eigentlich in mir steckte. Es wurde Zeit, dass ich die dunkle Brille abnahm und die Wirklichkeit sah.

Ich war mir selbst für so vieles dankbar. Ich konnte jetzt verstehen, dass ich mich als Kind so perfekt angepasst und es den anderen Menschen recht gemacht hatte, weil ich damit Schlimmeres verhindert hatte. Mit dieser Strategie hatte ich mir selbst das Leben gerettet, und wofür könnte ich mir dankbarer sein als für mein Leben? Ich sah, dass ich dieses angepasste Verhalten weiter fortgeführt hatte, denn ich hatte es genau so gelernt, und war damit erfolgreich gewesen. Ich war ja immer noch am Leben.

Als mir das so deutlich bewusst wurde und ich mir selbst dafür dankte, konnte ich mich fragen, ob ich mich weiterhin auf diese Weise verhalten wollte. Wollte ich mich immer noch anpassen, um es meinen Mitmenschen recht zu machen? Wollte ich immer noch unbedingt anerkannt werden und die Erwartungen anderer erfüllen? Würde mir dieses Verhalten helfen? Würden mir die dazugehörigen Gedanken und Glaubenssätzen helfen?

Helfen - wobei? Das war der Punkt.

Okay, ich hatte herausgefunden, was in meinem Leben nicht optimal lief. Aber was wollte ich stattdessen? Wie stellte ich mir mein zukünftiges Leben vor? Mir fehlte der Bezugspunkt. Die Vision.

Wie die meisten Menschen wusste ich sehr genau, was ich nicht wollte. Ich wollte die Traurigkeit nicht mehr, die Einsamkeit, die innere Leere, all die Schwere und Dunkelheit. Aber *was* wollte ich stattdessen?

WIE SIEHT DEIN TRAUMLEBEN AUS?

Wie bitte? Mein *Traumleben*? Ich stutzte, war erstmal vollkommen ratlos. Ein traumhaftes Leben war mir suspekt. Ich hatte keine Ahnung, wovon ich da träumen sollte. Kein Wunder, war ich doch davon überzeugt, dass ich kein schönes Leben verdient hatte. Ich fühlte mich nicht wert. Die Glaubenssätze *„Ich bin nicht gut genug"*, *„Mir darf es nicht dauerhaft gut gehen"* und *„Ich habe Glück nicht verdient"* hatten starke Wurzeln. Bislang hatten sie verhindert, dass ich mir ein glückliches Leben zugestand. Doch durch die intensive Zeit mit meinem inneren Kind hatte mein Innenleben viel Heilung erfahren. Nach all dem, was ich durchgemacht hatte, nach vielen schlimmen Erfahrungen, die ich überstanden und überlebt hatte, waren die Glaubenssätze nicht mehr so mächtig. Ich konnte jetzt tatsächlich aus ganzem Herzen sagen: Ich habe das schönste Leben verdient!

Nun galt es herauszufinden, wie dieses Leben aussehen soll. Was wollte ich wirklich-wirklich? Ich ließ meiner Phantasie freien Lauf und spürte in mich hinein. Wie wollte ich leben? Wo? Mit wem? Was war mir wichtig? Was genau sollte sich ändern? Was war die beste Vision meines zukünftigen Lebens? Wer war ich in diesem neuen Leben? Wie würde ich mich fühlen?

Mein altes Leben war überwiegend anstrengend gewesen. Ich griff zu Papier und Stift und gab der Vergangenheit den Titel *Anstrengung*. Viele Jahre hatte ich die Rolle der selbständigen, starken, angepassten Frau gespielt und geglaubt, dadurch mein Leben unter Kontrolle zu haben. Es war an der Zeit, diesen Irrglauben aufzugeben, das Kapitel zu beenden und die Lebensfreude zu mir einzuladen. Ja, mein neues Kapitel sollte den Titel *Lebensfreude* tragen.

Ich wollte gesund und glücklich sein, und malte mir aus, was ich als gesunde, glückliche Frau mache und wie ich mich fühle. Ich wollte erfüllt sein von meinem Tun und stellte mir vor, wie ich morgens energiegeladen aus dem Bett steige, und mich auf mein Tagwerk freue. Ich wollte viel Zeit für mich selbst haben und nur das machen, was sich gut anfühlt und wo mein Herz mich hinzieht. Ich hatte immer genug Geld und stellte mir vor, wie ich mit meine Freundin Tina zum Cocktail einlade und sie mich zu meiner finanziellen Unabhängigkeit beglückwünscht. Ich wollte dieses Buch schreiben, so wie ich es Gott bei meinem ersten Besuch in Bonn versprochen hatte, wollte mit meiner Geschichte an die Öffentlichkeit gehen und damit möglichst viele Menschen ermutigen, auf ihre innere Stimme zu hören. Ich wollte wieder lustige Liebesromane schreiben. Ich wollte Menschen zum biografischen Schreiben ermuntern und Schreibseminare anbieten. Ich wollte an einem schönen Ort leben und viel Zeit mit meiner Familie, meinen Freunden und in der Natur verbringen. Lachen, tanzen, trommeln, wild sein. In den USA auf einem Quarter-Horse durch die Prärie reiten. Offen bleiben für Neues, mich inspirieren lassen.

Ich malte mir mein Leben in bunten Farben aus, bis ich es mir richtig gut vorstellen konnte. Immer wieder visualisierte ich mich in mein Traumleben hinein, schmückte es noch weiter aus und fühlte mich herrlich wohl darin. Wenn ich die Augen schloss, war mein Traumleben so real, als ob ich es bereits jetzt wirklich erlebte. Ich konnte es *fühlen*, ich war mittendrin in diesem schönen Leben. Was für ein wunderbares Werkzeug doch die Vorstellungskraft ist! Sie macht unabhängig von den gegenwärtigen Umständen. Ich kann einfach daheim auf dem Sofa sitzen, die Augen schließen und einen Sonnenaufgang am Strand genießen. Oder auf einem Pferd durch die Prärie galoppieren.

Vorstellungskraft erschafft die Wirklichkeit. Was ich mir oft vorstelle, worüber ich oft nachdenke, das ereignet sich in meinem Leben. Im positiven und auch im negativen Sinne. Vorstellungskraft ist der freie Wille des Menschen in Aktion. Mit meiner Vorstellungskraft stelle ich die Weichen für die Gegenwart und die Zukunft.

Was hatte die Vision meines Traumlebens nun mit meinen täglichen Gedanken zu tun? Ganz einfach: Jetzt, wo ich wusste, dass ich Lebensfreude haben wollte, konnte ich mich bei jedem Gedanken fragen, ob er für mein Traumleben hilfreich war. Lebensfreude war mein Bezugspunkt, mein Maßstab, der Gradmesser.

Förderte es meine Lebensfreude, mir Sorgen um die Zukunft zu machen oder die Vergangenheit zu betrauern? Mir Dinge vorzuwerfen oder mich abzuwerten? Solche Gedanken konnte ich nun recht leicht entlarven. Durch die liebevolle Beziehung zu meinem inneren Kind bereitete ich den Boden für mein neues Denken vor.

Immer wieder projizierte mich in mein Traumleben hinein, einfach so, zwischendurch. Ich erlebte es hautnah, tauchte mit allen Sinnen darin ein. Eine sehr inspirierende und erfüllende

Beschäftigung, die mich sofort in einen guten Zustand versetzte. Ich fühlte mich lebendig, glücklich, verliebt, inspiriert, verbunden, mir meiner selbst bewusst, weiblich, reich, fröhlich, schön, lustvoll, erfüllt...

Dann begann ich mehr und mehr so zu tun, als hätte ich dieses Traumleben schon. Ich beschäftigte mich bewusst mit Dingen, die mir Freude machten. Ich zog ein schönes Kleid an, ich tanzte, ich sang. Ich sprach mit anderen Menschen bewusst über positive Themen. Ich war dankbar für all das Schöne und den Reichtum in meinem Leben und für meine Gesundheit. Ich gab meinen strikten Ernährungsplan auf und genoss hier und da ein Stück Kuchen oder eine leckere Pizza. Lebensfreude! Mich überwiegend gesund zu ernähren fiel mir nun sehr viel leichter, es machte mir sogar Spaß. Es war kein Muss mehr. Ich war es mir wert. Das war der Unterschied.

Im Laufe der Zeit wurde ich immer aufmerksamer für abwertende Gedanken. Ich ließ mich nicht mehr von ihnen mitreißen und stoppte sie energisch, sobald ich sie bemerkte. So trainierte ich mein Denken nach und nach um.

Manche Gedanken und die dazugehörigen Gefühle waren sehr hartnäckig und wollten sich nicht so ohne Weiteres wandeln. Ihnen widmete ich mich, indem ich mich nach innen wandte und diese Überzeugung oder das Gefühl wie einen Gast in meine Meditation einlud. Ich setzte mich also hin, schloss meine Augen, atmete ein paarmal langsam und tief in meinen Herzraum, und visualisierte meinen schönen Platz. Ich empfing mein inneres Kind und nahm es in den Arm oder auf den Schoß. Dann bat ich die jeweilige Überzeugung oder das Gefühl, herzukommen, und wartete ab. Der jeweilige „Gast" kam immer, und zwar in individueller Erscheinung. Als überlebensgroßes Monster, als dünnes, zerrissenes Männchen oder in vielerlei anderer Gestalt. Ich bedankte mich für sein Kommen und stellte ihm intuitiv Fragen. Zum Beispiel fragte ich die Gestalt nach ihrer guten Absicht. Jeder Gedanke und jedes Gefühl hatte einmal eine gute Absicht, zum Beispiel, mich als Kind vor Verletzungen durch andere Menschen zu schützen. Das war damals überlebenswichtig. Doch jetzt, als Erwachsene, brauchte ich diesen Schutz nicht mehr. Ich konnte selbst die Verantwortung für mich übernehmen. Ich würdigte die gute Absicht und bedankte mich. Im Laufe der Meditation begannen Gefühle zu fließen, und meistens veränderte sich das Äußere der Gestalt. Mitgefühl, Verständnis und Verstehen stellten sich ein. Zum Abschied bedankte ich mich für das Gespräch und die Erkenntnisse.

Früher hatten mich negative Gedankenspiralen oft in depressive Täler gestürzt. Die Gedanken erschienen mir übermächtig und ich war ihr Opfer. Jetzt wusste ich, dass ich ihnen nicht mehr hilflos ausgeliefert war. Ich musste sie nicht länger hinnehmen, denn ich konnte sie verändern. Mit dem inneren Fokus auf Lebensfreude konnte ich bewusst entscheiden, wo meine Reise hingehen sollte. Das war für mich wie eine Befreiung. Ich konnte den Computer umprogrammieren und mit anderen Inhalten füttern. Ich war kein Opfer mehr. Ich konnte wählen.

Ich hatte die Wahl, negativ oder positiv zu denken. Pessimistisch oder optimistisch zu sein. Hässlich und schlecht zu denken, das dann Hässliches und Schlechtes hervorbringt. Oder schön und gut zu denken, was Gutes und Schönes hervorbringt - äußerlich und innerlich. Meine Einstellung - negativ oder positiv - gegenüber den Ereignissen bestimmt die Auswirkungen. Meine Gedanken wirken wie ein Spiegelbild. Was ich denke, bestimmt, wie ich lebe. Was ich denke, bestimmt, wie andere auf mich reagieren.

Gedanken verändern die Welt.

Wenn ich mich stattdessen bemüht hätte, die negativen Gedanken zu vermeiden, hätte es nicht funktioniert. Es ist wie mit dem rosa Elefanten, an den man nicht denken soll. Man denkt erst recht daran, obwohl man es doch eigentlich nicht will. Mir wurde klar, wie wichtig der Fokus ist. Worauf ich meinen Fokus richte, davon bekomme ich immer mehr.

Als ich mich entschloss, neue Gedanken denken zu wollen, kamen erstmal stapelweise negative, unerwünschte Gedanken in meinen Kopf. Es war wie ein Kräftemessen, wie ein Test, ob ich mich wirklich durchsetzen würde, ober ob ich mich wieder meinem alten Denkprogramm ergeben würde. Nun hieß es, beharrlich sein. Die unguten Gedanken registrieren und nicht darauf eingehen. Sie nicht bewerten oder mich gar dafür zu verurteilen. Sie einfach ziehen lassen und möglichst entspannt und zuversichtlich die Lebensfreude im Blick behalten.

Allmählich taten sich neue Gedanken auf. Ich konzentrierte mich auf die schönen Dinge, sah die bunten Blumen am Straßenrand und ignorierte den herumliegenden Müll. Ich schaute wohlwollender auf mich selbst und hatte weniger Sorgen und mehr Freude im Alltag. Die alten Glaubenssätze waren nicht ausgelöscht und zeigten sich in manchen Situationen. Aber sie waren nicht mehr so mächtig, ich erkannte sie schneller und war ihnen nicht mehr ausgeliefert.

Ich erfand neue Glaubenssätze. Affirmationen, die sich nun richtig anfühlten, weil ihre Saat auf einen gedüngten Boden fiel.

Ich muss nichts tun, um mir Liebe zu verdienen.

Ich folge der Freude.

Ich nehme meine Bedürfnisse ernst und behandle mich wohlwollend, liebevoll, nachsichtig und respektvoll.

Ich spreche meine Wahrheit aus und sage Nein, wenn etwas für mich nicht stimmt.

Abgesehen von den universellen Regeln gibt es keine feststehenden Regeln für mich.

Ich folge dem, was sich jetzt gerade richtig für mich anfühlt.

Was will ich wirklich-wirklich? Wenn ich weiß, was ich *will*, kann ich meinen Fokus darauf richten. Ich kann auch in schwierigen Situationen Lebensfreude empfinden. Ich kann das Positive auch im Negativen sehen. Ich kann dankbar für so vieles sein. Ich kann konsequent meiner inneren Stimme und meiner

Intuition folgen. So ging ich durch den Tag - und mein Leben wandelte sich auf geradezu magische Weise. Ich spürte die Liebe in meinem Herzraum, ich war erfüllt davon und ich war manchmal so glücklich, dass ich einfach so über den Bürgersteig tanzte. Lebensfreude!

Ich wollte nicht mehr über Krebs nachdenken und gab die Suche nach der Ursache auf. Andernfalls hätte ich ja das Thema Krankheit weiterhin im Fokus gehabt und genau das wollte ich ja *nicht*. Stattdessen war ich dankbar für meinen Körper, meine Selbstheilungskräfte, meine Gesundheit. Ich konzentrierte mich auf das, was ich haben wollte: Lebensfreude.

Auch das war ein Prozess und keine steile Erfolgskurve. Veränderung braucht Übung, und Rückschritte helfen beim Üben.

Doch nach und nach wurde es immer leichter, die eigenen Gedanken auch im Alltag, im Kontakt mit anderen Menschen, beim Sport oder vorm Spiegel wahrzunehmen und auch zu bemerken, was ich gerade fühle und wie es meinem Körper geht.

In Kontakt mit sich zu sein, ist das, was mit Achtsamkeit gemeint ist. Dann bin ich wach und im Moment. Wenn ich in meinen Körper hinein spüre, bin ich mit mir verbunden. Der Körper spricht mit mir. Atme ich in meinen Körper hinein, bin ich nicht länger Sklavin der Außenwelt. Ich bin bei mir. Auf diese Weise merke ich, was jetzt gerade, in diesem Moment, wichtig für mich ist. Jemand sagte mal: „In den Körper zu fühlen ist Gottesdienst." Eine schöne Metapher, finde ich.

In der intensiven Zeit auf Teneriffa erkannte ich, dass meine Gedanken der Schlüssel zum Glück sind. Es war wichtig für mich, den Fokus auf Lebensfreude zu verinnerlichen und zu halten. Er schützt mich nicht vor Herausforderungen, aber ich kann Probleme schneller überwinden und habe auch nicht mehr so viele davon.

Sätze wie „Wer willst du sein?", oder auch: „Sei einfach du selbst!", hatte ich früher oft in Lebensratgebern gelesen und von Vortragsrednern gehört. Damals waren das nur Phrasen für mich und ich konnte absolut nichts damit anfangen. Wie sollte ich „ich selbst" sein, wenn ich keine Ahnung hatte, wer ich eigentlich war? Und woher bitteschön sollte ich wissen, wer ich *sein wollte*? Natürlich stieß der Ratschlag „Liebe dich selbst" bei mir ebenfalls auf taube Ohren.

Nun, mit dem Fokus auf mein Traumleben, konnte ich bewusst in ein neues Ich schlüpfen und mich darin ausprobieren. Ich tat zum Beispiel einfach so, als sei ich frisch verliebt. Ganz einfach, wie ein Spiel. Ich schlüpfte in die Rolle der frisch verliebten Karin. Das machte Spaß und es war erstaunlich, wie fremde Menschen plötzlich auf mich reagierten. Ich lächelte - und die Menschen lächelten zurück. Auch meine Körperhaltung veränderte sich, ich ging aufrechter, war cooler, meine Schritte wurden leichter.

Kürzlich lernte ich Kerstin kennen, sie war mir sehr sympathisch. Ihre Mimik und ihre Bewegungen wirkten angespannt, so als stände sie unter Druck. Sie erzählte, dass sie im Job sehr pflichtbewusst und zuverlässig sei, und effizient ihre Aufgaben erledige, ohne ein Wort darüber zu verlieren. Ihre Leistung wurde von den Kollegen und der Leitung allerdings nicht sonderlich gewürdigt, im Gegenteil: Kerstin bekam immer mehr Aufgaben, die sie ebenso stillschweigend und selbständig erledigte. Dann wurde Personal gekürzt und Kerstin musste ganz alleine die Arbeit für vier Leute machen. Im Laufe der Zeit wurde sie immer nervöser, inzwischen litt sie unter Schlafstörungen und depressiven Verstimmungen.

Ihre Arbeitskollegin Susi sei anders gestrickt, erzählte Kerstin. „Bei jeder Kleinigkeit bittet Susi die Kollegen um Hilfe. Ich verstehe nicht, wie man so unselbständig sein kann." Sie verdrehte ungeduldig die Augen und fügte verwundert hinzu: „Die Kollegen sind ganz selbstverständlich bereit, Susi zu helfen. Immer ist sofort irgendwer zur Stelle, um sie zu unterstützen."

Ich konnte Kerstin gut verstehen, denn ich hatte mich in Jobs und im Privatleben ganz ähnlich verhalten wie sie. Immer schön fleißig sein und bloß kein Aufheben machen. Während unseres Gesprächs kam mir plötzlich ein Gedanke. Wie wäre es, einmal in die Rolle der Susi zu schlüpfen? Einen Tag lang mal nicht alles allein machen, sondern andere Menschen um Hilfe bitten? Das wäre doch eine interessante Erfahrung.

Natürlich kann niemand so einfach aus seiner Haut, schließlich habe ich mein gewohnheitsmäßiges Verhalten lange eingeübt. Aber was spricht dagegen, für eine Weile mal so zu tun als ob? Sich jemanden zum Vorbild nehmen oder wie ein Schauspieler in eine andere Rolle zu schlüpfen? Vielleicht gefällt einem das neue Verhalten ja so gut, dass man es morgen noch einmal ausprobieren will.

Angst

Die das Dunkel nicht fühlen, werden sich nie nach dem Lichte umsehen.

(Henry Thomas Buckle)

Viele Überzeugungen werden Kindern von den Erwachsenen eingegeben, andere eignet man sich im Verlauf des Lebens an.

Wer kennt nicht Sprüche wie: „Sei artig und bescheiden, dann mag dich jeder leiden." „Erst die Arbeit, dann das Vergnügen." „Streng dich an!" Indem das Kind diese Dinge immer wieder hört, werden sie im Unterbewusstsein verankert. Später lernt das Kind, die Regeln in der Schule zu befolgen, sich mit anderen Kindern zu vergleichen, immer die/der Beste sein zu müssen. Studium und Beruf formen den Menschen, genau wie jegliche Arten von Beziehungen. Alle prägenden Erfahrungen werden als Überzeugungen im Unterbewusstsein gespeichert.

Die Überzeugungen werden zu gewohnheitsmäßigen Gedanken - und einige sind die Ursache für die Übel im Leben. Jeder Mensch hat eine Menge von unbewussten Gedanken, die seinen Körper, seinen Geist und seine Wahrnehmung beeinflussen. Es ist ein Kreislauf. Das Unterbewusstsein liefert die alten Überzeugungen und damit die gewohnheitsmäßigen Gefühle und daraus entsteht die eigene Wirklichkeit.

Mein Unterbewusstsein hat unter anderem dafür gesorgt, dass ich mich anstrenge. Die Wirklichkeit bestätigte meine Überzeugungen: Mein Leben war in vielerlei Hinsicht anstrengend gewesen.

Aber es gibt einen Weg hinaus aus dem Übel. Das weiß ich jetzt, weil ich es am eigenen Leib erfahren habe. Wenn mir jedoch früher einmal jemand gesagt hätte, dass ich die Wahl habe, dann hätte ich ihm nicht geglaubt. Ich empfand meine Situation als ausweglos. Ich funktionierte, strengte mich an und das Leben lief an mir vorbei, ohne dass ich ein Teil davon gewesen wäre. Oft hatte ich das Gefühl, nicht am richtigen Ort zu sein, irgendwo anders sein zu müssen und etwas Wichtiges zu verpassen.

Mit einem freien Willen geboren zu sein bedeutet, das individuelle Recht der Wahl zu haben. Ich bin die Königin in meinem Reich. Wenn ich jedoch glaube, dass ich nur ein kleines Blatt im Wind bin, dann erlebe ich genau das. Ich kann weiterhin meinen unbewussten Gedanken folgen und mich klein fühlen - aber ich kann jederzeit aussteigen. Es funktioniert.

Die Wahrheit sind nicht meine negativen Gedanken und Gefühle und auch nicht die negativen Ereignisse, auch wenn sich das alles sehr real anfühlt. Die Wahrheit ist, dass Gott wunderbare, einzigartige Menschen erschaffen und sie mit machtvollen Fähigkeiten ausgestattet hat. Einer dieser Menschen bist du und einer bin ich.

Die Schöpfung hat für jeden Menschen nur das Beste vorgesehen - die besten Erfahrungen für meine Weiterentwicklung, die besten Chancen, um über mich selbst hinauszuwachsen. Wir Menschen bewerten Ereignisse mit gut oder schlecht. Aber es sind vor allem die Schwierigkeiten und Herausforderungen, die sich im Nachhinein als wichtige Erfahrungen entpuppen. Gott kennt meinen Lebensplan. Meine Wünsche sind Gottes Wünsche, und deshalb brauche ich nur meiner Intuition und meiner inneren Stimme zu folgen.

Der Verstand ist ein wichtiges Instrument, aber er ist begrenzt und kennt nur das, was er bisher in diesem Leben gelernt und erfahren hat. Er kann nicht darüber hinausschauen. Deshalb schreckt er vor neuen Erfahrungen und gravierenden Veränderungen zurück und reagiert mit Angst. Er möchte in der Komfortzone der Begrenzungen bleiben, denn da ist es vermeintlich sicher. Angst und angstvolle Gedanken kommen aus dem Verstand, der um das Leben fürchtet. Zu Recht, denn der Verstand ist vergänglich. Er wird sterben, wenn mein Körper stirbt. Doch meine Seele lebt ewig.

Sie ist die Weisheit Gottes, sie kennt meinen Weg und blickt weit über den Verstand hinaus. Es ist sicher ratsam, Entscheidungen auch mit dem Verstand zu prüfen. Letztlich ist es aber meine innere Stimme, die weiß, was gut für mich ist. Sie ist die Stimme meiner Seele.

Ich habe einen freien Willen, damit ich mein Potenzial erkenne und mein Leben nach meinen Wünschen gestalte. So kann ich mein Leben aus dem Verstand heraus leben und mich bemühen, alles unter Kontrolle zu halten. Oder ich kann der Freude folgen. Was immer ich mit Freude mache - ob das nun Skilaufen, Häkeln, Buchhaltung oder irgendwas anderes ist, ist genau richtig für mich, denn Freude kommt aus meinem Herzen. Möchte ich einen Beruf erlernen oder mich selbständig machen, kann ich mich an meiner Freude orientieren - und werde Erfolg haben. Möglicherweise werde ich mit dieser Tätigkeit nicht Millionärin, aber auch das ist nicht ausgeschlossen. Geld ist wichtig, um mich rundum zu versorgen, aber die wesentlichen Dinge im Leben sind mit Geld nicht zu haben.

Alles, was ich aus der Freude meines Herzens tue, zieht die Menschen an, die auf meiner Frequenz sind. So kann ich andere mit meiner Freude inspirieren und umgekehrt ebenso. Wie angenehm ist es, einem freundlichen, ehrlich bemühten Verkäufer, Handwerker oder Mitarbeiter gegenüberzustehen, anstatt einem, der nur irgendwie seine Arbeitszeit rumbringt oder der seinen Job sogar hasst. Den Unterschied hat wahrscheinlich jeder schon erlebt.

Auf den Weg der Freude zu vertrauen, bedeutet Hingabe an den göttlichen Plan, anstatt in blinden Aktivismus zu verfallen. Es bedeutet auch, sich den idealen Wunschzustand immer wieder in der eigenen Vorstellung auszumalen und ihn mit allen Sinnen zu erleben.

Als ich noch von einem spirituellen Ratgeber und Seminar zum anderen gesprungen bin, war ich überzeugt, dass sich alles von allein zum Besten fügen würde, wenn ich endlich erleuchtet wäre.

Heute denke ich mir, dass jeder Mensch erleuchtet ist, schließlich tragen wir alle das Licht des Schöpfers in uns. Tatsächlich geschieht manche Fügung wie von allein, wenn ich einfach abwarte und mich entspanne, und bei anderen Dinge braucht es mehr. Es geht vor allem darum, mich führen zu lassen. Sich führen zu lassen bedeutet, der Intuition, der Freude, der inneren Stimme zu folgen. Manchmal heißt das, Ruhe zu bewahren und manchmal, eine sich bietende Chancen zu ergreifen. Mein Leben dient der Weiterentwicklung und in diesem Sinne geht es natürlich auch darum, Herausforderungen zu meistern.

Ich werde geführt, darauf kann ich vertrauen. Auch wenn ich in einer Sackgasse stecke, kennt meine Seele den Weg hinaus. Ich kann nicht alles mit meinem Verstand und meiner körperlichen Kraft bewältigen. So hält das Leben manche Situation und manchen Schicksalschlag bereit, die meine Fähigkeiten übersteigen und mich in die Knie zwingen. Das sind die Lehrstunden für Hingabe.

Hingabe ist das Anerkennen der Grenzen meiner menschlichen Möglichkeiten, das Ende des Kampfes. Es gibt eine höhere Macht der Liebe und des Lichts, die mich unterstützen will. „Tritt zur Seite", scheint sie mir zuzurufen. Die göttliche Kraft möchte kommen und mir helfen, das, was groß und übermächtig erscheint, zu lösen. Innehalten, mich dem Leben hingeben, geschehen lassen, und Gott die Erlaubnis geben, mich auf meinem Weg zu führen, das ist Hingabe. Gott kennt meinen nächsten Schritt. Es ist manchmal nicht so leicht, stehen zu bleiben und zu warten. Doch wenn ich aufgebe, mich ergebe, Gott die Führung überlasse, wird mein Weg klar und leicht sein. Sehr eindrücklich habe ich das damals auf dem Krankenhausflur erlebt, in einem Moment, in dem ich glaubte, vor lauter Angst sterben zu müssen. Aber es gab auch einige andere Situationen, in denen ich mich - zumeist unfreiwillig - hingab und mein Leben dann eine Wendung nahm.

Ja, Gott liebt mich über alle Maßen - er schaut nicht auf meine Fehler. Er ist bei mir, immerzu. Wenn ich still werde und mich nach innen wende, dann finde ich die göttliche Kraft im heilen Raum meiner Seele.

Gott hat die Menschen nach seinem Selbstbild erschaffen. Was bedeutet das? Dass ich viel mehr bin, als ich mit meinem Verstand erfassen kann. Viel mehr als das kümmerliche Etwas, für das ich mich gehalten hatte. Mein innerer Kern, das, was ich wirklich bin, der Teil, der Leben ist, der niemals sterben wird, ist vollkommen. *Ich bin* vollkommen, mit allen Schwächen und Unzulänglichkeiten und all meinen Schattenseiten. Das ist meine Wahrheit.

Ich werde geliebt, obwohl ich so vieles falsch gemacht habe, obwohl ich andere Menschen verletzt habe, obwohl ich viel Böses gedacht und getan habe. Und das hört nicht auf. Ich lebe jetzt zwar bewusster, aber ich werde sicherlich weiterhin Fehler machen und andere Menschen verletzen und enttäuschen. In mir stecken wie in jedem Menschen alle Aspekte des Menschseins, ob ich das nun gut finde oder nicht. Ich habe alle Eigenschaften in mir, nicht nur die Liebenswerten, sondern vielerlei mehr wie Egoismus, Missgunst, Habgier, Hass, Eifersucht, Wut und so weiter.

Vieles, was ich in der Vergangenheit gedacht und getan habe, war von Angst gesteuert. Angst ist eine machtvolle Kraft, die viele Menschen dominiert und steuert. Warum ist das so? Ich habe dazu ein Bild, das eine Erklärung sein könnte.

Seit meiner Geburt habe ich eine Angst in mir, ich nenne sie Urangst. Die Angst des kleinen Wesens, das die Geborgenheit des dämmrigen, warmen, sicheren Mutterleibs verlassen muss. Plötzlich bin ich ganz allein, da ist schmerzhaft grelles Licht, es ist kalt, ich bin hilflos ausgeliefert. Allein kann ich nicht überleben und werde sterben. Ich bin auf andere angewiesen, auf ihr Wohlwollen und ihre Hilfe. Die Urangst vor Einsamkeit und Tod.

Im Laufe der Kindheit kommen weitere Ängste dazu, die an die Urangst andocken. Daraus entwickele ich unbewusst bestimmte Verhaltensweisen, um mich zu schützen, um mich sicher zu fühlen, um nicht hilflos und einsam dem Tod geweiht zu sein.

Die Urangst ist die Angst vor dem Verlassensein, das für das Kind den Tod bedeutet. Die Urangst ist die Wurzel, aus denen alle anderen Ängste entstanden sind - genährt durch Erziehung, Prägung, Erfahrung und Trauma: Die Angst, abgelehnt zu werden, mich zu blamieren, zu versagen, zu verlieren, ausgegrenzt zu werden, hilflos zu sein, und und und. All diese Ängste können ungesunde und schädliche Verhaltensmuster hervorbringen. Man will unbedingt gemocht und anerkannt werden, muss immer der Beste sein, darf nicht auffallen, muss immer brav sein und so weiter. Warum? Um nicht einsam zu sein, denn Einsamkeit bedeutet Tod.

Bepackt mit all den Ängsten fällt es schwer, anderen Menschen und dem Leben zu vertrauen. Die Sehnsucht nach Sicherheit, Gewissheit und Geborgenheit erscheint ebenso groß wie unerreichbar. Von Angst gesteuert, versagt der gesunde Menschenverstand, ich kann nicht mehr klar denken und befürchte das Schlimmste. Ich versuche, die Angst mit allen Mitteln abzuwenden, um mich sicher zu fühlen.

Angst macht Menschen hörig gegenüber Autoritäten. Aus Angst werden Menschen zu Egoisten und zu Gegnern. Angst schreckt nicht vor Gewalt zurück und wird zum legitimen Mittel, um andere Menschen abzulehnen und zu bekämpfen. Ohne Angst gäbe es keinen Krieg. Nicht den Krieg zwischen Ländern, nicht den Krieg in der Familie, im Job oder in der Nachbarschaft, und nicht den Krieg mit mir selbst.

Aus der Urangst heraus fürchte ich um mein Leben. Ich muss kämpfen, weglaufen, mich anpassen, mich unsichtbar machen. Oder ich betäube die Angst mit Drogen, Essen, Hungern, Glücksspiel, Fernsehen, Handy, Arbeit oder anderen Süchten. Doch die Angst ist nur für ein Weilchen ruhiggestellt und kommt bei nächster Gelegenheit wieder zum Vorschein.

Jeder Mensch denkt, fühlt und handelt entweder aus der Motivation von Angst oder Liebe. Es gibt nichts dazwischen. Ob ich Überstunden mache, Tennis spiele, an einem Seminar teilnehme,

Socken stricke oder im Keller eine Bombe bastle - immer steckt entweder Angst oder Liebe dahinter. Mir hilft es, öfter mal das eigene Tun zu beobachten und die eigene Motivation zu hinterfragen. Aus welchem Grund tue ich jetzt dies oder das? Erhoffe ich mir Anerkennung? Oder folge ich der Freude meines Herzens? Bewusstmachen ist der erste Schritt zur Veränderung.

Angst ist die Schattenseite von Liebe und gleichzeitig die Liebe selbst. In der Liebe ist alles enthalten, alles Gute und Böse, weil Liebe *alles* ist. Liebe ist Gott, Gott ist Liebe. Gott ist alles. Gott bist du, bin ich, sind wir alle. So wie das Meer aus unzähligen Wassertropfen besteht, so besteht Gott aus unzähligen Facetten des Seins.

Als Kind bin ich auf meine Eltern angewiesen. Ich kann nicht einfach meine Koffer packen und woanders hingehen. Ich bin den Eltern und den Lebensumständen ausgeliefert, und entwickele Strategien, um von meinen Eltern geliebt zu werden - damit ich weiterhin von ihnen versorgt und hoffentlich auch beschützt werde. Diese Strategien wurzeln in der Urangst, formten sich in meinem Unterbewusstsein, wurden zu Überlebensstrategien und waren damals vollkommen richtig. Heute als Erwachsene darf ich sie erkennen und versuchen, sie zu überwinden. Dazu hat Gott mir die Kraft und den freien Willen gegeben.

Wer wie ich als Kind stark traumatisiert wurde, dem mag das vielleicht nicht vollständig gelingen. Gut möglich, dass ich nie alles überwinden werde, was mir in meinem Leben widerfahren ist. Aber ich kann lernen, damit umzugehen. Das Beste daraus zu machen. Akzeptieren, dass ich Einschränkungen habe, dass ich nicht so leistungsfähig bin wie viele andere Menschen. Das Wichtigste - das weiß ich heute - ist, gut zu mir zu sein. Es gut mit mir zu meinen und mir Gutes zu tun. Mich an die erste Stelle in meinem Leben zu setzen. Auf meinen Körper zu hören und mir ausreichend Ruhe zu gönnen. Mit Blick auf die erlittenen Traumata sollte ich niemals anders als wohlwollend auf mich schauen, nachsichtig mit mir sein und nur Gutes über mich denken.

Trauma kann das Gehirn auf verschiedene Weise schädigen. Es gibt zahlreiche Studien, die zeigen, dass psychische Traumata tiefgreifende Auswirkungen auf das Gehirn des Kindes und späteren Erwachsenen haben können. Das Gedächtnis kann beeinträchtigt sein und die Stressregulierung funktioniert möglicherweise nicht optimal. Viele Betroffene reagieren ängstlich auf Bedrohungen, selbst wenn keine reale Gefahr besteht. Traumatisierten Menschen kann es schwerfallen, die eigenen Emotionen zu regulieren und rationale Entscheidungen zu treffen. Trauma kann chronischen Stress auslösen, wodurch sich die Produktion von Cortisol und Adrenalin erhöht, was zum Ungleichgewicht im Nervensystem führt. Es kann zu Angststörungen, Depressionen und erhöhter Entzündungsanfälligkeit im Körper kommen.

Früher habe ich mich oft mit anderen Menschen verglichen. Entweder bildete ich mir ein, dass die andere Person besser ist als ich, oder ich glaubte, dass ich die Bessere bin. Ob ich nun die andere Person höher bewerte als mich oder umgekehrt: Beides hat Leid zur Folge. Jeder Mensch hat seine eigene Geschichte, es gibt keine zwei identischen Menschen mit derselben Ausgangssituation. Wie will man sie da miteinander vergleichen? Nach welchem Maßstab?

Nun, ich verglich mich mit anderen, und zwar andauernd. Meine guten Eigenschaften waren in meinen Augen nicht viel wert und sowieso nie gut genug. Andererseits legte ich eine übertriebene Bescheidenheit an den Tag, und wenn mich jemand lobte, dann war mir das unangenehm.

Ich hatte mir eine Menge Lügen über mich selbst erzählt. Es gab so vieles, was ich mir vorwarf, wofür ich mir die Schuld gab, was ich hätte besser machen können. Doch die Wahrheit ist: Ich hatte es immer so gut gemacht, wie ich konnte. Ich hatte zum jeweiligen Zeitpunkt das Beste gegeben, was ich geben konnte. Mehr war mir nicht möglich gewesen. Wenn ich es besser gekonnt hätte, dann hätte ich es besser gemacht. Heute würde ich es anders machen, aber damals hatte ich noch nicht das Wissen, die Fähigkeiten und die Erfahrungen, die ich heute habe. Diese Erkenntnis half mir sehr, liebevoller über mich denken und nachsichtig mit mir zu sein, anstatt weiterhin hart über mich zu urteilen. Sie half mir außerdem, wohlwollender auf andere Menschen zu schauen, denn für sie gilt ja das gleiche wie für mich: Jeder kann nur immer das geben, wozu er im jeweiligen Moment imstande ist.

Wut

Was hinter uns liegt und was vor uns liegt, sind winzige
Dinge im Vergleich zu dem, was in uns liegt.
(Ralph Waldo Emerson)

Wut darf nicht sein, das glaubte ich fast mein ganzes Leben lang. Wut machte mir Angst und brach nur in seltenen Momenten aus mir heraus. Ich durfte nicht wütend sein und so hatte der Same der Wut in mir wenig Möglichkeit, zu einer kräftigen Pflanze zu werden.

Es geschah an einem lauen Sommerabend, als ich eine eindrückliche Bekanntschaft mit der Wut machte. Ich hatte mit Freunden in einem Tapas-Restaurant gegessen und wir saßen nun am Strand, während überm Meer die Sonne in rotgoldenem Farbspektakel unterging.

Auf einmal gerieten zwei Freunde, Jens und Thomas, in Streit. Jens war erfahrener Coach und Persönlichkeitstrainer und Thomas langjähriger Taj-Chi-Lehrer. Fassungslos registrierte ich, wie Thomas immer aufgebrachter und sehr beleidigend wurde, obwohl er doch normalerweise sehr ruhig und entspannt war. Seine Partnerin Mirjam versuchte, ihn zu beruhigen, aber er geriet immer mehr in Rage. Er kippte Jens seinen Drink ins Gesicht und drohte ihm sogar Schläge an.

Ich saß direkt neben den beiden Streithähnen, war völlig entsetzt und unfähig, in irgendeiner Weise einzugreifen. Ich zitterte vor Angst, dass es gleich zu einer Prügelei kommen würde, und blendete dabei aus, dass ich mit der ganzen Sache ja überhaupt nichts zu tun hatte. Schnell rettete ich mich auf die andere Seite der Gruppe und war nun ein Stück weit von den beiden Männern entfernt. Ich tat ein paar tiefe Atemzüge und bemerkte erstaunt, dass ich nicht vor Angst erstarrt war, obwohl das ja eine konfliktbeladene Situation war. Ein echter Fortschritt.

Letztendlich ging die Sache ohne weitere Handgreiflichkeiten aus, weil Jens sich nicht provozieren ließ. Doch die Situation bewies deutlich, dass jeder Mensch nicht nur eine Seite der Medaille in sich trägt. Niemand ist nur gut, entspannt und abgeklärt. Sogar ein Mann wie Thomas, der seit 40 Jahren Qigong und Tai-Chi lehrte, der die fernöstlichen Weisheiten zu verkörpern schien, sogar er konnte in Rage geraten. Auch er, der immer die Ruhe in Person war, hatte eine Menge Wut in sich. Offenbar hielt er sie gut versteckt, aber an diesem Abend hatte sie sich mit voller Wucht gezeigt.

Ich hatte meine Wut streng unter Verschluss. Ich hatte größte Schwierigkeiten mit Wut. Wut war böse und schlecht und gefährlich. Von klein auf an hatte ich mich bemüht, für Harmonie zu sorgen, damit bloß niemand wütend wurde. Ich hatte feine Antennen und ahnte, was ich meinen Mitmenschen geben musste, damit sie glücklich und zufrieden waren. Auch eine friedliche Situation konnte schnell eskalieren, das hatte ich oft genug erlebt.

Ich darf nicht wütend sein, das war meine feste Überzeugung, und so passte ich mich brav an und erstickte ganz automatisch jeden kleinsten Funken Wut.

Ich hatte in der esoterischen und spirituellen Szene viele Jahre lang nach Antworten gesucht. Es kam mir sehr entgegen, dass sich darin alles um Liebe und heilige Erleuchtung drehte und sogenannte negative Gefühle dort nichts zu suchen hatten. Wut, Zorn, Ärger & Co. waren niedrigschwingende, schlechte Energien, und wurden in die Versenkung gedrängt. Lange Zeit glaubte ich, dass das der richtige Weg sei, denn ein erleuchteter Mensch empfand ganz bestimmt keine Wut. Der war längst über die Wut hinaus und hielt sich in hochschwingenden Sphären auf.

Erwartungsfroh ging ich eines Abends zum ersten Gruppentreffen einer überkonfessionellen Gemeinschaft, die sich mit dem verstorbenen Heiler Bruno Gröning beschäftigte. Ich hatte wenige Tage zuvor an einem Vortragsabend teilgenommen und war voller

270

positiver Energie nach Hause gefahren. Die Schulterschmerzen, unter denen ich in den letzten Wochen gelitten hatte, waren nach dem Vortrag wie durch ein Wunder fast verschwunden und ich spürte die göttliche Verbindung mehr denn je.

Nun also das Treffen im privaten kleinen Kreis, von dem ich mir erhoffte, dass es mindestens genauso positiv und aufbauend wie der Vortrag sein würde. Ein Mann namens Martin stellte sich als Gruppenleiter vor, er verhielt sich jedoch vollkommen anders als erwartet. Ich erlebte einen aufgebrachten, völlig unreflektiert wüst schimpfenden, sehr wütenden Mann. Früher hätte ich mich vor Angst in ein Mauseloch verkrochen, aber die Zeiten waren glücklicherweise vorbei. Dennoch war die Situation sehr unangenehm und verwirrend für mich. Ich versuchte, Martin zu beruhigen, bot ihm Unterstützung an und bemühte mich, seine nicht enden wollenden Schimpftiraden irgendwie in vernünftige Bahnen zu lenken. Aber Martin war so gefangen in seiner Wut, dass er auf Ansprache kaum reagierte.

Nachdem er sich etwa eine Stunde lang über die Bruno-Gröning-Gemeinschaft an sich, andere Ehrenamtliche, die Politik, den Verwaltungsaufwand, seine Exfrau, seine Tochter, die Dummheit der Menschen und vieles mehr aufgeregt hatte, verließ er plötzlich unsere kleine Runde mit den Worten, er habe noch einen Termin und müsse weiter. Seine Wut blieb zurück, sie schien wie eine schwere Nebelglocke im Raum zu hängen. Ich konnte mich in der nun folgenden gemeinsamen Meditation nicht konzentrieren und ich verlor auch ein bisschen den Glauben an die gute Sache der Gemeinschaft.

Immer wieder geisterten Martins Tiraden durch meinen Kopf. Aus irgendeinem Grund konnte ich mich nicht davon lösen. Auch in der Nacht ließ mich das Erlebnis nicht los und am nächsten Morgen wachte ich mit dem bedrückenden Gefühl von Schwere auf. Gegen Mittag kehrten die Schulterschmerzen mit voller Wucht zurück.

In mir meldeten sich Zweifel, ob es den göttlichen Heilstrom, den ich doch gerade vor ein paar Tagen noch so deutlich gespürt hatte, wirklich gab. Ich horchte in mich hinein und kam zu dem Schluss, dass mein negatives Empfinden wahrscheinlich an Martins Wutausbruch lag.

Ich setzte mich hin, atmete bewusst und wandte mich nach innen. In meiner Anfangszeit auf Teneriffa hatte ich ja eine eigene Art intuitiver Meditation für mich gefunden, wodurch ich in Kontakt mit meinem Unterbewusstsein kam. Inzwischen hatte ich schon unzählige Male auf diese Weise Hilfe, Klarheit und Lösungen bekommen. Während ich nun dem Weg in mein Inneres folgte, erkannte ich erstaunt, dass die unangenehme Situation mit Martin ein Geschenk für mich war.

Martin hatte sich als Gruppenleiter unprofessionell verhalten, keine Frage. Aber dank der Konfrontation mit seiner für mich völlig unerwarteten, geballten Wut war die Wut in mir angestachelt worden. Somit waren seine Tiraden unwichtig; wichtig war allein der Spiegel, den er mir vorgehalten hatte. Dadurch konnte ich in der Tiefe erkennen, was für ein riesiges Problem ich mit meiner eigenen Wut hatte. Es musste so dicke kommen. Wenn Martin nur ein bisschen wütend gewesen wäre, hätte das nicht diesen Aufruhr in mir ausgelöst und ich hätte das Geschenk nicht bekommen.

Aber: Durfte *ich* überhaupt wütend sein? Zerstörte Wut nicht den Frieden? War Wut nicht per se böse?

WENN WUT GEGEN DIE SCHÖPFUNG SPRÄCHE, HÄTTEST DU SIE NICHT.

Ich dachte eine Weile über die Antwort meiner inneren Stimme nach. Wenn Gott nicht gewollt hätte, dass ich wütend bin, hätte er mir die Wut nicht gegeben. Die Schöpfung hat den Menschen mit allen Gefühlen ausgestattet, die zum Menschsein dazugehören. Warum sollte es Wut geben, wenn sie nicht irgendeinen Sinn hätte? Wut ist zielgerichtete Kraft. Wer wütend ist, kann energisch sein

Ziel verfolgen. Wut versetzt den Menschen seit Urzeiten in die Lage, sich selbst, die Familie und die Habe zu beschützen.

Wenn ich nicht wütend sein darf, sperre ich eine wichtige Kraftquelle aus und habe vermutlich auf Dauer weniger Lebenskraft. Ich hatte mich zeitlebens oft schwach gefühlt, vielleicht hatte mir die Wut gefehlt. Wut war nur sehr selten aus mir herausgebrochen und hatte mich dann meist in Tränen und Selbstvorwürfe gestürzt. Ich durfte nicht wütend sein.

Außer in diesen seltenen Momenten war ich nicht wütend gewesen. Ich hatte mich gefügt, mir alles Mögliche gefallen lassen und war immer wieder zum Opfer geworden. Oft genug hätte ich allen Grund gehabt, wütend zu sein, aber ich hielt die Wut fest verschlossen. Sie köchelte vor sich hin wie in einem Dampf-kochtopf, kochte immer wieder hoch und wollte den Deckel sprengen, aber der saß bombenfest. Ich wollte die Wut nicht haben und ich hatte Angst vor ihr. Was würde geschehen, wenn ich sie rausließ? Dann wäre ich unberechenbar, unkontrolliert, würde vielleicht völlig austicken, wäre eine Gefahr für die Menschheit.

Jetzt, wo ich meine Gedanken und Gefühle erforschte, vor allem, wo ich mich ja neuerdings bewusst auf Lebensfreude fokussierte - kam ich mit dem in Kontakt, was ich bisher verdrängt hatte: Mit meiner Wut. Weil ich sie oft unterdrückt hatte, war sie so verschüttet, dass es das Erweckungserlebnis durch Martin ge-braucht hatte, um sie zum Vorschein zu bringen.

Gott ist Liebe und liebt jeden Menschen, nicht nur die vermeintlich braven. Davon bin ich inzwischen überzeugt. Liebe - Gott - ist stärker als alles andere. Aber Liebe ist nicht nur Güte, Mitgefühl und Wertschätzung. Liebe ist - es hat lange gedauert, bis ich das verstanden hatte - *alles*. Liebe ist nicht nur Licht, sondern genauso Schatten. Liebe ist Stolz und Scham, Neid und Misstrauen, Schuld, Verzweiflung, Hass... - und Wut. Liebe enthält alle Facetten der Schöpfung, nicht nur die vermeintlich positiven.

Ich habe einen freien Willen, damit ich alle Erfahrungen des Menschseins machen kann. Nur durch meine gesammelten Erfahrungen ist es mir möglich, bewusste Entscheidungen zu treffen, meinen eigenen Weg zu gehen, mich mit mir selbst auszusöhnen und mein inneres Gleichgewicht zu finden. Ich bin nicht die unschuldige Leidtragende, für die ich mich zeitlebens gehalten hatte. In Wirklichkeit war ich in meinem Leben nicht nur Opfer gewesen, sondern sehr oft auch Täter.

Es gibt nicht nur eine, sondern immer auch die andere Seite der Medaille. Kein Mensch ist nur gut und keiner nur böse. Jeder Mensch hat eine weiche, verletzliche Seite - auch ein Bösewicht - und sogenannte Gutmenschen sind meistens nur sehr geübt darin, ihre Schattenseiten zu verbergen. Ich musste meine ungeliebten und verdrängten Seiten erforschen und akzeptieren, um mit mir selbst ins Reine zu kommen. Vor allem als ich begann, mich auf Lebensfreude zu fokussieren, tauchten sie zuhauf auf. Wie alte Kameraden, die sich in Erinnerung rufen wollen.

In mir steckten viel mehr Emotionen als die wenigen, die ich normalerweise wahrnahm. Alle Emotionen gehören zu mir, *alle* - auch verdrängter Hass, Neid, Gier, Eifersucht und Wut. Ob ich das nun will oder nicht.

Der Autor und Vortragsredner Robert Betz hat den Begriff Arschengel erfunden. Das sind Menschen, die meine Knöpfe drücken und mir den Spiegel vorhalten. In diesem Sinne war Martin mein Arschengel.

Es ist total menschlich, sich nicht mit seinen Schattenseiten auseinandersetzen zu wollen. Sie sind aber trotzdem da, gespeichert in den Zellen des Körpers, und wer sie versenkt und einen Deckel drüber schiebt, kann ernsthafte gesundheitliche Probleme bekommen. Ich spreche da aus eigener Erfahrung.

Glücklicherweise fand ich dank der Körperforscherin Ilan Stephanie eine Möglichkeit, wie ich meine unterdrückten Gefühle körperlich in Fluss bringen kann: Das Schütteln.

274

Löwen, Tiger, Wölfe, Hunde und andere Tiere schütteln sich nach stressigen oder aufregenden Situationen. Sie tun das, um die Anspannung loszuwerden.

Wenn Menschen zu Urzeiten in einen Kampf oder eine bedrohliche Situation gerieten, haben sie sich anschließend vermutlich ebenfalls geschüttelt. Dadurch haben sie die angespannten Muskeln gelockert und Adrenalin abgebaut. Ein gesunder Umgang mit Stress - sehr einfach und wirkungsvoll.

Seitdem ich dahinter gekommen bin, wie heilsam es ist, sich zu schütteln, schüttle ich mich täglich, oft sogar mehrmals am Tag. Die Theorie dahinter ist, dass sich durch das Schütteln die Muskeln entspannen und sich die im Körper eingesperrten Emotionen lösen können. In der Praxis sieht das so aus, dass ich mich hinstelle, tief durch den offenen Mund atme und beginne, in den Kniegelenken zu vibrieren und meine Handgelenke zu schütteln. Allmählich verselbständigen sich die Schüttelbewegungen, erreichen alle Körperteile und Muskeln, ich lasse meinen Körper sich so schütteln, wie er will. Dabei kann ich Geräusche und Grimassen machen, je wilder und unkontrollierter, umso besser. Manchmal fange ich dabei an zu tanzen oder zu hüpfen, wie auch immer mein Körper sich bewegen will. Das Ganze mache ich drei Minuten oder länger.

Das erste Schütteln war sehr ungewohnt und erschreckend für mich. Wut stieg in mir auf, so unfassbar viel Wut! Ich geriet in eine geradezu raubtierhafte Ekstase von fauchender, geballter Energie. Es war, als hätte ich Tatzen mit scharfen Krallen und gefährlich starke Zähne. Mein angepasstes, zurückhaltendes, liebes und braves Menschsein verwandelte sich in die unbändige Kraft einer Löwin. Ich ließ sie raus, diese Wut, schüttelnd und mit intuitiven Geräuschen und Bewegungen. Glücklicherweise war ich allein, niemand hörte mich, sonst hätte ich mich wahrscheinlich zurückgehalten.

Nach diesem ersten Schütteln war ich zutiefst erschrocken über das, was da gerade mit mir passiert war. Gleichzeitig fühlte ich mich sehr lebendig - freier, leichter, kraftvoller. Ich konnte deutlich spüren, dass sich da etwas in mir gelöst hatte. Und so wurde das Schütteln für mich zur Gewohnheit - es läuft allerdings meistens nicht mehr so dramatisch ab wie zu Anfang. Während ich mich schüttle, werfe ich schmerzhafte Erfahrungen gedanklich beiseite. Das, so glaube ich, ist mit Loslassen gemeint.

Schütteln ist ein einfaches und sehr wirkungsvolles Mittel gegen Stress. Es hilft mir, mich von aktuellen Erlebnissen, Begegnungen, Gesprächen, Selbstvorwürfen, störenden Gedanken, Belastungen und Ängsten zu lösen. Ich spüre die Emotionen, sie dürfen da sein, sie kommen durch das Schütteln von allein ins Fließen und verlassen mich wieder.

In mir stecken natürlich nicht nur die bisher verdrängten Anteile, sondern ebenso Güte, Hilfsbereitschaft, Mitgefühl und Großzügigkeit und alles, was ich an anderen Menschen schätze.

Jeder Mensch hat alle Eigenschaften in sich. Wenn es nicht so wäre, dann gäbe es keine Angst, keine Gewalt, keine Rücksichtslosigkeit, keine Arglist, keinen Neid und keinen Hass. Und doch gibt es letztlich nur die Liebe, denn Liebe trägt alle menschlichen Eigenschaften in sich. Liebe ist alles. Liebe ist das Höchste. Liebe akzeptiert und heilt alles. Wenn ich mich der Liebe zuwende, dann wende ich mich dem heilsamen Guten zu: Mitgefühl, Nachsicht, Verständnis, Güte, Großzügigkeit, Hilfsbereitschaft.

Es ist wie in der Geschichte von den zwei Wölfen. Darin sitzt ein alter Cherokee-Indianer mit seinem Enkel am Lagerfeuer und spricht: „In jedem von uns tobt ein Kampf zwischen zwei Wölfen. Der eine Wolf ist der Böse - er steht für Wut, Neid, Gier, Arroganz, Selbstmitleid, Schuld, Groll und Lügen. Der andere Wolf ist gut - er steht für Freude, Frieden, Liebe, Hoffnung, Bescheidenheit, Freundlichkeit, Großzügigkeit, Wahrheit und Mitgefühl." Der Enkel hört seinem Großvater aufmerksam zu und dann fragt er: „Und welcher Wolf gewinnt?". Da erwidert der weise Alte: „Der Wolf, den du fütterst."

Ich habe die Wahl zwischen negativen und positiven Gedanken. Aus meinen Gedanken folgen meine Gefühle und Handlungen. Mein Fokus bestimmt, wen ich füttere: Den guten oder den bösen Wolf. Liebe oder Angst.

Alle meine Gefühle wollen gefühlt werden. Ich bin keine Maschine. Würde ich mir auferlegen, mich ab jetzt nur noch gut fühlen zu wollen, so würde ich mir Traurigkeit, Ärger, Wut und viele andere Gefühle verbieten - und würde wiederum Teile von mir verdrängen. Alles in mir darf sein, ich nehme wahr und spüre, und lasse los - ohne anderen damit zu schaden. Ich will den Gefühlen in mir Raum geben und sie nicht mehr verdammen. Auf diese Weise werde ich immer mehr zu dem Menschen, der ich wirklich bin.

Schlecht ist nicht die Wut, sondern vielmehr, sie zu unterdrücken, so wie ich das jahrzehntelang gemacht hatte. Wut ist gut. Wut ist geballte Power.

Urangst ist die Schattenseite von Urvertrauen. Angst ist die Schattenseite von Vertrauen. Angst erscheint nur übermächtig, aber sie ist es nicht. Besinne ich mich auf die Liebe in meinem Herzraum, auf mein Licht, kann ich die Angst entmachten und wieder mehr vertrauen. Bin ich in der Angst gefangen, hilft es mir, mich an den heilen Kern in mir, meine Seele, die Verbindung zu Gott, zu erinnern.

Ich trage die Liebe des Schöpfers in mir, in meinem heilen Herzensraum, und sie wartet nur darauf, dass ich mein Licht leuchten lasse. Diese Liebe ist nicht von dieser Welt, sie ist das Urvertrauen, das ich einst verloren glaubte. Wo Urvertrauen ist, haben Angst, Kleinheit, Mangel, Abwertung, Eifersucht, Neid und Falschheit keine Chance. Das alles sind menschliche Gefühle, die gefühlt werden wollen, aber sie sind nicht die Wahrheit im Sinne der göttlichen Ordnung. Die Wahrheit ist: Meine Liebe - mein Selbst, meine Seele - kann nicht arm sein, krank werden oder sterben. Also muss ich den weltlichen Dingen nicht so viel Aufmerksamkeit schenken. Gott, die Liebe in mir, ist das größte Geschenk, das ein Mensch erfahren kann.

Liebe ist mein Trost und meine Stärke in schwierigen Zeiten. Ich muss mich nur daran erinnern, dass ich immer geliebt und beschützt bin, ganz egal, was auch passieren mag. Ich bin genau richtig so, wie ich bin - auch und vor allem, wenn ich wütend bin.

Danke

Die größte Kraft des Lebens ist der Dank.
(Hermann von Bezzel)

Auf Teneriffa lernte ich viele Leute kennen. Einige wurden Freunde, andere blieben lose Bekanntschaften und von manchen Menschen hielt ich mich lieber fern. Es war wie überall im Leben eine Frage der Sympathie.

Die Anzahl an Bekanntschaften war nicht wichtig, jedenfalls nicht für mich. Smalltalk liegt mir nicht besonders, und ich mied die Meckerfritzen, die es auch hier leider zuhauf gab. Außerdem hielt ich mich von den Krankengeschichten fern. Das war wirklich ein Phänomen: Da kamen die Leute auf diese schöne Insel und hatten nichts Besseres zu tun, als sich lang und breit über ihre Krankheiten auszutauschen und sich gegenseitig mit ihren Leidensgeschichten zu überbieten.

Eines Tages war ich zum ersten Mal in der Gruppe „Bewusster Atem", die von einem Heilpraktiker geleitet wurde. Ich war ein bisschen zu früh da und traf auf ein paar Leute, die bereits vor der Tür warteten und in ein Gespräch über ihre Krankheiten vertieft waren. Ich sagte Hallo, drehte gleich wieder um und ging die Auffahrt ein Stück zurück, um mir die wunderschönen Blumen anzuschauen, die dort in Hülle und Fülle blühten.

Die Stunde mit dem Heilpraktiker gefiel mir gut. Ich lernte, mit einfachen Übungen meinen Atem positiv zu beeinflussen; mein Brustkorb wurde weit und ich konnte leichter durchatmen. In der Pause fragte der Kursleiter die Gruppe, ob jemand etwas sagen wolle oder eine Frage hätte. Die rund 25 Teilnehmer schauten stumm in die Runde. Da meldete sich ein schmächtiger älterer Herr zu Wort und erzählte, dass er die Lungenkrankheit COPD habe und ihm die Atemübungen guttun. „Mein Arzt hat gesagt, dass ich mit

COPD sieben Jahre weniger leben werde. Ich wollte eigentlich 100 werden, nun werde ich eben nur 93." Er schmunzelte, als wären die 100 ein Scherz, und die anderen Teilnehmer lachten über den vermeintlichen Witz.

In mir rumorte es. Wie konnte ein Arzt einem Menschen solch eine Prognose geben? Woher wollte der Arzt *wissen,* wie viel Lebenszeit dieser Mann hatte?

„Der Arzt muss nicht unbedingt Recht haben", sagte ich.

Die Teilnehmer guckten mich an. Sogleich begann der ältere Herr zu erklären, was mit seinen Lungenplättchen los sei und dass er früher geraucht habe, als wolle er die Prognose des Arztes verteidigen. Er hatte mich gar nicht verstanden.

„Wenn ich Sie wäre, würde ich weiterhin die 100 anpeilen", fügte ich hinzu und ließ es damit gut sein.

Das Tragische ist ja, dass die meisten Menschen ihrem Arzt jedes Wort glauben und seine Aussagen kein bisschen in Frage stellen. Im Kopf des älteren Herrn stand offenbar fest, dass er sieben Jahre weniger hatte, als er hätte haben können, und weil er daran glaubte, würde es vermutlich auch so kommen.

Am Nachmittag dieses Tages saß ich an einem meiner Lieblingsplätze im Orchideengarten, umgeben von einer wunderschönen Blütenpracht. Ich schaute den Koikarpfen zu, die munter im Teich herumschwammen. Dieser ruhige und wunderschöne Ort nährte meine Seele, ich konnte stundenlang hier sitzen und die Fische beobachten. Einfarbig oder bunt, zart oder kräftig, anmutig, schnell, zurückhaltend oder forsch. Jeder Koi war anders, einzigartig.

Ich saß einfach da und war mit mir im Frieden. Auf einmal stieg ein warmer Schwall Dankbarkeit in mir auf. Danke, danke, danke! Ich war mir selbst so dankbar, dass ich an diesem Punkt in meinem Leben angelangt war. So viel hatte sich im Laufe der letzten Monate in mir verändert. Ich war ruhiger geworden, entspannter, selbstbewusster und fröhlicher. Ich lächelte öfter, einfach so.

Das halbe Jahr auf Teneriffa war fast vorbei. Wie gut, dass ich meiner inneren Stimme gefolgt war, mich aus den alten Fahrwassern herauszubewegen und aus der Ferne auf mein Leben zu schauen! Ich war auf dieser schönen Insel gelandet, aber was viel wichtiger war: Ich war *bei mir* angekommen.

Perfekt

Alles, was du im Leben kontrollieren kannst, ist, wie du auf das Leben antwortest.

(James Allen)

Glücklich zu sein ist vermutlich eine der wichtigsten Voraussetzungen für Gesundheit. Angst, Sorgen und Druck treiben das Adrenalin hoch und setzen den ganzen Körper unter Stress. Ein hoher Adrenalinspiegel rollt Krebs und anderen Erkrankungen den roten Teppich aus.

Um gesund zu sein, musste ich viele stresserzeugende Gewohnheiten aus meinem Leben entfernen. Das war nicht einfach, denn ich fühlte mich unter Stress viel wohler als ohne. Stress feuerte mich an, gab mir Energie, ließ mich anpacken und schaffen, das war ich gewohnt, darin war ich gut, das gab mir eine gewisse Befriedigung. Im Stress fühlte ich kaum etwas und musste auch nicht viel nachdenken. Ich funktionierte wie im Rausch. Ausruhen und entspannen, es langsam angehen zu lassen, das war überhaupt nichts für mich. Unpünktlich zu sein oder Dinge auch mal liegen zu lassen, das ging gar nicht.

Es fiel mir unglaublich schwer, nicht permanent beschäftigt zu sein. Ich hatte keine Daseinsberechtigung, wenn ich nicht busy war. Außerdem hatte ich ja in mir die Überzeugung, dass es mir nicht wirklich gut gehen darf, also sorgte mein Unterbewusstsein zuverlässig dafür, dass ich das auch genauso erlebte. Immer wenn ich krank war, fiel ich in eine totale Erschöpfung. Nichts ging mehr, beim besten Willen nicht. Dann blieb mir nichts anderes übrig, als mich auszuruhen.

Verfalle nicht in den Glauben, dass nichts zu tun Nichtstun ist.

Dass unproduktiv zu sein, unproduktiv ist.

Wir haben uns so daran gewöhnt, beschäftigt zu sein, so daran gewöhnt, Dinge mit sichtbaren Ergebnissen zu tun.

So daran gewöhnt, unsere Schritte zu verfolgen und unsere Aktivitäten zu protokollieren und Dinge von unserer To-Do-Liste abzuhaken, dass wir die Bedeutung der Ruhe vergessen haben.

Nichts zu tun und unproduktiv zu sein sind eigentlich etwas Produktives.

Sie helfen dir beim Aufladen.

Aufholen.

Eine Zeitschrift zu lesen oder ein Bad zu nehmen oder bei einer Tasse Kaffee im Garten zu sitzen ist keine Zeitverschwendung.

Ausgeruhte Zeit ist keine verschwendete Zeit.

Wir sind keine Maschinen.

Wir sind keine Roboter.

Wir sind nicht hier, um ständig zu arbeiten und uns zu bewegen und zu tun.

Wir sind Menschen.

Und manchmal müssen wir einfach nur sein.

(Angela Yamuna Kauer)

Wenn ich mein zukünftiges Leben gesund genießen wollte, dann musste ich Stress ausschalten und mir Ruhe gönnen. Ich begann, jeden Bereich meines Lebens zu beleuchten und die stresserzeugenden Gedanken, Verhaltensweisen und Verpflichtungen zu hinterfragen.

Was denke ich in der Tiefe über mich? Wie spreche ich über mich? Mit wem vergleiche ich mich? Wem will ich unbedingt gefallen? Was treibt mich an? Je mehr Zeit ich mir für Innenschau und Reflexion nahm, umso mehr wurde ich mir meiner Gedanken über mich selbst bewusst. Ich schaffte es, einige schädliche Gedanken zu verändern, und mehr und mehr Gutes über mich zu denken. Ich konnte sogar immer öfter stolz auf mich sein und mich selbst loben.

Das Glück liegt in meiner Hand, denn ich bestimme es vor allem durch meine Gedanken und Überzeugungen. Denke ich positiv, habe ich eine wohlwollende Haltung mir selbst und anderen gegenüber, begegne ich neuen Situationen neugierig und aufgeschlossen, dann ereignet sich so manches Wunder im Leben.

Aber wie komme ich da hin, wenn ich von Schuldgefühlen und Selbstkritik durchs Leben getrieben werde? Wie soll ich gut über mich denken, wenn ich mich doch gleichzeitig verurteile?

Ich bereue so vieles. Ich hatte so viel falsch gemacht, was ich hätte besser machen können. Warum hatte ich es nicht besser hingekriegt? Ich hatte bei meinen Kindern versagt. So tolle Kinder - sie hätten eine bessere Mutter als mich verdient. Ich hatte Menschen vor den Kopf gestoßen und verletzt. Hatte Beziehungen nicht auf die Reihe gekriegt. Ich war dumm und egoistisch gewesen, war einer undefinierbaren Sehnsucht hinterhergelaufen. Ich hatte mich in ständiges Beschäftigtsein geflüchtet, weil ich es mit mir selbst nicht ausgehalten hatte. Weil ich den Schmerz nicht fühlen wollte.

Dabei wollte ich doch nur immerzu perfekt sein...

Ich glaube, dass Perfektionismus, Selbstkritik und Schuldgefühle denselben Stammbaum haben.

Perfektionismus ist Illusion und Selbstverleugnung. Die Illusion von Kontrolle und das Leugnen meiner Gefühle. Ich will das Leben in Schach halten und überlasse nichts dem Zufall, damit ich keine böse Überraschung erlebe. Ich erledige die Dinge im Alleingang. Strenge mich an, gebe mein Bestes und habe permanent meine Antennen draußen, um es meinen Mitmenschen recht zu machen. Sage Ja, wenn ich Nein meine. Bin zu Diensten, wann immer man mich braucht. Mache mich unersetzlich und werde dafür geliebt - das hoffe ich zumindest.

Die Realität sieht anders aus, denn meine Mitmenschen gewöhnen sich schnell daran, dass ich so aufmerksam und fleißig bin, und verlieren kaum mehr ein Wort darüber. Geschweige denn, dass sie mich für meine Leistungen *lieben* würden. Sie lieben mich oder sie lieben mich nicht, aber das hat wenig damit zu tun, dass ich so nett und fleißig und engagiert bin. Aber sie könnten mir doch bitte wenigstens die Anerkennung geben, die ich so unbedingt brauche...

Perfektionismus macht, dass ich unerreichbar hohe Erwartungen an mich selbst habe. Ich verlange nicht hundert, sondern zweihundert Prozent von mir und muss daran natürlich immer wieder scheitern, was sogleich Selbstkritik und Selbstabwertung auf den Plan ruft. Ich sehe nur das, was ich nicht geschafft habe, und nicht die vielen Dinge, die mir gelungen sind. Die alte Überzeugung „Ich bin nicht gut genug", bestätigt sich wieder und wieder. Ich bestrafe mich und strenge mich noch mehr an, muss mir immer wieder selbst beweisen, dass ich *doch* gut bin. Dass ich perfekt bin. Dabei weiß ich doch tief in meinem Inneren, dass das eine Lüge ist. *Ich bin nicht gut genug.* Ich hoffe, dass mich niemand entlarvt. Ich muss alles dafür tun, damit keiner merkt, was wirklich mit mir los ist.

Perfektion soll mich davor schützen, dass mich andere kritisieren. Niemand soll den Schmerz meiner inneren Überzeugung, die ich durch mein emsiges Treiben in Schach halte, in mir hochholen. Wenn ich nicht perfekt bin, bin ich angreifbar und verletzlich. Ich will nie wieder verletzt werden. Also bloß keinen Fehler machen!

Eine nährende Wurzel des Perfektionismus ist das schlechte Gewissen. Ich habe meinen Mitmenschen nicht genug gegeben, hätte mich mehr bemühen müssen, habe versagt. Jetzt hat mein Kind, Freund, Freundin, meine Mutter, mein Bruder ... ein Problem, und das ist meine Schuld. Ich strenge mich an, um ihm oder ihr meine Liebe zu beweisen, um das quälend schlechte Gewissen zum Schweigen zu bringen.

Mein schlechtes Gewissen wiederum nährt meine Schuldgefühle, und die treiben mich genauso an wie mein alter Glaubenssatz, nicht gut genug zu sein. Ich habe so oft versagt, hätte es so oft besser machen können. Ich muss es schaffen, und zwar allein, denn nur so komme ich irgendwie mit der Last meiner Schuld klar und kann mir selbst beweisen, dass ich eine Lebensberechtigung habe. Andere können mir sowieso nicht helfen, deswegen frage ich sie gar nicht erst.

Perfektion schützt mich vorm Fühlen. Wenn ich rund um die Uhr beschäftigt bin, spüre ich meine Minderwertigkeit nicht. Ich funktioniere. Darin bin ich richtig gut. Es scheint sogar so, als würde ich aus meiner ständigen Betriebsamkeit Kraft ziehen. Ich kann körperliche Schmerzen ausblenden, bin voll in meinem Element. Wie eine Maschine, die auf Höchstleistung läuft. Ich bin wichtig, ich werde gebraucht. Machen und Tun ist mein Lebenselixier. Bis zur vollkommenen Erschöpfung, bis gar nichts mehr geht. Bis ich nicht mehr vor mir selbst weglaufen kann.

Wie also komme ich raus aus dem Hamsterrad von Minderwertigkeit, Schuld und perfektionistischem Streben? Sicherlich nicht von jetzt auf gleich. Zu tief gehen die Wurzeln der Selbstverleugnung; ich habe sie lange Zeit gut gedüngt.

In der Rückschau wird mir klar, dass ich meinen übertrieben hohen Anspruch an mich selbst allmählich, Schritt für Schritt, aufgegeben habe. Es war ein Weg. Den ersten Schritt machte ich nicht erst während meiner intensiven Auszeit auf Teneriffa, sondern schon einige Jahre zuvor. Ich hatte gute Lehrer. So lernte ich zum Beispiel durch Darius, auf der Bühne nicht perfekt sein zu müssen. Ich lernte, dass unperfekt zu sein authentisch ist, ich bin schließlich kein Roboter. Was hatte ich mich vorher bei Lesungen gestresst! Hatte geübt und geübt, damit ich mich bloß nicht verlese, damit ich bloß perfekt rüberkomme. War stundenlang beim Friseur gewesen, damit meine Haare perfekt saßen und ich perfekt geschminkt war. Unperfekt machte es auf der Bühne viel mehr

286

Spaß. Ich konnte einfach mit dem Publikum mitlachen und musste nicht mehr die seriöse Autorin mimen.

Beim Biodanza lernte ich, dass ich mich losgelöst und unperfekt bewegen konnte, und dass das völlig in Ordnung war. Es interessierte einfach niemanden.

Krankheit lehrte mich, andere Menschen um Hilfe zu bitten. Ich lernte, dass ich nicht alles alleine schaffen muss. Die meisten Menschen freuen sich, wenn sie helfen können. Ich brauche nur zu fragen.

Beim Yoga lernte ich, meine körperlichen Grenzen wahrzunehmen und mich beim Sport nicht zu überanstrengen.

Meine Verbindung mit dem Göttlichen half mir, mich von Belastungen und Überzeugungen zu befreien und zu vertrauen. Das Gute aus der Vergangenheit mitzunehmen und die schmerzhaften Erfahrungen stehen zu lassen. Meinen eigenen Weg zu erkennen und zu gehen, unabhängig von der Meinung anderer.

Sollte ich mir selbst ein Rezept gegen Perfektionismus verordnen, würde ich Entspannen draufschreiben. Mir Auszeiten nehmen und mir Ruhe gönnen. Durchatmen. Chillen. Auf meinen Körper hören. Mein Körper ist wirklich sehr klug, er zeigt mir immer ganz genau, was mir jetzt guttut und was nicht. Lernen, andere um Hilfe zu bitten. In die Natur gehen. Auf dem Sofa abhängen und einen lustigen Film anschauen. In der Badewanne liegen und ein Buch lesen. Mich mit Freunden treffen. Die Dinge auf mich zukommen lassen und vertrauen. *„Ich muss"* aus meinem Wortschatz streichen. Musik hören. Tanzen. Malen. Ein Bad nehmen. Meinem Körper liebevolle Berührungen schenken. Mir Kraftquellen suchen und auftanken. Massage und alles, was Wellness ist.

Das ständige Trachten nach Perfektion und das Festhalten an Gewohnheiten ist die Bremse jeglichen kreativen Ausdrucks. Es hindert mich daran, mein Selbst zu leben, und versagt mir die bedingungslose Liebe und das Geschenk des Urvertrauens. Wenn ich immer nur im Optimiermodus bin, wie kann ich denn dann die Schönheit des Jetzt erkennen? Wenn ich mich immer nur mit Sorgen herumplage und Angst davor habe, was alles kommen könnte - wovon 98 Prozent sowieso niemals eintritt - wie kann ich dann in meine Kraft kommen? Das Streben nach Perfektion ist die Bremse meiner wahren Schöpferkraft. Dieser ständige Drang nach Optimierung, Perfektion oder auch das beharrliche Festhalten an alten Gewohnheiten, die mich blockieren und mir nicht mehr dienen, die mein wahres Potenzial und meine Lebensfreude einschränken, lässt mich nie aus dem Schatten meiner Möglichkeiten heraustreten.

Ich übernehme die volle Verantwortung für mich. Ich versuche, Wesentliches vom Unwesentlichen zu trennen und keine zu hohen Forderungen an mich und andere zu stellen. Wenn ich erschöpft bin, kann ich mich fragen, wem ich etwas beweisen will. Meinem Vater, meiner Mutter, meinem Chef? Gehe ich deshalb über meine Grenzen?

Napoleon hat nicht darauf gewartet, dass er gekrönt wurde, sondern hat sich die Kaiserkrone selbst aufgesetzt. Ich will nicht mehr darauf warten, dass mich jemand gut findet, anerkennt und akzeptiert. Ich erkenne meinen Wert und setze mir selbst die Krone auf. Ich lebe mich selbst, feiere mich selbst und mache mein eigenes Ding. Und wenn ich Ruhe brauche, dann ruhe ich mich aus.

Es ist gelebte Freiheit, den eigenen Weg unabhängig von der Meinung anderer zu gehen. Gut für mich zu sorgen. Nichts mehr zu tun, was ich nicht mehr tun will, auch wenn mein Kopf und meine Mitmenschen mich dazu drängen wollen. Der Freude zu folgen, denn die Freude ist der göttliche Wegweiser zu einem erfüllten Leben.

Träume wollen nicht geträumt, sondern gelebt werden. Träume sind keine Phantasiegespinste, sondern Wegweiser Gottes. Wenn du einen Traum hast, dann sei dankbar dafür. Viele Menschen sind so in ihrem alltäglichen Trott gefangen, dass sie das Träumen verlernt haben. Dein Traum zeigt dir die Richtung, die das Leben für dich vorgesehen hat. Dein Traum ist Gottes Plan für dich, denn der Traum ist dein Herzenswunsch und Gott wohnt in deinem Herzen. Kein Traum kann jemals zu groß sein, denn wenn es dein Traum ist, dann kannst du ihn auch verwirklichen.

Vergebung

Vergeben heißt, den Gefangenen freizulassen - und zu erkennen, dass man selbst der Gefangene war.
(Lewis B. Smedes)

Erinnerung ist nicht statisch. Das menschliche Gehirn speichert Erinnerungen nicht wie ein Fotoapparat. Ein Foto verändert sich nicht, es bleibt für immer gleich - es sei denn, du benutzt ein Bildbearbeitungsprogramm. Dagegen ist eine Erinnerung alles andere als gleichbleibend. Jedes Mal, wenn wir sie wieder hervorholen, verändert sie sich ein bisschen. Wir fügen hinzu, lassen weg und verändern. Das geschieht unbewusst und ist ganz normal. So entsteht nach einiger Zeit eine etwas andere Geschichte als die, die wirklich passiert ist.

Du kennst das vielleicht von geselligen Runden, die sich lustige gemeinsame Erlebnisse aus der Vergangenheit erzählen und alle nochmal herzlich darüber lachen. Oft werden diese Erinnerungen über Jahre wieder und wieder erzählt, jedes Mal ein bisschen anders. Manchmal werden sie ausgeschmückt und manchmal fehlen Einzelheiten. Hinzu kommt, dass jeder sich anders an das gemeinsame Erlebnis erinnert, weil jeder seinen eigenen Wahrnehmungsfilter hat. Manchmal weichen die Erinnerungen der einzelnen Beteiligten sogar stark voneinander ab.

Das Gehirn sortiert ständig aus, um Platz für neue Informationen zu haben. Dinge, die uns oft passieren oder besonders bedeutsam sind, bleiben eher im Gedächtnis. Oft erinnern wir uns besonders gut an Erlebnisse, die mit starken Gefühlen verbunden sind, wie beispielsweise eine tolle Geburtstagsüberraschung oder die Begegnung mit einem besonderen Menschen. Das liegt daran, dass Gefühle das Gedächtnis aktivieren.

Wir erinnern uns an Zurückliegendes auch deshalb immer ein wenig anders, weil wir uns weiterentwickeln. Wir haben neue Erfahrungen gemacht, sehen das Ereignis aus einem anderen Blickwinkel und bewerten es heute entsprechend anders.

Natürlich können gesundheitliche Einschränkungen und zuweilen auch das Alter des Menschen einen Einfluss auf sein Gedächtnis haben. Doch davon abgesehen sind Erinnerungen in jedem Fall weder statisch noch stets zuverlässig - und auch nicht immer wahr. Wer also meint, dass ihn seine Erinnerung nicht täuscht, der könnte sich irren. So sind beispielsweise Zeugenaussagen bei Verbrechen mit Vorsicht zu betrachten.

Die eigene Wahrnehmung und somit die eigene Erinnerung ist immer subjektiv. Jeder Mensch sieht die Welt durch seine persönliche Brille. Für mich hat es sich gelohnt, mir diese Tatsache bewusst zu machen. Früher bin ich automatisch davon ausgegangen, dass andere Beteiligte in einer gemeinsam erlebten Situation dasselbe gesehen, gehört oder empfunden haben müssen wie ich. Aber das ist ganz und gar nicht der Fall. Die Wahrnehmungen von Menschen in derselben Situation sind unterschiedlich und manchmal sogar gegensätzlich.

Vergebung verhilft zu einem glücklichen Leben. Sie ist eine wesentliche Voraussetzung, um gesund zu sein, denn jeder Unfrieden und jeder innere Vorwurf frisst sich in mein Herz und vergiftet meine Zellen.

Vergebung ist der Schlüssel zur Freiheit. Zu vergeben bedeutet nicht, dass ich das Geschehene ungeschehen mache. Was passiert ist, war nicht in Ordnung. Doch ich bin es mir wert, nach vorne zu blicken.

Vergebung bedeutet, dass das eigene Leben friedlich wird. Das gelingt, indem ich mich den schmerzhaften Erinnerungen, Demütigungen und Verletzungen zuwende - und sie stehen lasse. Was geschehen ist, liegt hinter mir. Vielleicht erinnere ich mich noch ganz genau, vielleicht spielt mir die Erinnerung einen Streich, wie auch immer: In jedem Fall ist die Vergangenheit vorbei. Ich habe überlebt. Ich bin gewachsen, erwachsen und darüber hinausgewachsen.

Vergebung heißt, Schuld zu heilen.

Ich hatte jede Menge Vorwürfe gegenüber anderen. Kein Wunder, hatte ich doch eine Menge Enttäuschungen und Gewalt erfahren. Seit vielen Jahren lebte ich im inneren Krieg. Die Betreffenden litten vermutlich nicht so sehr unter meinen negativen Gedanken, aber ich selbst umso mehr. Meine inneren Anklagen zermürbten mich und hielten mich in meinem Opferbewusstsein gefangen.

Vergebung hat nichts damit zu tun, schmerzhafte Vorkommnisse und Verletzungen schön zu reden. Es geht auch nicht darum, mit den jeweiligen Menschen wieder Kontakt zu haben. Es geht nur um meinen Seelenfrieden.

Was hat mir der betreffende Mensch angetan, welche Gefühle löste sein Verhalten bei mir aus? Ich wende mich an Gott, gebe das schmerzhafte Erlebnis samt der daran beteiligten Person in seine Hände - und lasse gedanklich und in meiner Vorstellung los. Abgeben, atmen, loslassen - und dann an etwas Schönes denken. Das kann ich, falls die Erinnerung mich erneut überkommt, wieder und wieder machen. Allerdings sollte ich die Vergangenheit nicht selbst wieder hervorholen, indem ich beispielsweise anderen Menschen davon erzähle und mir Zuspruch oder Mitleid erhoffe. Dadurch aktiviere ich die schmerzhafte Erinnerung wieder, anstatt sie da zu lassen, wo sie hingehört. Ich hole einen Brief, den ich einmal abgeschickt habe, ja auch nicht wieder aus dem Briefkasten.

Körperlich kann ich mich von unguten Gedanken oder Erinnerungen durch Schütteln befreien. Schütteln löst die Blockaden aus Wut, Groll, Angst und Hass und entlässt sie aus dem Körper. Abgeben und Schütteln ist Loslassen. An etwas Schönes zu denken ist Empfangen.

Manche Dinge muss ich mehrmals, immer wieder aufs Neue loslassen, bis sie mich nicht mehr belasten. Allmählich kann ich nun meinen Blick auf die positiven Seiten des Menschen richten. Welche guten Eigenschaften hat er? Was habe ich Positives mit ihm erlebt? Habe ich ihm vielleicht sogar etwas zu verdanken? Vergebung kann eine Weile dauern, doch sie geschieht.

Vergebung ist keine Einbahnstraße. Meine Mitmenschen hatten sicher ihrerseits einige Vorwürfe gegen mich. Ich war kein Unschuldslamm gewesen, hatte viele Fehler gemacht, hatte die falschen Entscheidungen getroffen. Ich hatte Menschen verletzt, getäuscht und enttäuscht. Ich hatte ihnen weh getan und ihnen nicht geholfen, als sie meine Hilfe brauchten.

Erdrückende Schuldgefühle hatte ich vor allem gegenüber meinen Kindern. Ich bat jedes persönlich und aus tiefstem Herzen um Verzeihung. Das waren ehrliche emotionale Gespräche, die uns letztlich wieder zusammengeführt haben. Meine Kinder hatten allen Grund, böse auf mich zu sein. Sie hätten sich enttäuscht von mir abwenden können. Doch glücklicherweise haben wir heute ein liebevolles, wertschätzendes Miteinander, und darüber bin ich unendlich froh.

Allen anderen Menschen, denen gegenüber ich mich außerdem schuldig fühlte, bat ich in der Stille um Verzeihung. Von Herzen kommende Gedanken und Wünsche kommen beim Betreffenden genauso an wie gesprochene Worte.

Blieben noch die Selbstvorwürfe. Die Dinge, um die ich nicht andere Menschen um Verzeihung bitten, sondern die ich mir selbst verzeihen musste. Meine Schwächen, mein Versagen, meine Fehler. Meine Schuld und meine Scham. Selbstvergebung bedeutet, Verantwortung für das eigene Handeln zu übernehmen und mit Mitgefühl statt Verurteilung auf sich selbst zu blicken.

Der größte Fehler meines Lebens und tatsächlich mein Verhängnis war die Beziehung zu meinem zweiten Ehemann. So viel Leid! Ich bedaure so sehr, dass ich ihn in mein Leben und in das Leben meiner Kinder gelassen hatte, und würde eine Menge dafür geben, wenn ich das ungeschehen machen könnte. Natürlich war ich aus bestimmten Hoffnungen und Bedürfnissen in diese Beziehung geraten. Und natürlich gab es auch Gründe, warum ich fünfzehn Jahre gebraucht hatte, um mich aus der Beziehung zu befreien. Und natürlich hatte ich in dieser Zeit viel gelernt, das zu meiner späteren Entwicklung beitrug. Doch all das waren nur Erklärungen und die änderten nichts an meinen Selbstvorwürfen.

Inzwischen habe ich vieles erkannt und geheilt. Es gibt Dinge, die ich inzwischen besser mache. Manchmal beschert mir die Beziehung zu diesem Mann noch Alpträume, und vielleicht hört auch das irgendwann auf.

Gott ist da, um uns all unsere Lasten abzunehmen und uns zu heilen. Er hilft, wenn ich ihn bitte. Ich muss mich ihm nur anvertrauen und meine Selbstvorwürfe in seine Hände legen. Wichtig ist, dass ich *glaube* und vertraue. „Dir geschehe nach deinem Glauben", ein wahrer Satz aus der Bibel. Ich bin nicht allein. Wenn ich von Herzen bitte und fest daran glaube, dass meine Bitte erhört wird, bekomme ich Hilfe.

Meine Vorstellungskraft - mein freier Wille - hilft mir dabei, meine Vergangenheit zu heilen. So kann ich mir in meiner Vorstellung meine Zukunft erschaffen, die ganz anders und viel schöner als die Erinnerung der Vergangenheit ist. Ich male mir sie so aus, wie ich sie gerne haben will - und trete damit raus aus dem alten Schmerz. Die Vorstellungskraft wird von vielen Menschen unterschätzt, dabei ist sie das wichtigste Werkzeug, das wir haben. Alle Erfindungen, alle Werke, alle Dinge entstanden in der Vorstellung, bevor sie entwickelt, gezeichnet, gebaut oder produziert wurden. Ohne die Vorstellungskraft wären Einstein, Columbus, Galilei und Tesla nicht in der Lage gewesen, Neues zu entdecken und zu entwickeln.

Manche Menschen übergeben ihre Sorgen und ihren Ballast einem Schutzengel oder werfen sie gedanklich ins Meer oder an einen anderen gedanklichen Ort. Jeder macht es so, wie es für ihn stimmig ist. Ich persönlich adressiere meinen Ballast an Gott. Es ist die göttliche Kraft, die die Dinge verwandelt - und die *mich* verwandelt.

Als ich begann, wohlwollende Gedanken über mich zu denken und das Gute zu sehen, das in mir steckte, begann auch meine Selbstvergebung. Ich entwickelte Mitgefühl mit mir selbst und hörte auf, mich dauernd selbst für meine vergangenen Verfehlungen zu bestrafen.

Dazu hat es mir geholfen, meine guten Eigenschaften einmal aufzuschreiben. Nach und nach kamen erstaunlich viele zusammen. Außerdem schrieb ich all die Dinge auf, die ich in meinem Leben geschafft hatte. Ich benötigte auch dafür mehrere Blätter. Wenn nun der Kritiker in meinem Kopf mal wieder laut wurde, brauchte ich mich nur an die Listen zu erinnern, und wusste, dass er nicht die Wahrheit sagte.

Vergebung wird mich vermutlich begleiten, so lange ich lebe. Ich nenne sie jetzt lieber Versöhnung. Ich werde mich auch zukünftig nicht immer optimal verhalten, und das ist okay, denn ich bin ein Mensch auf Erfahrungsreise.

Heute weiß ich, dass ich nicht die Last der ganzen Welt auf meinen Schultern trage. Ich muss überhaupt keine Lasten tragen. Ich bin frei. Es nützt niemandem was, und fördert schon gar nicht die Liebe zu mir selbst und zu anderen Menschen, wenn ich mich permanent schuldig fühle.

Die Epigenetik hat herausgefunden, dass Belastungen früherer Generationen über die DNA an die nachfolgenden weitergegeben werden können. Kriegstraumata, Ausbeutung, Not, Hunger, Flucht und weitere Schrecken können in den Genen der Nachkommen gespeichert sein und sie zu bestimmten Verhaltensweisen treiben oder Gefühle auslösen, für die es keine logische Erklärung gibt. Möglicherweise geht es im Leben eines Betroffenen um die Erlösung eines bestimmten Themas aus der Ahnenreihe, was sich auch als Krankheit zeigen kann. Möglicherweise wirken hier Energien, deren Ursprung nicht im jetzigen Leben zu finden sind.

Wo wollen wir mit der Vergebung anfangen - und wo hören wir auf? Ich kann meine Eltern verurteilen für das, was sie in meiner Kindheit versäumt und falsch gemacht haben. Meine Eltern würden wiederum ihre Eltern verurteilen für das, was diese ihnen angetan haben. Meine Großeltern hatten es ebenfalls nicht leicht. Sie würden wiederum meine Urgroßeltern anklagen - und so weiter und so fort. Wo also ist der wahre „Übeltäter" zu finden? Am unteren Ende des Stammbaums?

Jeder Mensch kann immer nur im Rahmen seiner Möglichkeiten handeln. Verzeih mir, wenn ich mich wiederhole. Wir alle können nur das geben, was uns im jeweiligen Moment möglich ist. Heute, im Nachhinein, sind wir klüger und würden viele Dinge anders machen, weil wir mehr Lebenserfahrung haben und einiges dazugelernt haben. Aber damals war es uns nicht anders möglich. Sich diese Tatsache bewusst zu machen hilft, wohlwollender auf sich und andere Menschen zu schauen.

Beziehung

Unsere Aufgabe ist es nicht, nach Liebe zu suchen,
sondern lediglich alle Hindernisse in uns selbst aufzuspüren,
die wir der Liebe in den Weg gestellt haben.
(Rumi)

Immer wieder trieb mich die Sehnsucht nach einem Partner um. Schließlich war ich die meiste Zeit meines Lebens in Beziehungen gewesen - und nun schon jahrelang nicht mehr. Im Nachhinein denke ich, dass die Phasen der großen Sehnsucht nach einem Partner genau die Phasen waren, in denen die Beziehung zu mir selbst auf dem Prüfstand war. Kümmerte ich mich weiterhin gut um mich? War ich mit mir selbst, dem heilen Kern, der Liebe in mir, verbunden? Setzte ich mich selbst an die erste Stelle in meinem Leben oder hielt ich diesen Platz für jemand anderen frei? Wollte ich mir selbst ausweichen? Es ist viel einfacher, sich auf einen anderen Menschen zu fokussieren als auf sich selbst.

Eines Tages hatte ich also mal wieder dieser starke Wunsch nach einem Partner, aber weit und breit war kein passender Mann in Sicht. Ich ging mit diesem Thema in die Stille und übergab es in Gottes Hände.

ALLES GESCHIEHT, WENN DU BEREIT DAFÜR BIST.

Meine innere Stimme hatte natürlich Recht. Es gibt für alles den richtigen Zeitpunkt. Ich kann den Lauf des Lebens nicht beschleunigen.

Jedenfalls war das Thema Liebe und Partnerschaft gerade sehr präsent und offensichtlich wollte es angeschaut werden. Wochenlang beschäftige ich mich mit Weiblichkeit und Männlichkeit, spürte Glaubenssätze zum Thema Beziehung auf und wurde mir alter Muster bewusst. Ich schrieb auf, was ich über Männer dachte, was ich über Frauen dachte, was ich über

297

Beziehungen dachte und was ich über mich dachte. Ich fragte mich, wozu ich eigentlich einen Partner haben wollte. Eine ehrliche Bestandsaufnahme, die mich mir selbst näher brachte.

Wie innen, so außen. In diesen Wochen begegnete ich fast überall nur Paaren. Junge verliebte Paare. Paare mit Kindern. Paare in den Fünfzigern, die sich nicht mehr viel zu sagen hatten. Auf einem Fest sah ich ein Paar um die 80 Rock`n Roll tanzen. Der Mann führte seine Frau mit leichter, sicherer Hand, und die beiden strahlten solch eine Lebensfreude aus, dass wohl jeder Anwesende davon berührt wurde. Also, wenn man *so* miteinander tanzen kann, dann kann man gar nicht alt werden!

Einmal saß ich auf einer Bank im Park, da zog eine ganze Busladung Menschen an mir vorbei. Rund 50 Personen, alles Paare. In diesem Moment spürte ich eine so starke Sehnsucht nach *meinem* Partner, dass mir das Herz wehtat. Ein altes Muster, wie ich heute weiß. Sobald ich mein Leben gut auf der Reihe hatte, sehnte ich mich nach einem Mann. Wenn ich ihn dann gefunden hatte, setzte ich ihn auf einen Thron und stellte mich in seine Dienste. Das würde mir hoffentlich nicht noch einmal passieren. Und doch war es wieder soweit, die gleiche Ausgangslage wie früher: Ich hatte meine Lebenssituation im Griff und nun ich bildete mir ein, dass ich zum Glücklichsein unbedingt einen Mann brauche.

Das halbe Jahr auf Teneriffa war längst vorbei. Inzwischen hatte ich einen schönen Platz zum Wohnen für mich gefunden und stand auch finanziell wieder auf gesunden Füßen. Zwar war ich nach wie vor nicht in der Lage, fröhliche Liebesromane zu schreiben und das bedauerte ich sehr. Aber ich hatte mich auf das biografische Schreiben verlegt und fand darin Erfüllung. Ich hatte einige gute Freunde, ging Aktivitäten nach, die mir Freude machten, und kam prima allein zurecht.

Diesmal versuchte ich, meine Sehnsucht im Zaum zu halten, indem ich mir selbst viel Gutes gönnte und mit mir selbst eine schöne Zeit hatte. Ich tanzte, ging spazieren, machte Sport, genoss leckeres Essen und kaufte mir ein paar hübsche Kleider, denn es machte mir plötzlich viel mehr Spaß, meine Weiblichkeit zu betonen. Ich wollte mich nicht wieder wie früher Hals über Kopf in eine Partnerschaft stürzen, denn das hatte ich aus der Vergangenheit gelernt.

Ein paar Begegnungen, Gespräche und viel Innenschau führten dazu, dass ich mich selbst und mein Verhalten in Beziehungen erneut einer ehrlichen Betrachtung unterzog. Wie hatte ich mich einst als Partnerin verhalten und was hatte sich inzwischen in mir geändert? Nach und nach wurde mir deutlich bewusst, wie sehr ich mich verändert hatte. Ich war nicht mehr in der Lage, mich für einen Mann zu verbiegen. Es war mir inzwischen unmöglich, jemand anderem alles recht zu machen und mich selbst dabei zu vergessen. Ich gestand mir ein, dass mich körperliche Nähe in damaligen Beziehungen sehr oft nicht erfüllt hatte, weil ich auch dabei nur eine Rolle gespielt hatte. Jahrzehntelang hatte ich nach den gesellschaftlichen Normen gelebt und nun wurde mir klar, dass manche Normen überhaupt zu mir passten.

Ich war nicht das kleine Mäuschen, für das ich mich früher gerne ausgegeben hatte. Ich war auch nicht dafür gemacht, ständig die Wünsche eines Partner zu erfüllen. Ich brauchte Freiheit, Selbständigkeit, Freiraum, Selbstverwirklichung, Distanz. Mir wurde bewusst, dass ich mich in Beziehungen immer wieder in einen engen Käfig begeben und mich ausgeliefert hatte. Erst die intensive Zeit mit mir allein - ohne Partner - hatte mir gezeigt, dass dieses große Bedürfnis nach Nähe überhaupt nicht meinem Wesen entsprach. Ja, ich hatte mich stets nach Nähe gesehnt, aber ich hatte diese Sehnsucht falsch adressiert. Ich hatte sie beim Partner gesucht, weil ich mir selbst nicht nahe war.

Ich erinnerte mich, dass ich mich in Beziehungen stets sehr bald nach Freiheit gesehnt hatte und mich dafür verurteilt hatte, weil ich dachte, mit mir stimmt irgendwas nicht. In meinem Kopf hatte die Vorstellung geherrscht, Beziehungen müssten so sein wie die Gesellschaft es vorgab. Ich hatte zwar gespürt, dass manches für mich nicht passte, aber ich hatte es vor mir selbst geleugnet.

Als ich diese Klarheit über mich selbst gewann und ihre Bedeutung in der Tiefe realisierte, war ich zum ersten Mal in meinem Leben wirklich glücklich allein. Das erste Mal seit mehr als vierzig Jahren, dass ich es bewusst genoss, mit mir zu sein. Was für ein Segen!

Die Trennung von Darius war eine Vernunftsentscheidung gewesen, weil ich mich zukünftig um mich selbst statt um ihn kümmern musste, um gesund zu werden. Danach hatte ich mich jahrelang mehr oder weniger stark nach ihm oder einem neuen Partner gesehnt, denn alleine fühlte ich mich nicht vollkommen. Doch jetzt, endlich, war ich *vollkommen* mit mir. Da war keine Leere mehr, die jemand füllen sollte und ich fühlte mich auch nicht mehr einsam. Ich brauchte keinen Mann an meiner Seite, um mich vollständig zu fühlen. Ich brauchte keinen Partner, um glücklich zu sein. Ich spürte nicht mehr diesen unbedingten Wunsch nach Zugehörigkeit und Sicherheit und Verschmelzung, nach Anerkennung und Liebe, die ich angeblich nur in einer Beziehung bekommen konnte. Ich fühlte mich unendlich glücklich mit mir allein. Ab jetzt würde ich mir selbst die liebevollste Partnerin sein.

Es gab noch so vieles in mir und mit mir zu entdecken. Ich hatte mich selbst in der Tiefe wahrscheinlich noch nicht mal annähernd richtig kennengelernt. Nach den vielen Jahren der Selbstverleugnung hatte ich einiges aufzuholen.

Loslassen

*Warum müssen wir auf unser Herz hören? Weil wir dort, wo
unser Herz ist, unseren Schatz finden.*
(Paulo Coelho)

Lebensfreude ist nicht nur Jubel, Trubel, Trallala. Lebensfreude ist
ein tiefes, inneres Ja zum Leben, das trotz aller Herausforderungen,
Schmerzen oder Schwierigkeiten den Funken von Freude, Hoffnung
und Dankbarkeit in sich trägt.

Es geht nicht darum, Probleme zu ignorieren und Dinge schön-
zureden, sondern darum, einen tieferen Sinn, das Licht und den
eigenen Wert zu erkennen. Lebensfreude ist, Vertrauen zu
entwickeln und zu wissen, dass Krisen vorbei gehen und
Gelegenheiten zum Wachsen sind. Lebensfreude ist, mein eigenes
Ding zu machen und mich nicht mit Leistung, Ergebnissen oder
meinem Körper zu identifizieren. Lebensfreude ist, mich so
anzunehmen wie ich bin, mit allen Widersprüchlichkeiten.
Lebensfreude ist meine Verbindung zum Göttlichen, den Impulsen
meiner inneren Stimme zu folgen und die Hingabe an das, was
meine Seele durch mich ausdrücken will.

Mit meinem Fokus auf Lebensfreude kann ich mich in jeder
Situation fragen, ob mich die Gedanken, die ich gerade denke,
meiner Lebensfreude näher bringen. Lautet die Antwort Ja, bin ich
auf dem richtigen Kurs. Lautet sie Nein, wird es Zeit, eine andere
Richtung einzuschlagen.

Lebensfreude hilft mir, meine Richtung selbst zu bestimmen.
Ich bin nicht mehr der Korken auf dem Meer, der mal hierhin oder
dahin getrieben wird. Ich halte das Steuerrad in meinen Händen.

Mit welchen Menschen umgebe ich mich, womit verbringe ich
meine Zeit? Soll ich diese oder jene Entscheidung treffen? Wenn ich
mich auf das konzentriere, was ich wirklich-wirklich will, nämlich

Lebensfreude, werde ich auf beste Weise geführt und spare Umwege, Frustration und Energie. Das ist Selbstliebe.

Hänge ich in negativen Gedanken fest, vergifte ich meinen Geist und meinen Körper. Um das zu vermeiden, muss ich nicht krampfhaft positiv denken. Ich muss mich nur vom Negativen abwenden und mich dem Schönen zuwenden. Nicht über den Müll am Wegesrand schimpfen, sondern mich über die Blümchen freuen, die dort wachsen. Den Müll einfach aufheben und in die nächste Tonne werfen. Lebensfreude.

Jeden Morgen nach dem Aufwachen bleibe ich im Bett liegen, gehe in Gedanken durch den neuen Tag und male mir aus, was ich heute Schönes machen will. Früher hatte ich gleich morgens oft an die Dinge gedacht, die ich nicht mochte, zu denen ich keine Lust hatte oder die mich schon im Vorhinein stressten. Oder ich dachte an das schlechte Wetter, das mir schon vorm Aufstehen die Laune vermieste.

Die Nachrichten im Radio und im Fernsehen sind selten positiv und verbreiten Unsicherheit, Hilflosigkeit, Resignation und Angst. Angst vor Krieg, politischem Wandel, Klimakatastrophe, Börsencrash, Krankheit, Gewalt, Armut, Alter, Ausgrenzung. Die Zeiten werden immer schlechter, so heißt es schon seit Jahrzehnten.

Will ich wirklich meine kostbare Lebenszeit damit verbringen, mich von den Nachrichten runterziehen zu lassen? Oder will ich den Blick auf das Positive lenken? Es gibt so viel Schönes auf der Welt, das bekommt in den meisten Medien leider nur wenig oder gar keine Aufmerksamkeit. „Ich will aber doch informiert sein!", verteidigen manche Menschen die tägliche „Tagesschau". Information ja - aber nicht nur im negativen Sinne.

Ich bin für so vieles so dankbar. Ich will mich nicht dem Mainstream anschließen und über die Missstände klagen. Ich brauche kein Feindbild. Ich mag nicht gern über Krankheiten reden und ich gehe nicht davon aus, dass ich im Alter Gebrechen haben werde. Ich konzentriere mich auf das Gute und will mehr davon. Ich fokussiere mich auf das, was ich will - Lebensfreude - und nicht auf das, was ich nicht will. Ich lebe einfach besser mit positiven Gedanken.

Ich habe schon immer gerne geschrieben. Schreiben war oft eine rettende Insel für mich. Schreiben ist gleichsam auch Therapie, und in diesem Sinne schreibe ich gerne auf, was mich bewegt. Was ich aufgeschrieben habe, hängt nicht mehr in mir fest und ich gewinne Distanz. Schreiben bringt mich auf neue Gedankenwege und gibt mir Impulse und verschafft mir Klarheit.

Eines Tages machte ich eine Liste von den Dingen, die ich in meinem Leben haben wollte. Erstaunt bemerkte ich, dass die meisten Dinge, die ich mir wünschte, schon da waren. Beispielsweise Reichtum: Angesichts meiner bescheidenen finanziellen Lage wäre es naheliegend gewesen, wenn ich mich arm gefühlt und mir Sorgen um Geld gemacht hätte. Doch tatsächlich fühlte ich mich sehr reich. Ich besaß einen großen inneren Reichtum und der spiegelte sich immer wieder in der Außenwelt wider.

Das Bedürfnis nach Kontrolle und Sicherheit behindert die Bereitschaft für das Unerwartete. Hingegen können Gedanken wie „Ich weiß es nicht" oder „Ich schau mal, was passiert" unerwartete Lösungen und Glücksfälle ermöglichen.

Loslassen ist das Modewort der Stunde, genau wie Achtsamkeit. Aus dem Buddhismus kommend, schwappten diese Begriffe in die esoterische Szene, flossen in die Psychotherapie und wässerten das Land. Ich habe oft einen mahnend erhobenen Zeigefinger empfunden, wenn ich von Loslassen hörte. Natürlich habe ich auch viel darüber gelesen und mir war klar, dass Loslassen eine gute Sache sein muss. Gleichzeitig wusste ich nicht, was wirklich damit gemeint war. Loslassen - war das sowas wie Loswerden, nur aktiver? Beim Loslassen tue ich etwas, um etwas loszuwerden, richtig? „Lass es einfach los!", hieß es. Aber wie genau sollte ich das machen? Trotz aller schlauen Bücher kam ich nicht dahinter.

Eine Weile glaubte ich, Loslassen wäre, an etwas anderes zu denken. Wenn irgendwas Blödes passierte, sollte ich nicht länger daran denken, sondern an etwas anderes. Dasselbe galt für Sorgen, quälende Gedanken und Krankheiten. Auf keinen Fall mehr an diese leidige Sache denken! Für mich funktionierte das nur bedingt, und vor allem war es nicht nachhaltig. Sobald ich nicht aufpasste, dachte ich doch wieder an die Sorgen und all das, was ich doch eigentlich loslassen sollte.

Loslassen, so wie es für mich funktioniert und so wie ich es als wirklich hilfreich empfinde, ist Abgeben. Weggeben. In andere Hände geben. Dahinter steckt die Einsicht, dass ich *als Mensch* nicht allmächtig bin, sondern an etwas Größeres angebunden bin. An das große Ganze, an Gott. Gott, der alle Menschen und das Zusammenspiel aller sogenannten Zufälle und das Leben ist. Gott, der das Meer aus allen Wassertropfen, und der Sandstrand und die Sterne am Himmel ist. Ich bin mit Gott verbunden, Gott ist in mir und ich bin in Gott, und wenn ich das erkenne und fühle, bin ich nicht mehr allein. Dann weiß ich, dass ich mit der Allmacht verbunden bin, die einfach alles möglich machen kann.

Dazu muss ich nicht gläubig sein im Sinne von Religion, und ich muss dafür auch nicht sonntags zur Kirche gehen. Jeder Mensch ist mit Gott verbunden, ob er nun will oder nicht - einfach durch die Tatsache, dass er ein Mensch ist.

Als ich mich auf diese Weise auf das Loslassen einließ, erfuhr ich Demut, Erleichterung und Dankbarkeit. Demut, weil mir bewusst wurde, dass nicht ich als denkender Mensch mit meinem Willen die Geschicke der Welt bestimme, sondern eine höhere Instanz, die unendlich viel mehr weiß als ich. Erleichterung, weil ich meine persönlichen Belastungen und Ängste ebendieser höheren Instanz überlassen kann. Dankbarkeit, weil ich spürte, dass mein Leben durch das Loslassen leichter wurde.

Was kann ich alles loslassen? Alles. Alles, was mich beschäftigt, belastet, stresst, was ich unbedingt haben oder erreichen will, was ich mir oder jemandem anderen wünsche. Begegnungen, Gespräche, Vorstellungen, Erinnerungen. Mir fällt wirklich nichts ein, was ich nicht abgeben könnte. Zum Beispiel auch das Buch, das ich jetzt gerade schreibe. Ich stelle mir große geöffnete Hände vor - in meiner Vorstellung sind es Gottes Hände - und lege das Manuskript hinein. Mitsamt allen Zweifeln, Befürchtungen, Ansprüchen und was auch immer mich da manchmal überkommt. Ich mache dasselbe, wenn ich eine Nachricht bekomme, die mich beschäftigt. Wenn sich Termine überschneiden. Wenn ich mir Sorgen mache. Wenn ich nach einer Lösung suche. Wenn ich nicht weiß, ob dies oder das besser wäre oder ob ich mich hierfür oder dafür entscheiden soll. Oder wenn ich etwas haben will oder etwas suche.

Wann immer also ein Problem auftaucht, ein wiederkehrender Gedanke oder was auch immer die Ruhe in mir stört, stelle ich mir einfach die geöffneten Hände vor, und dann sage ich laut oder im Geiste: „Ich gebe dir XY. Kümmere du dich bitte darum. Danke." So, oder so ähnlich. Was genau ich sage, ist nicht wichtig. Hauptsache, ich stelle mir vor, dass ich diese Sache in Gottes Hände lege und dass ich sie mir nicht wieder zurückhole. Falls mir das trotzdem passiert und ich wieder an XY denke und mir Sorgen mache, dann gebe ich es wieder in Gottes Hände. Und wenn nötig nochmal. Nun brauche ich nur noch im dankbaren Vertrauen zu bleiben, dass das Problem gelöst wird, und mir die optimale Lösung vorzustellen. Indem ich mir die Wunschlösung ausmale, lenke ich meine Aufmerksamkeit auf das, was ich möchte und nicht auf das, was ich nicht möchte.

Loslassen entspannt und bringt mich aus dem Kopf und den krampfhaften Überlegungen und Bemühungen, wie ich dieses oder jenes bewältigen soll. Ich kann das jederzeit machen, auch während eines schwierigen Telefonats oder in einer unangenehmen Situation. Loslassen geht ganz schnell. Ich muss mich nur daran erinnern und es tun.

Maren

Man kann nur auf seine innere Stimme hören,
wenn man die äußere ein wenig leiser stellt.
(Margot S. Baumann)

Wie wichtig es ist, seiner inneren Stimme zu folgen, zeigte mir die Begegnung mit meiner lieben Freundin Maren.

Maren war die Hilfsbereitschaft in Person. Stets war sie mit aller Kraft und allen Mitteln für Menschen und Tiere in Not da. Als Älteste von 14 Brüder und Schwestern hatte sie schon früh sehr viel Verantwortung übernehmen müssen, sie hatte die Geschwister großgezogen und sie obendrein vor dem gewalttätigen Stiefvater beschützt. In ihrem inzwischen fortgeschrittenen Alter hatte Maren noch nie alleine gelebt und es gab immerzu eine Menge hilfebedürftige Menschen und Tiere in ihrem Umfeld.

Nun erfuhr ich, dass Maren momentan in einer Rehaeinrichtung bei mir in der Nähe war. Als wir noch nah beieinander wohnten, hatten Maren und ich regen Kontakt. Aber dann war ich weggezogen und seitdem hatten wir nicht mehr viel voneinander gehört. Ich nahm an, dass Maren in einer orthopädischen Reha war. Schon vor Jahren hatte sie Probleme mit einem Knie, bestimmt war sie nun daran operiert worden.

Ich freute mich riesig, Maren zu sehen. Wir gingen spazieren, plauderten über dies und das und nach einer kleinen Weile fragte ich sie, warum sie in der Reha war. Ihr Knie schien in Ordnung zu sein, sie lief ganz normal.

Sie blieb stehen und schaute mich aus traurigen Augen an. „Brustkrebs", sagt sie.

„WAS?" Mir stockte der Atem. Maren? Brustkrebs? Ich umarmte sie und hielt sie ganz fest.

Wir setzten uns auf eine Parkbank und nun erzählte Maren mir ihre Leidensgeschichte. Sie hatte eine Verdickung in ihrer Brust gefühlt, ihre Gynäkologin hatte Mammographie und Biopsie angeordnet. Dabei wurden keine Krebszellen gefunden, trotzdem sollte der Tumor entfernt werden. Maren wandte sich an ein Krankenhaus mit angeschlossenem Brustzentrum, das von einem Arzt namens Dr. Lenk geleitet wurde.

Hatte sie durch den Krebsverdacht schon emotionale Achterbahnen hinter sich, so ging es jetzt erst richtig los. Dr. Lenk operierte sie innerhalb weniger Monate drei Mal, weil bei den pathologischen Untersuchungen offenbar jedes Mal Krebszellen gefunden worden waren. Die Folge der drei Operationen war eine stark dezimierte Brust und eine schwere Brustentzündung. Maren war nun ganz sicher, dass sie keinen Krebs mehr habe. „Das war eine starke innere Gewissheit, ich wusste, dass da nichts mehr ist", erzählte sie mir. Doch nach der dritten OP waren angeblich immer noch Krebszellen da und nun wollte Dr. Lenk die Brust amputieren.

„Das ist ja nicht zu fassen!", rief ich aus. Was war das denn bloß für ein Arzt? Und warum hatte Maren blind auf diesen Mann vertraut, ja, ihre Verantwortung an ihn abgegeben? Warum hatte sie sich nicht nach Alternativen umgeschaut?

Das hatte sie getan, allerdings erst nach der dritten Operation. „Nun wollte ich eine andere Meinung einholen und bin zu einem Onkologen gegangen, der ein Brustzentrum in einem anderen Krankenhaus leitet", fuhr Maren fort. „Der sagte: ‚Eine entzündete Brust kann man sowieso nicht operieren. Aber was soll ich Ihnen empfehlen? Ich bin nicht Ihr behandelnder Arzt. Wenn Ihr Arzt meint, da sind noch Krebszellen, dann haben Sie vielleicht keine Alternative als die Amputation. Aber erstmal muss die Entzündung raus.'"

Schon klar, dass ein Mediziner nicht seinem behandelnden Kollegen widerspricht. Wahrscheinlich ein Ehrenkodex.

Dr. Lenk bestand darauf, die Amputation umgehend zu machen. „Da hab ich gesagt: ‚Herr Dr. Lenk, ich bin mir ganz sicher, ich habe keinen Krebs mehr. Ganz sicher bin ich mir!'", gab Maren das Gespräch mit dem Arzt wider. „‚Was? Das ist ja unvernünftig, dass Sie sich so äußern. Sie spielen mit Ihrem Leben! Wenn ich Ihnen sage, dass da noch Krebszellen sind! Wir können nichts mehr wegnehmen, wir müssen jetzt amputieren', hatte Dr. Lenk sich aufgeregt. ‚Aber die Brust ist doch entzündet!', widersprach ich, doch er drängte: ‚Wir haben keine Zeit mehr zu verlieren.' Ja, und dann wurde die Brust amputiert."

Ach Maren, hättest du bloß auf deine innere Stimme gehört und nicht auf diesen Arzt!, dachte ich traurig.

Sie seufzte. „Wenn brusterhaltend operiert worden wäre, hätte ich gut damit leben können. Aber nach der Amputation ist da nichts mehr. Ich musste mir immer wieder vorstellen, wie das wohl im Krankenhaus abläuft. Die amputieren meine Brust und dann wird sie zerstückelt und untersucht und kommt in den Müll. Davon hatte ich viele Alpträume." Sie atmete tief durch, dennoch klang ihre Stimme brüchig: „Nach der vierten Tumorkonferenz sagte Dr. Lenk zu mir: ‚Ich habe eine gute und eine schlechte Nachricht. Die gute Nachricht ist, Sie haben keinen Krebs. Die schlechte ist, wir hätten nicht amputieren brauchen.'"

Mir verschlug's die Sprache. Das war ja der reine Horror!

„Das hat mir so richtig den Boden unter den Füßen weggerissen. Das war für mich das Schlimmste an dieser ganzen Tortur mit den vielen OPs und Besprechungen. Und jetzt bin ich für drei Wochen hier in der Reha. Mit Wassergymnastik, Wandern, Sport und Arm-Schulter-Übungen soll die Beweglichkeit wiederhergestellt werden, es gibt auch Ergotherapie und Fahrradfahren und wir kriegen Tipps, wie wir uns jetzt ernähren sollten. Aber dass man psychisch aufgefangen wird, dass man mal ein therapeutisches Gespräch hat, das fehlt total. Im Krankenhaus gab's das nicht und hier in der Reha auch nicht. Wir hatten nur ein einziges Mal ein Gruppengespräch, wo wir mit 15 Frauen im Kreis saßen und unsere Gedanken auf Zettel schreiben sollten. Aber da wurde natürlich nicht auf jede Einzelne eingegangen, dafür reichte die Zeit nicht."

Ich musste an die Psychoonkologin denken, die an mein Krankenhausbett gekommen war. So jemanden hätte Maren auch gebraucht! Aber offenbar war noch nicht in allen Kliniken und Köpfen angekommen, dass auch die emotionalen Wunden versorgt werden müssen.

Meine eigene Brustkrebsdiagnose erschien mir plötzlich harmlos gegen das Drama, das Maren durchgemacht hatte. Nur eine Operation, alles war gut verlaufen und ich war gesund. Ich hatte auf meine innere Stimme gehört. Dafür war ich so dankbar.

Maren hob den Blick und schaute mich an. „Und wie geht es dir?", erkundigte sie sich.

„Gut", sagte ich und hatte fast ein schlechtes Gewissen dabei. „Mir geht's gut."

Tina

Sag, was du zu sagen hast, und nicht, was du sagen solltest.
(Henry David Thoreau)

Ich hatte inzwischen schon ausgiebig Bekanntschaft mit meiner Wut gemacht. Kürzlich erlebte ich sie überraschend in einem ganz anderen Zusammenhang.

Meine Freundin Tina brauchte Trost und Zuspruch, und man sollte meinen, dass Wut da eigentlich vollkommen fehl am Platze war. So verstörend ich es zunächst empfand, so sehr entpuppte sich meine Wut letztlich als ein Geschenk.

Ich saß mit Tina auf der Terrasse ihres schönen Hauses und bei einer Tasse Tee eröffnete sie mir, dass sie möglicherweise Brustkrebs habe. Sie war tags zuvor bei ihrer Gynäkologin gewesen, die auch als operierende Ärztin im Krankenhaus arbeitete und viele Brustkrebspatientinnen behandelte. Die Gynäkologin hatte einen auffälligen Knoten in Tinas Brust entdeckt. Sogleich hatte sie bei Tina eine Biopsie durchgeführt, Gewebe aus der Brust entnommen und nun musste meine Freundin eine quälende Woche lang auf das Ergebnis warten.

Ich begleitete Tina während dieser Zeit, hauptsächlich indem ich ihr zuhörte. Es wäre nicht sinnvoll, ihr von meinen eigenen Erfahrungen zu erzählen. Zum einen, weil sie einige davon schon kannte, zum anderen, weil ich ihr keine Angst machen wollte. Schließlich stand doch noch gar nicht fest, ob der Knoten wirklich Krebs war.

Tina war ohnehin oft fahrig und unruhig, und natürlich erlebte sie mit dem Krebsverdacht erstmal ein Gefühlschaos. Und doch war sie erstaunlich abgeklärt, ganz anders als ich es damals gewesen war. Sie erzählte, dass sie vor zwei Jahren schon einmal einen Knoten hatte, der von allein wieder verschwunden war.

Nach einer Woche Wartezeit kam die Entwarnung: In der Gewebeprobe waren keine Krebszellen gefunden worden. „Das ist doch super, da können Sie aufatmen. Kommen Sie in drei Monaten wieder zur Kontrolle, vielleicht ist der Knoten dann ja gar nicht mehr da." Eine solche Reaktion der Ärztin hätte ich mir gewünscht. Stattdessen riet sie Tina zu einer weiteren Biopsie. Offenbar traute die Ärztin dem Befund nicht, obwohl genug Gewebe entnommen und das Untersuchungsergebnis eindeutig war. Obendrein erklärte sie Tina haarklein die verschiedenen möglichen Arten von Brustkrebs. Sie nahm sich viel Zeit, um alles gut verständlich zu erläutern. Damit schürte sie natürlich Tinas Angst.

Als meine Freundin mir von diesem Besuch bei der Ärztin erzählte, erinnerte ich sie daran, dass gar kein Krebs gefunden worden war. Die Form des Knotens passte nicht ins Raster der Ärztin, ja, aber das war auch alles. Doch ich drang nicht zu Tina durch. Sie vertraute der Ärztin - oder war bereits so paralysiert -, dass sie versuchte, sich mit der Krebsdiagnose abzufinden. Dabei war gar nichts gefunden worden!

Wieder einmal fragte ich mich, ob Ärzten wie dieser Gynäkologin wirklich nicht bewusst war, was sie mit ihren Aussagen anrichteten. Als Mediziner müssten sie doch eigentlich wissen, dass Angst den Körper unter Stress setzt. Krebs wird immer noch mit Tod assoziiert und die meisten Menschen haben Angst vorm Tod. Tina wurde tatsächlich in Todesangst versetzt, ihr Organismus stand unter Stress.

Nun wandte Tina sich an eine Heilpraktikerin, die ihr den Rat gab, ein MRT der Brust machen zu lassen, um hundertprozentige Sicherheit zu bekommen. Das MRT ergab ebenfalls keinen Krebsbefund, nur die Erkenntnis, dass die Form der Zyste ungewöhnlich sei.

Die Ärztin wertete auch diesen Befund nicht als Entwarnung. Das hätte Tina entspannt, doch die Angstmacherei verursachte bei ihr weiteren Aufruhr. Nach ein paar schlaflosen Nächten entschloss sie sich zur Operation.

Aber damit war die Ärztin nicht einverstanden. Offenbar handelte es sich nach ihrer Meinung um dieselbe Krebs-Variante, die auch bei mir diagnostiziert worden war. Die Ärztin hatte an einer Studie mitgewirkt und war überzeugt, dass man in Tinas Fall nur mit Chemotherapie eine Chance auf Heilung hatte. Also ein halbes Jahr Chemotherapie vor der OP, dann OP, dann ein weiteres Jahr Chemo und so weiter. Auf jeden Fall müsse man eine neue Biopsie machen, um sicher zu gehen - und zwar ganz schnell.

Ich konnte es nicht fassen. Wieso hatte die Ärztin es nicht einfach bei dem guten Ergebnis belassen? Warum musste sie ein Krebsszenario heraufbeschwören, obwohl es dafür überhaupt keinen Grund gab? Ich versuchte, Tina klar zu machen, dass sie gesund war, es war schließlich gar kein Krebs gefunden worden. Es wäre doch völlig ausreichend, wenn sie den Knoten in einem Vierteljahr erneut kontrollieren ließe. Aber sie war so im Bann der Ärztin, dass sie mich gar nicht zu hören schien. Hilflos und verzweifelt gab ich es auf. Ich wollte ihr ja nicht noch mehr Druck machen, als sie sowieso schon hatte.

Die Gespräche mit Tina katapultierten mich zurück zu meiner eigenen Diagnose vor fünfeinhalb Jahren. Plötzlich kam es mir vor, als wäre meine Biopsie erst gestern gewesen. Der hektische Arzt im radiologischen Zentrum. Der kalte Stahl, der in meine Brust hämmerte und mich bis ins Mark erschütterte, der Schmerz, die Angst. Und nach der Biopsie das Gefühl, dass etwas in mir zerbrochen war, dass ich nicht mehr dieselbe wie vorher war.

Dann am nächsten Mittag der Anruf, als ich allein in meinem Haus am Schreibtisch saß. Der hektische Arzt, der mir die Diagnose entgegenschleuderte. Später das Telefonat mit meiner Gynäkologin. Keine Zeit für ein persönliches Gespräch, nach dem Motto, sieh zu, wie du mit der Diagnose klarkommst.

Damals war mir der Boden unter den Füßen weggezogen worden. Keiner der Ärzte hatte mir eine helfende Hand gereicht. Auf einmal wurde mir bewusst, dass mein eigentliches Trauma die Biopsie und die beiden Telefonate gewesen waren. Vieles was danach kam, war eine Folge meiner fürchterlichen Angst gewesen, die an diesen beiden Tagen ihren Anfang nahm.

Nun, fünfeinhalb Jahre danach, kamen der Schmerz, die Angst und die Hilflosigkeit erneut über mich. Ich weinte, war wieder mitten im Trauma der Diagnose. Erlebte noch einmal den Schock, das Ausgeliefertsein, die Unsicherheit, die Angst vor dem Tod.

Doch plötzlich stieg ein neues Gefühl in mir hoch. Wut. Erschrocken spürte ich die Wucht, die tief aus meinem Bauch aufstieg. Ein Brennen, das meinen ganzen Körper erfüllte und unter meiner Haut vibrierte.

Die Wut wollte aus mir hervorbrechen und als ich den anfänglichen Schreck über diese heftige und unerwartete Kraft überwunden hatte, konnte ich sie nicht mehr zurückhalten. Es war sowas von richtig, wütend zu sein! Ich hatte allen Grund dazu. Ich war so unglaublich wütend!

Die Art und Weise, wie in unserem Land oft mit Krankheit umgegangen wird, ist unmenschlich. Ein Gesundheitssystem, das solche Ärzte und solche Vorgehensweisen duldet oder sogar fördert, ist krank.

Es darf nicht sein, dass Ärzte und Apotheken von Pharmaunternehmen gesponsert werden, damit sie bestimmte Medikamente unter die Leute bringen. Es darf nicht sein, wie entwürdigend mit älteren Menschen in vielen Arztpraxen, Krankenhäusern und Pflegeeinrichtungen umgegangen wird. Es darf nicht sein, dass die Regierung die Menschen zu Impfungen zwingen will. Es darf nicht sein, dass unnötige Operationen durchgeführt werden, um die Ertragsvorgaben der Krankenhäuser zu erfüllen. Es darf nicht sein, dass Ärzte finanzielle Vorteile durch Chemotherapien haben. Es darf nicht sein, dass Geld und Zeitdruck

Mitmenschlichkeit ersetzt. Es darf nicht sein, dass Krankheit profitabler als Gesundheit ist. Das darf einfach nicht sein!

Ich hatte in den vergangenen Jahren viel gelernt, erkannt und verwandelt. Aber erst die Wut brachte die Dinge ins Lot. Diese sehr reale, heftige Wut schenkte mir eine Kraft, die ich bisher noch nie so in mir gespürt hatte. Sie befreite mich vom Gefühl der Hilflosigkeit, das ich mit der Erinnerung an die Diagnose verbunden hatte. Sie versöhnte mich mit der Angst. Und sie heilte auf einer tiefen Ebene mein Hadern mit meinem Schicksal.

Wut bringt mich ins Gleichgewicht. Sie hilft mir, meinem Körper zu vertrauen. Wut gibt mir Kraft und Authentizität. Ich bin kein Opfer mehr. Wut ist ein Geschenk, das lange darauf gewartet hat, von mir ausgepackt zu werden.

Ich habe das größte Mitgefühl, die größtmögliche Empathie für mich. Ich achte besonders gut auf mich, auf meinen physischen und emotionalen Zustand, indem ich in mich reinspüre und das tue, was mir guttut.

Eine Heilpraktikerin empfahl mir einmal, ein Sicherheitsnetz zu schaffen, das mich vor der Angst vor einer erneuten Krebsdiagnose schützt. Sie selbst lässt sich einmal im Jahr von Kopf bis Fuß im Krankenhaus durchchecken und ist danach sicher, gesund zu sein.

Bei mir löst der Gedanke an Krankenhäuser und Ärzte unangenehme Assoziationen aus. Zwar gehe ich halbjährlich zu einer Gynäkologin, um meine Brust untersuchen zu lassen, aber ich kann nicht behaupten, dass das meine Sicherheit wäre. Im Außen gibt es keine Sicherheit. Theoretisch könnte ich irgendwelche anderen Krankheiten haben, von denen ich nichts ahne. Soll ich deswegen zu allen möglichen Fachärzten laufen und die sogenannten Vorsorgeuntersuchungen machen? Das würde mich richtig stressen.

Ich finde meine Sicherheit allein in mir. In der Verbindung mit meinem Körper, in der Verbindung mit Gott, der in mir ist und der mich führt.

Ein schlauer Vogel

Schau tief in die Natur, dann wirst du alles besser verstehen.
(Albert Einstein)

In der Zeit rund um die Krebsdiagnose hatte ich einen besonderen Begleiter: Den Eichelhäher. Das war wirklich außergewöhnlich.

Der Eichelhäher ist ein hübscher bunter Rabenvogel. Er wird auch der Wächter des Waldes genannt, denn sobald Gefahr droht, macht er die Waldbewohner durch laute Rufe aufmerksam.

Normalerweise lebt der Eichelhäher im Wald. Er wohnt dort das ganze Jahr und ist mit seiner gefiederten Familie und seinen Verwandten eng verbunden. Am liebsten sitzt er hoch oben in einer Baumkrone, denn von dort kann er alles überblicken und sofort Meldung machen, wenn sich Eindringlinge nähern. Nur selten wagt er sich an freistehende Futterhäuschen in Wohnsiedlungen.

Der Eichelhäher ist ein intelligenter Vogel. Er kann sich bis zu 6000 Orte merken, an denen er seinen Wintervorrat versteckt hat. Und ähnlich einem Papagei kann er täuschend echt die Stimmen anderer Vogelarten nachahmen und Umweltgeräusche imitieren.

Dieser wunderschöne, bunte Vogel fiel mir in den Monaten vor der Diagnose immer wieder auf. Ich sah ihn nicht nur im Wald, sondern auch beim Spazierengehen auf den nahegelegenen Wegen meines Hauses am Stadtrand. Erstaunlicherweise saß ein Eichelhäher auch am Startpunkt meiner einwöchigen Wanderung durch die Lüneburger Heide in Hamburg-Harburg auf dem allerersten Wegweiser. Die Wanderung war in mehrerer Hinsicht ein unvergessliches Erlebnis für mich. Am dritten Tag hatte ich den Knoten in meiner Brust entdeckt.

Wo auch immer mir der Eichelhäher begegnete, stets machte er mich mit lauten Rufen auf sich aufmerksam. Er hüpfte von einem

Ast zum anderen und flog kreuz und quer über meinen Weg, als wolle er unbedingt von mir gesehen werden.

In den Tagen und Wochen nach der Wanderung entdeckte ich ihn nicht mehr nur unterwegs auf meinen Spaziergängen, sondern nun auch in den Bäumen in meinem Garten oder auf dem Dach des Vogelhauses vor meinem Küchenfenster. Manchmal hockte er sogar direkt vor meinem Wohnzimmerfenster auf der Fensterbank und guckte durch die Scheibe, so als wolle er mir etwas Wichtiges mitteilen.

Auch nachdem ich in die WG mitten in der Stadt gezogen war, begegnete mir immer wieder bei meinen Spaziergängen ein Eichelhäher. Er hockte sogar in dem einzigen, mickrigen Straßenbaum, den ich von meinem Zimmerfenster aus sehen konnte. Wenn ich mit dem Rad unterwegs war, flog er vor mir her. Ich erblickte ihn auch an den Wochenenden, wenn ich bei meiner Mutter im Garten arbeitete. Manchmal sah ich ihn sogar mehrmals am Tag.

Vor dieser Zeit war mir der Eichelhäher nie aufgefallen. Warum begegnete er mir jetzt so häufig? Auf der Homepage einer Schamanin fand ich eine mögliche Erklärung: „Ihnen steht eine schwere Zeit bevor, eine schamanische Prüfung, in der es darum geht, Ängste abzulegen und mutige Schritte voranzugehen - und das ohne Netz und doppelten Boden. Der Eichelhäher will Sie durch diese Zeit begleiten."

Ja, das war wirklich eine schwere Zeit. Und ja, ich hatte Angst und brauchte eine Menge Mut. Aber wie konnte mir ein bunter Waldvogel schon helfen? Ich fand ihn ja wirklich sehr hübsch, aber mir war nicht klar, was mir seine Begleitung nützen sollte.

Bis ich vor kurzem in *Focus online* zufällig auf die spirituelle Bedeutung des Eichelhähers stieß: „Der Eichelhäher symbolisiert auch den Ruf nach Wissen und Weisheit. In der schamanischen Tradition wird geglaubt, dass der Vogel Botschaften aus der Geisterwelt überbringt und spirituelle Führung schenkt. Sein lautes, durchdringendes Rufen durchbricht die Stille des Waldes und erinnert die Menschen daran, auf ihre innere Stimme zu hören..."

Auf meine innere Stimme hören!

Man kann von schamanischen Traditionen halten, was man will, und man muss auch nicht an spirituelle Bedeutungen glauben. Doch für mich war die Sache klar. Der Eichelhäher war gekommen, um mich daran zu erinnern, auf meine innere Stimme zu hören. Wenn ich darüber nachdenke, bin ich noch heute so gerührt und dankbar, dass mir die Tränen in die Augen treten.

Im nächsten Absatz des Focus-Artikels hieß es: „Für viele Menschen ist der Eichelhäher zudem ein Begleiter auf dem Pfad der Selbsterkenntnis. Seine Energie kann dazu dienen, verborgene Potenziale zu entdecken und die eigenen Fähigkeiten zu stärken. Der Eichelhäher erinnert uns daran, dass wir in der Lage sind, Hindernisse zu überwinden und unser Leben nach unseren Vorstellungen zu gestalten."

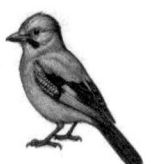

Ich weiß nicht, wie es möglich war, dass sich mir über zwei Jahre lang so oft ein Eichelhäher zeigte - und seitdem nicht wieder. Es war wie ein Wunder. Hatte der schöne Vogel mich so lange auf sich aufmerksam gemacht, bis ich meine Lektion gelernt hatte?

Zwischen Himmel und Erde gibt es weitaus mehr, als wir sehen und anfassen können, davon bin ich überzeugt. Und es gibt einiges, das auch die Wissenschaft nicht erklären kann. Die Quantenphysik versucht, die Zusammenhänge zwischen Einzel- und Kollektivbewusstsein herauszufinden: Offenbar gibt es keine eigentliche

Trennung vom Bewusstsein des einzelnen Menschen und einem größeren Bewusstsein, dem Quantenfeld.

Jeder kennt wohl die Situation, dass man an jemanden denkt, und im nächsten Moment ruft diese Person an oder man trifft sie auf der Straße. Zufall? Ich hatte schon mehrmals nächtliche Träume, die später genau so eingetreten sind. Wie kann das sein?

Da wird auf der einen Seite des Erdballs eine grandiose Erfindung gemacht und fast gleichzeitig erfindet jemand dasselbe irgendwo auf der anderen Seite des Erdballs. Wie konnten Science-Fiction-Autoren bereits Jahrzehnte vor der Erfindung von Handys, Computer und Robotertechnik Bücher darüber schreiben? Warum erzählen sich die Menschen - unabhängig von Sprache, Bildung, Zeit und Ort - seit Jahrtausenden überall auf der Welt Geschichten nach demselben Muster? Warum gedeihen Zimmerpflanzen besser, wenn der Mensch freundlich mit ihnen spricht? Wieso verändern sich die Kristalle von Trinkwasser bei klassischer Musik zu harmonischen Gebilden?

Viele Menschen wollen nur glauben, was wissenschaftlich erwiesen ist. Aber jede naturwissenschaftliche Theorie enthält mindestens einen Aspekt der Realität, den die Wissenschaft nicht erklären kann. Oft versuchen Forscher, Aspekte mit anderen Aspekten zu erklären. So werden in der Medizin zum Beispiel Organe anhand von Geweben, Gewebe anhand von Molekülen, Moleküle anhand von Atomen und so weiter bis zur kleinsten Einheit erklärt. Mit der kleinsten Einheit ist die Erklärungskette jedoch zu Ende. Irgendwann stößt die Wissenschaft immer auf das Unerklärliche.

Auf irgendeine magische Weise scheinen die Menschen und die Natur miteinander verbunden zu sein. So wachsen im heimischen Garten oft besonders jene Heilkräuter, die die Bewohner des jeweiligen Hauses für ihre Gesundheit brauchen. Die Natur scheint mit den Menschen in Resonanz zu sein und ihnen das zur Verfügung zu stellen, was ihnen guttut. Wer also viel Giersch oder

Löwenzahn in den Beeten hat, sollte sich nicht darüber ärgern, sondern lieber einen Salat oder Smoothie daraus machen.

In der Natur spazieren zu gehen wirkt nachweislich positiv auf Körper und Psyche. Sich jeden Tag eine Zeitlang im Freien aufzuhalten, tut gut und stärkt das Immunsystem. Tatsächlich kann ein Waldspaziergang auch dabei helfen, die Lösung für eine bestimmte Frage oder ein Problem zu finden. Das habe ich schon oft ausprobiert, und es funktioniert. Ich gehe an einem bestimmten Punkt los und stelle dort laut oder in Gedanken meine Frage. Dann spaziere ich durch den Wald und lasse mich einfach inspirieren. Es ist erstaunlich, was mir da plötzlich ins Auge springt und was mir begegnet. Auf einmal fällt mir ein stark gekrümmter Ast auf - und ich habe die Antwort auf meine Frage. Oder ich sehe einen besonders geformten Stein. Oder einen umgestürzten Baum, auf dessen Stamm eine neue Pflanze wächst.

Wie die Pflanzenwelt können auch Tiere die Lösung für ein Problem überbringen. So lief einmal während eines Waldspaziergangs einige Meter neben mir eine Gruppe Rehe durchs Unterholz. Rehe sind ja eigentlich scheue Tiere und meiden Menschen. Doch urplötzlich brach ein einzelnes Reh aus dem Schutz der Gruppe aus und kreuzte direkt vor meinen Füßen meinen Weg, während alle anderen unbeirrt weiter durchs Unterholz liefen. Für einen kleinen Moment war ich Auge in Auge mit dem Reh, dann verschwand es auf der anderen Seite des Weges im Dickicht zwischen den Bäumen. Deutlicher hätte die Antwort auf meine Frage nicht sein können.

Die Natur ist viel mehr als Erde, Pflanzen, Wasser und Luft. Menschen früherer Kulturen war das noch bewusst. Es gab eine Zeit, als man sich nach dem Stand der Sonne und dem Zyklus des Mondes richtete. Das Wissen über Kräuter, Wurzeln und deren Wirkungen als Heilpflanzen wurde von Generation zu Generation weitergegeben. Die Menschen nutzten die Ressourcen der Natur vorsichtig. Sie jagten nur so viele Tiere, wie sie benötigten, und sammelten Pflanzen im Einklang mit den natürlichen Wachstumszyklen. Sie verehrten die Natur als göttliche Kraft und sie sahen Sonne, Mond, Erde, Flüsse und Berge als heilig an.

Spätestens seit der Industrialisierung wurde die Natur vom Menschen ausgebeutet. Dankenswerterweise hat Mutter Erde viel Geduld mit der angeblich so intelligenten Spezies Mensch bewiesen. Inzwischen werden die Ressourcen knapper und unserem natürlichen Lebensraum wird wieder ein bisschen mehr Wertschätzung entgegengebracht.

Die Natur gibt uns alles, was wir brauchen. Wir müssen nur wieder lernen, mit ihr zu leben anstatt gegen sie.

Es werde Licht

Wenn wir unser Licht leuchten lassen, geben wir unbewusst anderen Menschen die Erlaubnis, dasselbe zu tun.
(Marianne Williamson)

Jedes irdische Leben ist irgendwann zu Ende. Niemand kann wissen, wie viel Zeit ihm noch bleibt, aber jeder kann diese Zeit im besten Sinne würdigen, indem er endlich beginnt, richtig zu leben.

Manche Menschen verbringen fast das ganze Leben damit, das Glück auf die falsche Weise zu suchen. Jetzt ist der beste Zeitpunkt, über das eigene Leben nachzudenken. Wo stehe ich? Mit wem und womit verbringe ich meine Tage? Wie viel Freude habe ich? Es kann sein, dass beim Tod nur wenig Zeit bleibt, um Frieden zu finden.

Was soll einmal auf meinem Grabstein stehen? Dass ich immer bescheiden und fleißig war? Oder dass ich das Leben bis zum letzten Atemzug geliebt habe und meinem Herzen gefolgt bin?

Es hilft, auf das eigene Leben einmal vom Ende her zurückzublicken. Wenn ich jetzt auf dem Sterbebett läge, könnte ich dann in Frieden gehen? Oder sind da noch lose Enden?

Worauf würde ich gerne zurückschauen?

In ihrem wunderbaren Buch „5 Dinge, die Sterbende am meisten bereuen" schrieb Bronnie Ware über ihre Erkenntnisse als Pflegerin und Gesellschafterin. Nach ihrer Erfahrung bedauerten die sterbenden Menschen vor allem:

Dass sie nicht den Mut gehabt hatten, sich selbst treu zu bleiben, und stattdessen so gelebt hatten, wie andere es von ihnen erwarteten.

Dass sie so viel gearbeitet hatten.

Dass sie nicht den Mut gehabt hatten, ihre Gefühle auszudrücken.

Dass sie den Kontakt zu ihren Freunden verloren hatten.

Dass sie sich zu wenig Freude gegönnt hatten.

Worauf warten? Auf besseres Wetter, steigende Konjunktur, die Rente? Es berührt mich immer sehr und macht mich traurig, wenn Menschen ihre Träume auf den Ruhestand verschieben - und es dann zu spät ist.

Wer auf den perfekten Zeitpunkt wartet, wird nichts an seinem Leben ändern, denn den perfekten Zeitpunkt gibt es nicht.

Treffe ich eine Entscheidung - zum Beispiel, den Job zu wechseln - gehen eine oder mehrere Türen zu und das kann schmerzlich sein. Aber es gehen neue Türen auf. Das Leben ist immer *für* mich! Oftmals ist es wirklich magisch, wie sich plötzlich Möglichkeiten eröffnen, mit denen ich im Traum nicht gerechnet hätte. Aber ich muss den ersten Schritt tun und eine Entscheidung treffen, damit sich neue Dinge entwickeln können.

Verändere ich mich, werden sich manche Menschen von mir abwenden, und das kann wehtun. Oft finden sich Opfer zusammen und klagen sich gegenseitig ihr Leid, ohne etwas an den Umständen zu verändern. So verbringen manche Kollegen die gemeinsame Mittagspause hauptsächlich damit, die Missstände im Betrieb zu beklagen und über die Vorgesetzten herzuziehen. Wenn nun einer dieser Beteiligten nicht mehr klagt, sondern die Opferhaltung ablegt und einen neuen Weg geht, werden die anderen ihn ausschließen. Es kann Zweifel und Ängste hervorrufen, wenn auf einmal langjährige Beziehungen und Freundschaften nicht mehr funktionieren. Und es erfordert Mut und Entschlossenheit, den eigenen Weg trotzdem weiterzugehen.

Es kommen neue Menschen, neue Bekanntschaften, neue Freunde, mit denen ich auf der gleichen Frequenz bin. Selbstverantwortliche, wache Menschen, die Liebe nicht an Erwartungen knüpfen, und die das Beste in ihrem Gegenüber sehen. Menschen, die von Lebensfreude erfüllt sind, die ihrer Intuition folgen, die mich inspirieren. Nährende Begegnungen, die mein Herz zum Singen bringen.

Wer die Geschenke des Lebens wertschätzt und dankbar ist, kommt automatisch in eine gute Stimmung. Es gibt so vieles, wofür ich dankbar sein kann. Zum Beispiel für meinen wunderbaren Körper, der mir das Leben ermöglicht. Für seine erstaunlichen Selbstheilungskräfte. Wenn ich durch die Straßen laufe, danke ich oft meinen Beinen und meinen Füßen. Es ist nicht selbstverständlich, laufen zu können. Nichts ist selbstverständlich.

Jeder Mensch ist wunderbar gemacht. Wir alle sind großartig und wertvoll. Wir beschneiden unser Potential nur durch unser Denken. Wer sich seines eigenen Wertes bewusst ist, wird ebenso auch die anderen Menschen wertschätzen.

Jeder geht seinen eigenen Lebensweg. Es ist leicht, andere zu verurteilen, das weiß ich aus eigener Erfahrung, denn ich habe das früher oft gemacht. Bei anderen glaubte ich oft zu wissen, was bei ihnen falsch lief, was sie alles ändern müssten. Das war anmaßend und ist doch menschlich, denn es ist einfacher, Fehler bei den anderen zu finden anstatt bei sich selbst.

Das Verhalten eines Menschen ist nur sein *Verhalten* und betrifft nicht seinen Wert als Mensch. Im Strudel der Emotionen habe ich das früher oft vergessen und den ganzen Menschen abgewertet. Es ist nur sein *Verhalten*, das er aus vielerlei persönlichen Gründen in diesem Moment an den Tag legt. Verhalten ist temporär und veränderlich. So kann jede Erfahrung und jede Erkenntnis bewirken, sich beim nächsten Mal anders zu verhalten. Aber das ändert nichts am Wert eines Menschen.

Niemand kann wissen, was den anderen geprägt und verletzt hat, was ihn antreibt und was ihn schmerzt. Jeder Mensch hat seine eigenen Herausforderungen und jeder befindet sich an einem bestimmten Punkt auf seinem Lebensweg. Niemand kann in einen anderen Menschen hineinschlüpfen, durch seine Augen sehen und mit seinem Herzen fühlen. Niemand kann wissen, wie viel der andere gelitten hat und wie tief seine Wunden sind.

Jeder Mensch ist wie ein Wassertropfen im Meer - ein einzigartiges Individuum im Ozean des Lebens. Jeder ist ein perfekter Ausdruck der Schöpfung. Persönlichkeit, Körper, Besitztümer, Status und Ansehen sind vergänglich. Das sind nur vorübergehende Erscheinungsformen, nichts davon bleibt nach dem Tod. Doch das Selbst, die Seele, die Liebe des Schöpfers, kann nicht sterben.

Wie wäre es, aus den Buchstaben des Wortes LIEBE den Satz LASS IMMER EINE BRÜCKE ENTSTEHEN zu machen? Es ist eine schöne Angewohnheit, an anderen Menschen das Gute zu sehen. Irgendetwas Liebenswertes findet sich immer. Damit tue ich mir selbst und meinem Gegenüber einen Gefallen. Die wohlwollenden Gedanken kommen beim Anderen an und verbinden uns. Gedanken verändern die Energie, und so verändert sich auch die Kommunikation miteinander. Beziehungen können tiefer werden und Nähe kann entstehen.

Je mehr ich mich mit mir selbst auseinandersetze, umso mehr erkenne ich, wer ich wirklich bin. Die innere Stimme hat eigentlich schon immer mit mir gesprochen, aber die Gedanken und all das Drumherum waren zu laut. Der Nebel um mich herum ließ mich die Realität nie so sehen wie sie wirklich ist, sondern nur verschwommen durch den Filter vergangener Erfahrungen und meinen Vorstellungen von der Zukunft. Alles ist immer jetzt. Je mehr ich fortschreite in dem Bewusstwerden wer ich selbst bin, kann ich alte Muster, alte Erfahrungen und alte Denkweisen loslassen und umso klarer wird das, was jetzt wirklich ist. Dann wird es ganz leicht, dann geht es nicht mehr darum, womit verdiene ich mehr Geld, sondern was kann ich gut und was möchte ich in diese Welt tragen. Was möchte ich beisteuern in dieser Welt, womit kann ich mir und anderen was Gutes tun. Um herauszufinden, was das ist, brauche ich nur der Freude zu folgen.

Die Freude ist da, wo wir wirklich wir selbst sind. Viele Menschen haben das vergessen, weil sie sich in die Umstände gefügt oder sich irgendwie arrangiert haben. „Es könnte schlimmer sein", meinen sie. Manche entrüsten sich und sagen: „Wo kämen wir denn da hin, wenn jeder so denken würde! Dann würde es dies und jenes nicht geben." Das stimmt so nicht. Es gibt für jeden Bereich Menschen, die sich mit dem, was sie machen, ausfüllen.

Der Freude zu folgen ist das Wichtigste im Leben. Da, wo man mit Herz und Liebe und Freude dabei ist, wird Erfolg sich immer einstellen. Wer sich morgens freut, aufzustehen und mit Elan in den Tag zu gehen, der entwickelt sein volles Potenzial.

April 2025

Die Sonne strahlt vom hellblauen Himmel. Ich bin zur Abwechslung mal wieder in Puerto de la Cruz, hüpfe die Stufen zur Altstadt hinunter und lächle in mich hinein - voller Liebe zu mir und meinem Leben.

Ich habe das Versprechen, das ich Gott vor fünfeinhalb Jahren gab, eingelöst: Mein Herzensbuch ist fertig und geht nun in die Welt. Ich werde das Buch auf seinem Weg begleiten und habe dazu auch schon ein paar Ideen. So möchte ich eine Webseite und einen YouTube-Kanal mit dem Titel „Diagnose: Leben" erstellen und damit Menschen ermutigen und unterstützen.

Mein Herz klopft aufgeregt beim Gedanken, mit meinen persönlichen Erfahrungen und Erkenntnissen an die Öffentlichkeit zu gehen. Mein Verstand ist dagegen und befürchtet, dass ich mich angreifbar und verletzlich mache. Gleichzeitig spüre ich eine warme, helle Freude bei der Vorstellung, Gutes in die Welt zu bringen, Neues auszuprobieren und über mich hinauszuwachsen. Ich bleibe im Vertrauen, denn ich weiß, ich werde gut geführt.

Vor einer kleinen Weile, als ich auf meinem Sofa saß und mein Blick auf die bunten Cover meiner Liebesromane im Bücherregal fiel, habe ich meine humorvolle Art zu schreiben zurückbekommen. Was für ein Geschenk! Seitdem sprudeln die Ideen und ich verbringe wieder herrliche Stunden im Reich meiner Phantasie.

Am 19. November 2019, dem Tag der Diagnose, zog mir das Leben den Boden unter den Füßen weg. Das war der Tag, an dem ich zum ersten Mal die Stimme meines Herzens hörte. So viel ist seitdem geschehen. Ich bin unglaublich dankbar dafür.

DU HAST NOCH GAR NICHT RICHTIG GELEBT gehört der Vergangenheit an. Auch wenn nicht immer die Sonne scheint und ich nicht jeden Tag durch die Straßen tanze, spüre ich die Lebensfreude in mir. Ich bin bei mir angekommen.

Damals, an diesem dunklen Novembertag, glaubte ich, dass ich bald sterben muss. Aber es gibt eine höhere Instanz, die weiter blicken kann als ich, und sie zeigte mir durch meine innere Stimme den Weg. So hat sich die Diagnose als große Chance entpuppt, meinen alten Trampelpfad zu verlassen und eine neue Richtung einzuschlagen.

Wer die Verbindung zu sich selbst gefunden hat, ist nie wieder einsam und spürt auch keine Leere mehr. Wer sich seiner Selbst bewusst ist, wer zu sich steht, wer sich verletzlich zeigen kann, ja, wer einfach er selbst ist, auf den wartet das Geschenk, nach dem sich die ganze Menschheit sehnt: Liebe.

Ich habe lange Zeit gebraucht, um diese Wahrheit zu erkennen - und sie zu leben.

Es war ein Weg dorthin, der manchmal steinig und staubig war und zuweilen durch Abgründe führte. Verwandlung braucht Zeit und Ausdauer, jedenfalls war das bei mir so. Rückblickend betrachtet gab es nach der Wachtoderfahrung auf dem Krankenhausflur einen ganz bestimmten Moment, der den Wendepunkt bildete. Es war der Moment, in dem ich den heilen Raum in mir entdeckte: Meine Seele. Meine Verbindung zu Gott.

In der Liebe des Herzraums, der Seele, wohnt das Urvertrauen. Hier gibt es keine Angst, denn Angst ist eine Erfindung des Verstands, der um sein Leben fürchtet.

Und so wünsche ich dir, liebe Leserin und lieber Leser, dass auch du diese wunderbare Entdeckung des heilen Raums deiner Seele machst - sofern du nicht schon längst damit verbunden bist.

Lausche deiner inneren Stimme - und folge ihr. Vielleicht spricht sie als Bauchgefühl zu dir, als Impuls, als leise Ahnung oder in Worten. Vielleicht jubelt dein Herz nur einen kleinen Moment vor Freude, bevor dein Verstand dir einredet: „Das geht nicht." Höre auf die Stimme deiner Seele, denn sie kennt deinen Weg.

Konnte ich dich mit meiner Geschichte auf die eine oder andere Weise inspirieren? Das würde mich riesig freuen.

Ich wünsche dir von Herzen, dass dich die Essenz aus meinen Erfahrungen und Erkenntnissen deinem Traumleben näher bringt - falls du nicht bereits dein Traumleben lebst.

Ganz gleich, an welchem Punkt deiner Lebensreise du dich gerade befindest: Du hast das größte Glück verdient. Mögest du gesegnet sein!

Danke, dass du mich bis hierhin begleitet hast.

Alles Liebe,

Deine Karin

P.S.: Wenn du magst, schreib mir eine E-Mail:
diagnose-leben@web.de
und schau gerne auf meinem YouTube-Kanal „Diagnose: Leben" (@KarinKöster-Inspirationen) vorbei!